TRAITÉ ÉLÉMENTAIRE

DES

FIÈVRES

PAR

LE Dr CASTAN

PROFESSEUR-AGRÉGÉ A LA FACULTÉ DE MÉDECINE DE MONTPELLIER, MEMBRE TITULAIRE DE L'ACADÉMIE DES SCIENCES ET LETTRES, DE LA SOCIÉTÉ DE MÉDECINE ET DE CHIRURGIE PRATIQUES, ANCIEN CHEF DE CLINIQUE MÉDICALE, ETC., ETC.

PARIS

ASSELIN, GENDRE ET SUCCESSEUR DE LABÉ

Place de l'École-de-Médecine.

MONTPELLIER

COULET, LIBRAIRE, GRAND'RUE, 5.

1864

TRAITÉ ÉLÉMENTAIRE

DES FIÈVRES

MONTPELLIER, TYPOGRAPHIE DE BOEHM ET FILS.

TRAITÉ ÉLÉMENTAIRE

DES

FIÈVRES

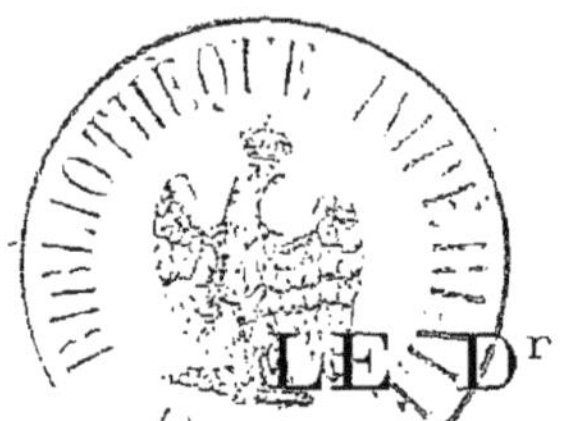

PAR

LE Dr CASTAN

PROFESSEUR-AGRÉGÉ A LA FACULTÉ DE MÉDECINE DE MONTPELLIER, MEMBRE TITULAIRE DE L'ACADÉMIE DES SCIENCES ET LETTRES, DE LA SOCIÉTÉ DE MÉDECINE ET DE CHIRURGIE PRATIQUES, ANCIEN CHEF DE CLINIQUE MÉDICALE, ETC., ETC.

PARIS

ASSELIN, GENDRE ET SUCCESSEUR DE LABÉ

Place de l'École-de-Médecine.

MONTPELLIER

COULET, LIBRAIRE, GRAND'RUE, 5.

1864

en harmonie avec les progrès scientifiques de notre époque nous a-t-il paru aujourd'hui nécessaire. Nous voulons prouver la possibilité de l'alliance, dont parle Baglivi, entre les anciens et les modernes ; nous voulons montrer que notre doctrine est assez large pour recevoir dans son sein tous les faits dus aux travaux persévérants des savants contemporains ; qu'en en mesurant l'importance, en leur assignant leur véritable place, elle empêche la science de s'égarer dans de vaines utopies. Nous pensons, en conséquence, que notre Traité a pour ainsi dire une mission à remplir, et nous croyons être utile aux élèves, à qui ce livre est particulièrement destiné, en leur faisant connaître, en même temps que les faits, les principes, sans lesquels ces faits ne sauraient leur révéler les enseignements qu'ils contiennent. Puissions-nous arriver à ce résultat !

Le *Traité des Fièvres* que nous publions aujourd'hui est le fruit de longues et laborieuses méditations. Depuis longtemps déjà, ce sujet a occupé nos pensées ; à plusieurs reprises nous avons publié divers mémoires sur les fièvres graves et sur les fièvres à quinquina ; l'hiver dernier nous avons fait un Cours qui a eu pour objet l'étude des fièvres : nous n'entrons donc pas dans l'arène sans nous être bien préparé au combat ; nous le devions, si nous voulions surmonter les nombreux écueils que nous rencontrerons sur notre route. La vérité se trouve-elle chez les anciens, qui multipliaient à l'infini les espèces fébriles? Est-elle chez les modernes, qui ont péché par l'excès contraire? Nous aurons à faire la part de chacun de ces divers systèmes ; et de cette étude comparée nous espérons faire sortir une doctrine pyrétologique plus en harmonie avec la réalité des faits, avec les besoins de la pratique médicale.

TRAITÉ ÉLÉMENTAIRE

DES FIÈVRES

DE LA FIÈVRE EN GÉNÉRAL.

Nous définissons les fièvres, *des états morbides dont la fièvre constitue le fait principal*. Nous devons donc tout d'abord nous demander ce que c'est que la fièvre.

La fièvre (de *fervere,* brûler, allusion à l'un de ses principaux symptômes ; ou de *februare*, purifier, si on attache au mouvement fébrile l'idée d'une opération salutaire de la nature) est un acte morbide caractérisé par l'augmentation de la chaleur et l'accélération du pouls. Les autres phénomènes signalés par quelques auteurs, par M. Grisolle[1] en particulier, le malaise, la céphalalgie, les troubles divers de plusieurs fonctions, ne sont que secondaires et ne peuvent entrer dans une définition.

[1] Grisolle; *Traité de pathologie interne*, 5e édit., tom. I, pag. 1.

Quelques médecins ont voulu donner une prédominance exagérée à l'un des deux caractères fondamentaux de la fièvre : c'est ainsi que Galien la faisait consister dans une augmentation de la chaleur; tandis que pour Boërhaave (*aph.* 571), elle était due à un état de plus grande vélocité des artères. D'un autre côté, certains auteurs qui ont souvent vu cette fréquence du pouls, donnée comme signe caractéristique de la fièvre, manquer dans certains états morbides qu'ils n'hésitent cependant pas à ranger parmi les pyrexies, repoussent les définitions fondées sur ce symptôme. Grimaud, entre autres, s'appuyant sur l'autorité de Sarcone, de Werlhof, Baillou, Piquer, Morgagni, regarde ce caractère comme peu essentiel à la fièvre, parce que, dit-il, « il y a des fièvres bien décidées dans lesquelles il manque, et dans lesquelles le pouls, bien loin d'être plus fréquent, est au contraire plus rare [1]. » Que décider au milieu de ces assertions si contradictoires ! Dirons-nous, avec Stoll, que ce n'est point la fréquence, mais l'altération du pouls qui constitue la fièvre [2]? C'est évidemment là une fin de non-recevoir, et on serait en droit de nous demander en quoi consiste cette altération.

De pareilles indécisions nous paraissent nuisibles aux intérêts de la science autant qu'à ceux de la pra-

[1] Grimaud ; *Cours de fièvres,* tom. I, pag. 54.

[2] Stoll; *Aphorismes sur la connaissance et la curation des fièvres*, aph. 6.

tique, et c'est avec raison que M. Gintrac s'est élevé contre elles dans les lignes qui suivent : « Il faudrait cependant s'entendre, dit-il; lorsque le pouls est normal, sous le rapport de la fréquence, y a-t-il fièvre? Y aurait-il des fièvres sans fièvre? La fièvre serait-elle un de ces êtres mystérieux qui tantôt apparaissent et tantôt deviennent insaisissables?... Évitons autant que nous le pourrons ces appréciations douteuses. Le praticien a besoin d'une formule précise, d'un terme bien compris, d'une signification bien convenue; or, pour lui, il y a fièvre lorsque la chaleur de la peau est modifiée, surtout augmentée, et que le pouls est évidemment plus fréquent que dans l'état physiologique [1]. » Les habitudes, le langage de tous les praticiens ne donnent-ils pas force de loi à ces paroles de M. Gintrac? N'accusons-nous pas l'existence de la fièvre, quand nous constatons l'augmentation de la chaleur et la fréquence du pouls? Et ne mesurons-nous pas l'intensité du mouvement fébrile à celle de ces deux caractères? Pour nous, la *fièvre est tombée* quand la fréquence a diminué; elle s'est accrue si le pouls présente un plus grand nombre de pulsations. Qu'on ne nous accuse cependant pas de méconnaître les autres caractères si importants du pouls. Nous en apprécions plus que personne la haute valeur, mais nous voulons parler le langage de tous

[1] Gintrac; *Cours théorique et clinique de pathologie interne et de thérapie médicale*. Paris, 1853.

les praticiens; et, de même que nous admettons qu'aux différents états du pouls répondent des états différents des forces, de même aussi nous affirmons que la fièvre ne peut se reconnaître qu'à un seul signe, la fréquence.

On nous oppose alors les paroles de Grimaud : n'y a-t-il pas des fièvres sans fièvre ? C'est ici que nous demandons à établir une distinction qui fera cesser ce malentendu. L'École de Montpellier a de tout temps admis une différence entre l'état et l'acte morbides, l'un représentant la modification vitale, la manière dont le système vivant a ressenti l'impression morbide, et l'autre étant la manifestation de cette modification générale. Cette distinction nous paraît devoir expliquer les prétendues contradictions que Grimaud trouvait entre la définition de Boërhaave et les faits qu'il observait ; et à cette question : y aurait-il des fièvres sans fièvre ? nous n'hésitons pas à répondre affirmativement.

Il y a, en effet, des états morbides qui ont reçu diverses dénominations (état catarrhal, bilieux, typhoïde, etc.), qui doivent à l'impression plus ou moins profonde qu'ils exercent sur l'organisme, de s'accompagner généralement de fièvre, et qui, par cette raison, ont reçu les noms de fièvres catarrhale, bilieuse, typhoïde, etc. Mais ces mêmes états morbides, à certains moments de leur course et par suite de circonstances variables, sur lesquelles nous n'avons pas maintenant à insister, peuvent exister sans fréquence du pouls ; ce sont alors des *fièvres sans fièvre*. La fièvre n'est donc pour nous qu'un acte morbide indiquant la part que prennent à l'impression générale le sang et les organes qui le meuvent ; et, de même que l'on voit, dans la fièvre typhoïde par exemple, le système nerveux manifester l'atteinte qu'il a reçue par le délire, les soubresauts des tendons, etc. ; de même le système circulatoire dénote le trouble dans lequel il est par l'accélération du pouls et l'augmentation de la chaleur. La contradiction que nous signalions plus haut est donc plus apparente que réelle, et il suffit de bien préciser les termes pour la faire cesser.

D'après cette manière de comprendre la fièvre, on peut dire qu'à proprement parler, il n'y a pas de fièvre essentielle, puisque l'accélération du pouls et l'augmentation de la chaleur, qui en sont les signes essentiels, sont toujours symptomatiques, soit d'une lésion organique, soit d'un état morbide, et n'ont par conséquent pas d'existence indépendante, ainsi que l'a démontré M. Fages dans sa Thèse [1] ; tout au plus, peut-être, pourrait-on faire une exception en faveur de la fièvre éphémère. Mais comme, après tout, les termes employés en médecine sont purement conventionnels, et que chacun doit se garder de les détourner de l'acception généralement reçue, il reste bien entendu que l'on réservera le nom de fièvres essentielles aux états morbides aigus généralement fébriles, dont l'exis-

[1] Fages ; Thèse inaugurale.

tence ne peut être expliquée par une altération quelconque de l'agrégat matériel. La distinction des fièvres essentielles et symptomatiques a une utilité trop incontestable dans la pratique, pour que nous ne cherchions pas à la maintenir [1].

La fréquence du pouls est variable, non-seulement suivant l'intensité de la fièvre, mais aussi d'après certaines conditions physiologiques qu'il est indispensable de connaître. C'est ainsi que, selon les âges, le pouls a une plus ou moins grande rapidité ; tandis que l'enfant a jusqu'à 126 et 137 pulsations dans le premier mois de la vie, d'après M. Trousseau [2], l'adulte n'en a que de 60 à 70. L'état de grossesse augmente également le nombre des battements artériels. La chaleur ressentie surtout par le malade est aussi appréciable par le thermomètre ; l'instrument placé sous l'aisselle peut, en effet, monter jusqu'à 41 et même 42°. Cette augmentation de la chaleur est un fait constant, et que l'on rencontre même dans le premier stade des fièvres intermittentes. De Haën avait déjà constaté ce fait, que les recherches de MM. Andral, Bouillaud, et plus particulièrement de MM. Gavarret [3], Girbal [4], etc., n'ont fait que confir–

[1] Ces idées ont déjà été émises dans un travail que nous avons publié, en 1862, sur les fièvres graves.

[2] Trousseau; *Journal des connaissances médicales*, juillet 1841.

[3] Gavarret; *Recherches sur la température du corps humain dans les fièvres intermittentes*. (Journal *l'Expérience*, juillet 1839.)

[4] Girbal; *Observations sur la chaleur animale dans les fièvres*

mer. Les autres phénomènes qui accompagnent la fièvre : malaise, inappétence, céphalalgie, etc., appartiennent plutôt à la maladie dont la fièvre est le symptôme qu'à la fièvre elle-même. Dans les fièvres hectiques, en effet, ils manquent souvent ; dans les fièvres catarrhales, au contraire, alors même que le mouvement fébrile est très-léger, nous voyons presque toujours une anxiété extrême, une céphalalgie très-vive, etc. ; il n'y a donc aucun rapport entre ces divers symptômes et les deux grands faits qui seuls constituent la fièvre.

D'après M. Grisolle [1], la fièvre n'existe qu'à la condition que ces derniers phénomènes aient une certaine durée ; on les observe, en effet, dit-il, d'une manière tout à fait transitoire dans certaines circonstances qu'on ne peut nullement assimiler à un état morbide, après une course, une émotion morale, par exemple. Pour nous, il y a aussi bien fièvre dans ces conditions que dans les cas de maladie ; ce sont des fièvres éphémères à leur plus haut degré de simplicité.

Les caractères de la fièvre étant maintenant connus, cherchons à en comprendre le mécanisme ; demandons-nous quels sont, dans cet acte morbide, les organes primitivement atteints. La fièvre dépend-elle

intermittentes paludéennes. (*Revue thérapeutique du Midi*, 1850, tom. I, pag. 141.)

[1] Grisolle, *loc. cit.*, pag. 3.

de l'exagération de l'action du cœur, comme le voulaient Galien et Boërhaave, comme on l'a généralement admis après eux? Est-elle au contraire le résultat du relâchement des petits vaisseaux, ainsi que le veut une théorie moderne ? Pour résoudre cette question, quelques notions physiologiques sont d'abord nécessaires ; nous les emprunterons au récent ouvrage de M. Marey sur la physiologie médicale de la circulation du sang [1].

M. Marey, étudiant la loi qui préside aux variations de la fréquence des battements du cœur, établit que cet organe bat d'autant plus vite qu'il éprouve moins de peine à se vider, et il le prouve de la manière suivante : Tout muscle qui doit fournir un certain nombre de contractions exécute celles-ci d'autant plus rapidement qu'il a moins de résistances à vaincre. Qu'un homme ait à franchir une certaine distance, il le fera d'autant plus vite qu'il sera moins chargé, c'est-à-dire qu'il aura moins de résistances à vaincre. De même, ce sera dans la résistance plus ou moins grande offerte par le système artériel, qu'il faudra chercher la cause de la rapidité plus ou moins grande des battements du cœur ; cette résistance est mesurée par la tension artérielle, c'est-à-dire par l'effort que fait le sang contre les parois des artères. La fréquence du pouls est en raison inverse de la tension artérielle ;

[1] Marey ; *Physiologie médicale de la circulation du sang*. Paris, 1863.

ainsi, la saignée diminue la tension (les expériences de Hales, de MM. Poiseuille, Marey, etc., le prouvent suffisamment); aussi le sang, trouvant moins de résistance, se précipite-t-il avec plus de rapidité, les battements augmentent de fréquence. La position du sujet qui peut faciliter ou retarder le cours du sang, l'activité musculaire, la course, par exemple, qui, en favorisant le cours veineux, diminue les résistances au-devant des capillaires, ont le même résultat; elles diminuent la tension, augmentent la fréquence. D'après cela, les phénomènes d'activité circulatoire doivent être compris comme résultant primitivement, non d'un surcroît dans la force impulsive du cœur, mais d'une diminution des résistances que la contractilité des vaisseaux oppose au sang.

Quant à la chaleur animale, c'est encore la contractilité vasculaire qui la règle : elle se produit partout, elle se perd surtout dans les organes qui présentent beaucoup de surface et peu de masse, comme les membres; les organes profonds conservent au contraire plus facilement leur chaleur; la circulation, en reprenant du sang froid et apportant du sang chaud, maintient l'équilibre de température. La déperdition du calorique peut varier suivant certaines conditions, la température ambiante, l'épaisseur des vêtements, etc. : la même quantité de sang ne doit donc pas toujours arriver; aussi la contractilité artérielle, qui est impressionnée par la température, ne laisse-t-elle circuler que le sang nécessaire.

Appliquées à l'étude de la fièvre, ces notions nous apprennent par analogie que la fréquence du pouls est due à la diminution de la tension artérielle ; quant à la chaleur fébrile, on peut facilement l'assimiler à celle que M. Cl. Bernard produit par la section des nerfs du grand sympathique ; seulement, le phénomène de dilatation étant pour ainsi dire généralisé dans toute l'économie, l'échauffement qui en résulte se généralise également pour toutes les régions superficielles du corps. M. Cl. Bernard avait bien compris du reste lui-même les applications que l'on pourrait faire de sa découverte des nerfs vaso-moteurs à l'histoire de la fièvre, quand il disait : « De mes expériences, il résulte que l'appareil circulatoire vasculaire possède un système vaso-moteur spécial, et que le mouvement du sang peut être accéléré ou retardé dans les vaisseaux, soit localement, soit généralement, sans que le système nerveux moteur des mouvements musculaires du corps y participe en rien. Les congestions locales et fonctionnelles qui surviennent périodiquement dans certains organes, sont des exemples de cette indépendance des mouvements circulatoires à l'état physiologique. La *fièvre* nous en fournit, d'une manière frappante, un autre exemple à l'état pathologique [1]. »

[1] Cl. Bernard; *Recherches expérimentales sur les nerfs vasculaires et calorifiques du grand sympathique.* (*Journal de physiologie*, juillet 1862, pag. 398.)

Telle est la théorie que M. Marey développe, et que les dernières découvertes de la physiologie expérimentale forcent d'admettre. Si le cœur augmente la vitesse de ses battements dès que la tension artérielle est moindre, si les procédés employés par la nature sont les mêmes dans l'état hygide et dans l'état morbide (*quæ faciunt in homine sano actiones sanas, eadem in ægro morbosas;* Hippocrate), nous sommes bien amené à reconnaître que de la diminution de la tension dépend, dans la fièvre, l'accélération du pouls, et secondairement l'augmentation de la chaleur. Nous devons seulement faire remarquer qu'ici, comme toujours, la physiologie expérimentale nous apprend bien le procédé, le *modus faciendi* de l'acte morbide, mais qu'elle est impuissante à nous en faire connaître la cause réelle. La théorie de M. Marey ne fait, en effet, que reculer la difficulté, et nous laisse dans l'ignorance des conditions qui produisent cette diminution de la tension artérielle. Dans l'expérience de M. Cl. Bernard, nous concevons très-bien le phénomène, la section du grand sympathique l'explique suffisamment; après une saignée abondante, nous le comprenons également, la soustraction du sang nous en donne la raison; mais, dans la fièvre, il faut reconnaître que le problème est plus difficile à résoudre. Doit-on admettre une diminution d'activité du grand sympathique, due à des fatigues exagérées, comme dans la fièvre éphémère, ou produite par la maladie, comme dans la fièvre typhoïde par exemple ? Et, dès-lors, pourrait-on expliquer l'efficacité du repos, de la diète, ces remèdes souverains de la fièvre, par leur action sur le système nerveux, auquel ils rendraient son énergie première ? L'esprit serait ainsi plus satisfait ; mais nous devons reconnaître que ce ne sont encore là que des hypothèses qu'il appartient à l'avenir de juger. Quoi qu'il en soit, les faits restent, et nous devons les enregistrer.

Étiologie de la fièvre. — La fièvre, telle que nous l'avons comprise, est un acte morbide qui trouve sa cause dans les altérations dynamiques ou organiques du système vivant. Quant aux causes *des fièvres*, elles seront étudiées à propos de chaque espèce en particulier.

De la fièvre au point de vue du diagnostic. — La fièvre, étant une réunion de symptômes communs à un grand nombre de maladies, ne peut nous être d'une grande utilité pour reconnaître les différentes espèces morbides qui lui donnent naissance ; toutefois, si nous la voyons persister pendant un certain temps, sans être accompagnée des symptômes propres aux fièvres typhoïdes ou aux autres fièvres graves, nous devrons immédiatement soupçonner l'existence d'une lésion organique. Pour la détermination des espèces, ainsi que nous le verrons, c'est à l'ensemble des divers phénomènes présentés par chacune d'elles, aux autres caractères du pouls, à son ampleur ou à sa petitesse, à son inégalité ou à sa régularité, qu'il faudra s'adresser.

De la fièvre au point de vue du pronostic. — La fièvre peut être ici une source d'indications précieuses; son intensité mesure, en effet, souvent la gravité de la maladie.

La fièvre peut-elle être curatrice? Les naturistes l'ont affirmé; M. Fages, en dédiant son travail à la Fièvre, montrait toutes les espérances qu'il fondait sur elle. Sans accepter toutes les exagérations de cette École, on doit se demander si, dans les maladies chroniques, chez les individus à tempérament lymphatique, dans les cas où les mouvements de la nature sont peu accentués, pleins de torpeur, la fièvre ne pourrait pas avoir quelque chose d'utile; si, en favorisant l'afflux d'une plus grande quantité de sang, elle ne pourrait pas contribuer à résoudre certains engorgements contre lesquels les agents thérapeutiques ont été impuissants. Les succès de l'hydrothérapie nous paraissent venir à l'appui de cette opinion: cette médication ne réussit en effet dans ces cas, qu'à la condition d'accélérer le mouvement circulatoire, de susciter en quelque sorte un mouvement fébrile.

De la fièvre envisagée au point de vue du traitement. — Le traitement de la fièvre est celui de l'état morbide ou de la lésion qui l'entretient; la diète, le repos sont les seuls moyens que réclame la fièvre elle-même.

CLASSIFICATION DES FIÈVRES.

Sur quels principes peut-on établir une classification des fièvres? Borsieri a divisé ces maladies, d'après leur type, en intermittentes et continues, continues continentes et continues rémittentes. Le type n'est qu'une forme particulière de la marche des maladies, n'a aucun rapport avec leur nature, par conséquent n'est d'aucune utilité pour classer les pyrexies. L'affection paludéenne par exemple peut, tout en restant la même au fond, revêtir les trois types intermittent, continu et rémittent. Pinel avait cherché dans l'étude des symptômes la base de sa classification ; mais les phénomènes extérieurs ne traduisent pas toujours la véritable nature des maladies : où placer, d'après cette méthode, le groupe si important des fièvres à quinquina, qui empruntent leur symptomatologie aux autres espèces pyrétologiques, et qui ne peuvent être reconnues que d'après leurs causes, leur marche et leur traitement? Les principes qui nous guideront seront ceux de la méthode naturelle, méthode qui n'envisage pas un objet sous un seul de ses aspects, mais qui l'étudie sous toutes ses faces et conclut, de l'ensemble de ses qualités, à la place qu'il doit occuper. Appliquée aux pyrexies, cette méthode nous impose l'obligation de les étudier dans leurs causes, leurs symptômes, leur marche et leur traitement ; elle nous permettra ainsi de les rapprocher suivant leurs affinités naturelles. D'après ces principes, nous sommes amené à établir d'abord deux grandes divisions, et à admettre : 1° des fièvres essentielles, c'est-à-dire des états morbides indépendants de toute altération anatomique et généralement accompagnés de fièvre ; 2° des fièvres symptomatiques, n'ayant plus d'existence indépendante, mais entièrement liées à la lésion organique qui leur a donné naissance.

Les fièvres essentielles elles-mêmes doivent être divisées en cinq genres :

1° Des fièvres ayant des caractères particuliers, déterminés, spéciaux, et que pour cela, à défaut de meilleure dénomination, nous appelons *fièvres spéciales* ; ce sont les fièvres éphémère, inflammatoire, bilieuse, catarrhale, muqueuse, ataxo-adynamique, typhoïde, etc., cette dernière formant le passage entre le premier genre et le second, composé par les fièvres spécifiques ; la fièvre typhoïde, en effet, qui n'appartient aux maladies spécifiques, ni par ses causes, ni par son traitement, s'en rapproche du moins par ses caractères nettement accentués. Elle pourrait également servir de transition entre notre première division et celle des fièvres éruptives, avec lesquelles elle présente de nombreux rapports. Quelques maladies épidémiques, le typhus, la peste, quelques pyrexies exotiques, la fièvre jaune, la fièvre rémittente bilieuse des pays chauds, rentrent aussi dans cette première classe.

2° Les fièvres spécifiques à quinquina (expression que nous justifierons plus tard), qui se composent des fièvres intermittentes, continues, rémittentes, pernicieuses et larvées.

3° Les fièvres éruptives, dont le caractère principal est de présenter une éruption critique de la fièvre ; elles sont en outre contagieuses, souvent épidémiques, et créent une immunité plus ou moins complète chez l'individu qu'elles ont atteint une première fois. La variole et ses variétés, varioloïde, varicelle, la rougeole et la roséole, enfin la scarlatine, composent cette classe.

4° Les fièvres pseudo-exanthématiques, qui présentent une éruption rarement critique, qui ne sont que tout à fait exceptionnellement contagieuses et ne créent pas d'immunité : ce sont l'érysipèle, l'eczéma rubrum aigu, l'urticaire, etc.

5° Les fièvres synergiques, qui accompagnent l'établissement de quelque fonction importante, de la lactation, de la menstruation.

L'ordre que nous suivrons dans l'étude de chacune de ces fièvres est celui qui nous est indiqué par la nature ; ce ne sera pas par l'anatomie pathologique que nous commencerons leur description, ainsi que le font la plupart des auteurs de pathologie interne : la nature ne crée pas, en effet, d'abord des lésions, il faut avant toutes choses qu'elle subisse l'impression de causes diverses ; elle manifeste ensuite cette impression, et ce n'est qu'à la fin qu'il nous est donné de connaître les altérations qu'elle a produites. Nous étudierons donc tout d'abord l'étiologie, puis la maladie elle-même dans ses symptômes, sa marche, ses lésions anatomiques, ensuite son traitement ; et nous aurons ainsi toutes les données nécessaires pour comprendre sa nature.

Le Traité des Fièvres que nous offrons aujourd'hui au public n'est que la première partie d'un *Traité complet de Pathologie interne* que nous nous proposons de publier. Cette œuvre est-elle bien utile? Un nouveau *Traité de Pathologie médicale* a-t-il sa raison d'être? Pouvons-nous espérer rendre quelques services à la science par cette nouvelle publication? Nous l'avons cru, et il est de notre devoir de faire connaître à ceux qui voudront bien nous lire, les motifs qui nous ont décidé.

Assurément, si nous avions voulu faire un *Traité de Pathologie interne* dans le même esprit que celui qui a présidé à la rédaction des ouvrages que chacun de nous a entre les mains, notre œuvre eût été bien inutile; nous n'aurions certainement pu rien ajouter aux faits nombreux contenus dans les Traités de MM. Grisolle, Gintrac, Béhier et Hardy, Requin, Monneret, etc. Mais nous avons eu une autre prétention; nous avons pensé qu'il était bon de montrer à nos élèves comment l'École de Montpellier comprenait tous ces faits, comment sa doctrine vivifiait et fécondait tous les enseignements de la science moderne.

Depuis Sauvages, Montpellier n'a donné le jour qu'à un seul *Traité de Pathologie interne*, dû à M. le professeur Alquié. Ce travail, qui a rendu des services réels, date aujourd'hui de quelques années, et, dans un siècle aussi agité que le nôtre, les ouvrages comme les hommes vieillissent vite; le mouvement nous emporte, il faut savoir le suivre. Aussi, un Traité

CLASSE I. — Fièvres essentielles.

1er GENRE. — Fièvres spéciales.

Fièvre éphémère.

La fièvre éphémère est caractérisée par son peu de durée, par sa bénignité extrême ; l'appareil fébrile existe ici dans sa plus grande simplicité.

Étiologie. — Les causes de la fièvre éphémère sont très-variées ; cette diversité si grande ne suffit cependant pas pour créer autant d'espèces de fièvres éphémères qu'on peut leur reconnaître de causes ; Avicenne, Sauvages, décrivant onze variétés [1], n'ont fait que compliquer inutilement cette étude. Parmi les causes prédisposantes, nous devons citer la jeunesse, une constitution robuste. Est-ce parce que les individus jouissant de ces attributs, et confiants dans l'excellence de leur santé, s'exposent plus facilement aux causes qui peuvent engendrer la fièvre éphémère? est-ce parce que leur vigueur les met à l'abri de toute maladie plus grave? Qu'on admette ou qu'on rejette cette explication, il n'en est pas moins

[1] Sauvages; *Nosologie méthodique*, tom. II, pag. 21 et suiv.

certain que c'est dans ces conditions que se développe ordinairement la fièvre éphémère. Comme causes occasionnelles, nous citerons les émotions morales, les excès, les fatigues de tout genre, corporelles ou intellectuelles, l'impression du froid ou de la chaleur, l'insolation, etc.

Symptomatologie. — La fièvre éphémère apparaît d'une manière brusque, sans prodromes ; son début est quelquefois annoncé par un léger frisson ; elle est ensuite caractérisée par la fréquence plus ou moins grande du pouls, l'exagération de la chaleur, une céphalalgie plus ou moins intense, un malaise général, quelques troubles digestifs, etc. La fièvre éphémère peut, du reste, revêtir trois formes différentes :

1o La forme inflammatoire, qui se présente surtout chez les individus pléthoriques, disposés aux affections inflammatoires. Ici, le pouls est plus tendu, développé, vibrant ; il y a une turgescence générale, une chaleur plus vive ; la céphalalgie est plus forte, gravative, obtuse ; en un mot, les symptômes se rapppochent de ceux de la fièvre inflammatoire.

2o La forme gastrique, souvent produite par les excès de table, se reconnaît à la prédominance des troubles gastriques, langue large, blanche, bouche pâteuse, nausécs, vomissements, diarrhée, etc.

3o La forme nerveuse, dans laquelle on observe de l'agitation, du délire et autres phénomènes nerveux qui pourraient facilement en imposer et faire craindre un état plus grave; heureusement, les autres phénomènes, la fièvre en particulier, ne concordent nullement avec cet appareil, au premier abord si effrayant; après quelques heures de durée, on voit cette agitation tomber, et tout rentre bientôt dans le calme. Le tempérament nerveux favorise le développement de cette forme particulière de la fièvre éphémère; les enfants, les femmes, les sujets impressionnables y sont particulièrement prédisposés.

Quelques heures suffisent habituellement à l'évolution de la fièvre éphémère; quelquefois cependant, la maladie peut avoir une plus longue durée; elle constitue alors l'éphémère prolongée des anciens, qui par ses caractères se rapproche beaucoup de la fièvre inflammatoire.

La fièvre éphémère se termine par lysis ou par crise. Dans le premier cas, les symptômes diminuent peu à peu d'intensité, jusqu'à l'entier rétablissement du sujet; dans le second, la maladie est brusquement arrêtée dans son cours par l'apparition d'un phénomène nouveau.

On a beaucoup discuté sur les crises, et dans ces derniers temps on a été généralement porté à en nier l'existence. Cette opinion est inadmissible: les crises s'imposent, en effet, forcément à l'esprit. Quand on voit, après une hémorrhagie, après des sueurs copieuses, des évacuations alvines abondantes, une fièvre ou toute autre maladie se terminer d'une manière aussi prompte que favorable; quand on voit le même phénomène se renouveler fréquemment, on est bien obligé d'admettre un rapport de causalité et non de simple succession entre ces deux faits. La théorie de l'humeur peccante, que la crise devait éliminer, a certainement fait son temps ; mais le fait a survécu à la théorie, et nous devons l'accepter. La crise n'est pas seulement l'effet du rétablissement de la santé, comme le voulaient les anciens animistes ; elle se montre, en effet, souvent dans les moments les plus pénibles de la maladie, et est quelquefois constituée par des phénomènes qui ne sont nullement la répétition d'actes physiologiques, des vésicules d'herpès par exemple. La crise est un effort salutaire de la faculté médicatrice, faculté qu'il faut admettre, sans cependant aller aussi loin que Cayol, M. Chauffard, etc., qui ne veulent voir dans la maladie qu'une réaction toujours salutaire.

Si nous admettons la doctrine des crises, nous ne nous croyons pas pour cela engagé à reconnaître celle des jours critiques. La nature aime certainement à suivre, dans ses actes, une marche aussi régulière que possible ; mais elle ne peut s'astreindre à ces lois fixes et immuables auxquelles on a voulu l'assujétir ; ce n'est pas seulement aux 7e, 14e, 21e jours qu'une maladie se termine, sa solution peut aussi bien avoir lieu dans les jours dits intercalaires. Reconnaissons toutefois que les traitements plus ou moins énergiques auxquels nous soumettons nos malades, sont bien faits pour troubler la marche régulière des états morbides ; que ceux-ci, livrés à eux-mêmes, présenteraient peut-être plus d'ordre et d'harmonie. C'est pour nous la seule manière de comprendre comment Hippocrate, qui traitait surtout ses malades par l'expectation, a pu généraliser la théorie des jours critiques.

Dans la fièvre éphémère, les crises varient suivant la forme de la maladie ; dans l'éphémère inflammatoire, la crise se fait par des hémorrhagies ; dans l'éphémère gastrique, par des selles ; dans l'éphémère nerveuse, par des sueurs.

Diagnostic. — Au début, le diagnostic peut présenter quelques difficultés. Ce que nous disons de la fièvre éphémère doit s'appliquer, du reste, à toutes les pyrexies. Il est, en effet, souvent difficile, ainsi que nous le verrons mieux dans la suite de ce travail, de reconnaître une fièvre à ses premiers symptômes ; aussi le médecin prudent doit-il attendre et se tenir sur une sage réserve, jusqu'à ce que la maladie soit mieux caractérisée. Dans la fièvre éphémère particulièrement, les symptômes peuvent affecter une gravité insolite, bien faite pour déjouer les calculs du praticien le plus expérimenté ; la connaissance du malade et de ses habitudes pathologiques, le mode brusque de l'invasion, et la plupart du temps le peu d'intensité du mouvement fébrile, sont les principaux éléments auxquels on devra avoir recours. L'absence de certains symptômes propres aux différentes espèces pyrétologiques, permettra aussi, par exclusion, d'arriver à un diagnostic exact.

Pronostic. — La fièvre éphémère ne présente jamais la moindre gravité, le calme est bien vite rétabli.

Traitement. — La fièvre éphémère ne demande jamais de traitement bien actif : soustraire le malade aux causes qui ont produit la maladie, telle est la première indication à remplir. La diète, le repos, quelques boissons tempérantes, compléteront le traitement de cette fièvre. Quelquefois cependant, il faut avoir recours à des moyens plus actifs, qu'on varie suivant la forme de la maladie ; dans l'éphémère inflammatoire, on emploiera les calmants, les tempérants (limonade, sirop de groseille, cataplasmes, etc.). Les saignées même locales ne seront que très-rarement utiles ; dans l'éphémère gastrique, un vomitif ou un purgatif, suivant les cas, rendra de grands services ; enfin, dans l'éphémère nerveuse, on aura recours aux calmants du système nerveux (bains, antispasmodiques, opiacés, etc.).

Fièvre inflammatoire.

La fièvre inflammatoire, synoque des anciens, *synochus imputris*, fièvre angéioténique de Pinel, est une fièvre continue qui porte spécialement son action sur le système circulatoire.

Étiologie — La pléthore, état caractérisé par l'augmentation des globules rouges, et probablement de la masse totale du sang, par l'aspect général du sujet, la coloration rouge de la face et de tout le tégument, la saillie des veines sous-cutanées, la largeur, la plénitude du pouls; la pléthore est, sans contredit, la plus importante de toutes les causes prédisposantes internes. Les sujets jeunes, robustes, sanguins, ceux qui se livrent à des excès de nourriture, et qui en même temps ne font qu'un exercice trop modéré, chez lesquels les importations dépassent les exportations, sont particulièrement sujets à la fièvre inflammatoire. Parmi les causes prédisposantes externes, nous devons surtout signaler l'influence d'une température froide et sèche ; aussi les saisons, les climats caractérisés par ces qualités de l'atmosphère donnent-ils naissance à des constitutions médicales inflammatoires, et plus spécialement à des fièvres inflammatoires ; c'est là ce qui explique la rareté de ces pyrexies dans nos contrées: le froid peut, en effet, y faire quelques apparitions, mais son action n'y est pas assez continue.

Les causes occasionnelles sont : un écart de régime, un refroidissement brusque, et surtout la suppression intempestive d'une hémorrhagie habituelle, écoulement menstruel, hémorrhoïdes, etc.

Symptomatologie. — La fièvre inflammatoire a ordinairement des prodromes dans lesquels on retrouve les signes d'une congestion cérébrale légère ;

ils sont, en effet, constitués par une céphalalgie plus ou moins obtuse, de l'assoupissement, une paresse, une lourdeur générale, un besoin continuel de repos; ces phénomènes peuvent persister plus ou moins longtemps, plusieurs jours et même une ou plusieurs semaines.

Le début a généralement lieu le soir, par un frisson court et intense, bientôt suivi d'une vive chaleur, aussi bien accusée par le malade que par le thermomètre ; cette chaleur n'a, du reste, rien de pénible, et ne présente pas ce caractère particulier d'âcreté que nous trouverons dans les fièvres bilieuses. Le pouls est non-seulement fréquent, il est surtout fort, tendu, développé, vibrant ; dans certaines circonstances au contraire, il est petit, serré, concentré, et dénote alors un état particulier que Barthez a désigné sous le nom d'oppression des forces, et qu'il faut bien distinguer de la résolution ; dans ce dernier cas, le pouls est franchement petit, faible, dépressible ; dans le premier au contraire, il est petit, mais concentré, non dépressible, se relève toujours quelque énergique que soit la pression, cherche pour ainsi dire à se développer, et se relève en effet dès qu'on commence à soustraire du sang au malade. Avec ces caractères existe une turgescence générale du tégument, caractérisée par la coloration rosée qu'il présente ; la face est même vultueuse, les conjonctives sont injectées. Le malade éprouve une fatigue générale, une céphalalgie gravative, des douleurs contusives dans les membres et dans les lombes ; il craint la lumière, le bruit ; il est tourmenté par une soif généralement très-vive ; la langue est large, blanche, humide ; il y a le plus souvent de la constipation ; les urines sont rares, foncées en couleur ; enfin, la respiration est plus ou moins oppressée suivant l'intensité de la fièvre.

Le sang tiré de la veine se concrète le plus souvent en un caillot dense, renfermant dans son sein, d'après les recherches de MM. Andral et Gavarret, une plus grande proportion de globules.

La marche de la maladie est ordinairement continue, sans exacerbations ; on observe une augmentation progressive pendant les deux premiers jours, puis une période d'état qui dure quelques jours ; enfin, la fièvre et les autres symptômes décroissent insensiblement; un septénaire à peu près suffit à l'évolution de la maladie. La plupart du temps existe une crise qui se fait, soit par les sueurs, soit surtout par une hémorrhagie. Si la fièvre inflammatoire est survenue à la suite de la suppression d'un écoulement habituel, l'hémorrhagie choisira de préférence l'organe qui en était le siége ; aussi, chez la femme, la crise a-t-elle lieu le plus souvent du côté des voies génitales ; chez l'homme elle se fait par les hémorrhoïdes, chez l'enfant par le nez.

Complications ; localisations. — La fièvre inflammatoire peut être compliquée par d'autres états morbides, la fièvre bilieuse spécialement ; elle constitue alors ce que les anciens appelaient le *causus*; elle peut à son tour compliquer la fièvre typhoïde. Nous étudierons avec plus de profit ces diverses complications, quand nous connaîtrons les autres pyrexies.

La fièvre inflammatoire peut encore, pendant son cours, se localiser plus particulièrement sur un organe quelconque; c'est ainsi qu'on voit se produire des inflammations diverses, méningo-encéphalites, pneumonies, etc.

Anatomie pathologique. — M. Bouillaud, et avant lui J. Franck, avaient prétendu que la fièvre inflammatoire était la conséquence de l'inflammation ou au moins de l'irritation de la tunique interne des vaisseaux. MM. Grisolle et Requin ont montré la fausseté de cette théorie. La rougeur de la tunique interne n'est, en effet, que le résultat de l'imbibition cadavérique.

Diagnostic. — La connaissance des causes, la constatation de certains symptômes importants, tels que l'aspect général du malade, les caractères du pouls, etc., permettront toujours de reconnaître une fièvre inflammatoire à sa période d'état. Les maladies avec lesquelles on pourrait la confondre au début sont les fièvres éruptives, qui se distinguent cependant par certains symptômes spéciaux (lumbago, nausées dans la variole; bronchite ou du moins hyperémie bronchique, dans la rougeole; angine, dans la scarlatine), et la fièvre typhoïde, qui présente une stupeur toujours beaucoup plus marquée, du gargouillement dans la fosse iliaque droite, des râles disséminés dans la poitrine, etc. Rappelons toutefois le principe que nous avons déjà posé : le médecin doit user, au début des fièvres, d'une grande circonspection, et attendre, pour se prononcer, que la maladie soit mieux dessinée.

Pronostic. — D'une manière générale, on peut dire que la fièvre inflammatoire n'est pas une maladie inquiétante ; peut-on cependant lui refuser toute gravité ? MM. Grisolle, Requin, l'affirment. « Plutôt que d'admettre pour la synoque hypersthénique, dit M. Requin, une terminaison mortelle, qui nous paraît si peu en rapport avec les conditions essentielles, et, pour ainsi parler, avec les façons ordinaires de ce genre de pyrexie-là, pourquoi ne pas supposer plutôt une fièvre typhoïde avec la circonstance exceptionnelle de l'absence de toute altération dans les follicules de Peyer, circonstance rare, mais dont la réalité est à nos yeux un fait indubitable[1] ? » Nous nous bornons pour le moment à enregistrer cet aveu de l'existence de fièvres typhoïdes sans altération, nous réservant d'en faire notre profit plus tard, quand nous étudierons la fièvre typhoïde ; nous démontrerons alors qu'il peut exister d'autres fièvres graves que la dothiénentérie, et nous aurons à nous appuyer

[1] Requin; *Éléments de pathologie médicale*, tom. IV, pag. 19.

sur des faits que dès maintenant nous devons nous mettre en mesure de fournir.

Pour nous, en effet, le pronostic de la fièvre inflammatoire, comme celui des fièvres que nous étudierons plus loin, n'est pas toujours aussi rassurant que quelques médecins veulent bien le prétendre. Pinel croit avoir trouvé des exemples nombreux de fièvres inflammatoires graves, dans les livres I et III des *Épidémies* d'Hippocrate ; nous avouons ne pas avoir été aussi heureux. En général, les descriptions laissées par le Père de la médecine sont trop incomplètes pour qu'il soit possible, dans une époque de sévère exactitude comme la nôtre, d'avoir une opinion bien arrêtée à leur sujet. Cependant, l'observation de la jeune vierge de Larisse, dont la maladie fut jugée par des hémorrhagies abondantes du nez et des sueurs copieuses, nous paraît appartenir à la classe des fièvres inflammatoires graves [1]. Pinel parle également d'observations faites par Galien, Forestus, Hoffmann, et cite l'épidémie observée à Mantes, en 1802, par Navière. Les causes, les symptômes, la nature des crises, l'efficacité du traitement employé, tout prouve que cette épidémie était bien, en dépit de sa gravité, une fièvre inflammatoire ; on n'a, pour s'en convaincre, qu'à lire le fait rapporté par Ozanam [2]. Grant donne la description d'un causus inflamma-

[1] Hippocrate, trad. Daremberg, pag. 454.

[2] Ozanam; *Histoire médicale générale et particulière des maladies épidémiques*, etc., 2e édit., tom. II. p. 8.

toire, qu'il distingue avec soin du causus bilieux [1]. Ne trouverait-on pas également la preuve de l'existence de fièvres inflammatoires graves dans la description que Borsieri, s'appuyant sur l'autorité de Quesnay et de Storck, donne de la synoque maligne [2] ? Quant à nous, nous avons vu souvent l'adynamie se montrer à la fin des pyrexies inflammatoires, quand celles-ci, par leur intensité même, avaient épuisé les forces du malade ; les excès du traitement antiphlogistique ont quelquefois produit les mêmes résultats. Dans ces cas, on observe généralement du délire, des soubresauts des tendons, la sécheresse de la langue, la petitesse et l'irrégularité du pouls, etc., symptômes qui, par conséquent, n'appartiennent pas exclusivement à la fièvre typhoïde.

La fièvre inflammatoire peut encore donner de l'inquiétude par ses localisations sur des organes importants ; mais ici la gravité dépend plutôt de la complication que de l'affection elle-même.

Traitement. — En général, pour traiter une maladie, on cherche un remède qui la combatte directement, on court après un spécifique souvent insaisissable, et on croit n'avoir plus rien à désirer quand on a trouvé un médicament qui ait guéri un certain

[1] Grant; *Recherches sur les fièvres*, etc., trad. par Lefebvre. Montpellier, 1821, tom. I, pag. 122.

[2] Borsieri; *Instituts de médecine pratique*, trad. par Chauffard. Paris, 1856, tom. I, pag. 378.

nombre de fois une seule et même affection morbide; si la majorité des guérisons l'emporte, le remède doit être constamment employé; il ne s'agit plus pour le malade que de se trouver dans la bonne série. L'expérience nous a démontré les fâcheux résultats de cette méthode: que de prétendus spécifiques, environnés d'abord de gloire, déchus bientôt après de leur pouvoir! On oublie du reste que même les spécifiques dont les propriétés ne peuvent plus être contestées, le quinquina par exemple, n'agissent qu'à la condition d'être réellement indiqués; que dans une seule et même maladie, les indications peuvent varier suivant les complications, les conditions de tempérament, de sexe, d'âge, etc. L'indication, l'insinuation d'agir, comme l'appelait Galien, est donc la chose importante en thérapeutique; les moyens de la remplir se trouvent toujours aisément.

Pour bien poser les indications, il faut savoir quelle est la nature d'une maladie, quels sont les divers éléments qui la composent. Dans la fièvre inflammatoire, on constate une exaltation, un accroissement des forces, qui se manifestent par l'augmentation de l'activité du système circulatoire: les antiphlogistiques seront donc indiqués. On emploiera la saignée générale, si la fièvre est vive, l'agitation très-grande; on aura surtout recours aux saignées locales, dans les cas où la maladie s'est déclarée après la suppression d'une hémorraghie habituelle: on appliquera alors quelques sangsues sur le point le plus rapproché de l'organe qui était le siége de l'écoulement. Si la fièvre est légère, on n'emploiera que des moyens moins actifs : la diète, quelques boissons rafraîchissantes, émollientes ; l'application sur les pieds de cataplasmes de farine de lin, qui auront le double effet de calmer l'éréthisme général et de déplacer les mouvements fluxionnaires toujours prêts à se porter vers la tête ; quelques lavements pour détruire la constipation, suffiront dans la plupart des cas.

Auteurs à consulter. — La plupart des Traités de pathologie interne peuvent être consultés pour l'étude de la fièvre inflammatoire. On lira avec fruit l'ouvrage de M. Quissac sur les *Éléments morbides* (élément inflammatoire.)

Fièvre bilieuse.

La fièvre bilieuse, synoque bilieuse, fièvre méningo-gastrique de Pinel, est une fièvre qui porte spécialement son action sur le système hépatique. Nous ne voulons pas, par cette définition, prétendre que la fièvre bilieuse ne soit que le résultat d'une lésion matérielle : des causes générales ont agi sur le sujet et ont évidemment produit une impression également générale ; mais on ne peut nier que la bile ne soit produite en plus grande abondance, qu'il n'y ait, par conséquent, une suraction de l'organe chargé de la sécréter.

La fièvre bilieuse doit être distinguée de l'embarras gastrique ; plusieurs médecins confondent ces deux états morbides, et appellent indistinctement la maladie que nous allons décrire : fièvre bilieuse ou fièvre gastrique. L'embarras gastrique est constitué par la présence de saburres dans les premières voies, saburres qui peuvent reconnaître diverses origines : perversion primitive ou secondaire du suc gastrique, excès de nourriture, etc. Il peut s'accompagner de fièvre, mais souvent aussi il est apyrétique ; il se montre isolément ou il complique d'autres maladies, particulièrement les affections catarrhales. Dans la fièvre bilieuse, il existe bien aussi un embarras gastrique ; la bile reflue, en effet, dans la cavité stomacale et, se mêlant aux résidus qui y sont déjà contenus, donne lieu à l'embarras gastrique bilieux ; mais ce n'est là qu'un élément de la fièvre bilieuse, qui ne doit pas faire oublier la modification générale ressentie par le système vivant.

M. Grisolle [1] se refuse à admettre dans nos contrées l'existence de la fièvre bilieuse ; cependant M. Monneret a décrit sous le nom de fièvre gastrique bilieuse une maladie identique à la pyrexie que nous étudions [2]. Nous laissons à ces deux maîtres de la science le soin de vider leur débat, mais nous affirmons qu'à Montpellier l'état morbide en question est très-commun, surtout en été ; que pendant plu-

[1] Grisolle, *loc. cit.*, tom. I, pag. 59.

[2] Monneret ; *Programme d'un cours de pathologie interne*, 1re année, 1851, pag. 15.

sieurs mois de l'année, les maladies bilieuses caractérisent la constitution médicale de nos climats.

Étiologie. — Au premier rang, nous devons mettre le tempérament bilieux et l'âge adulte, les chaleurs sèches et continues, d'où le nom de fièvre des moissons, que les Anglais ont donné à cette pyrexie; les chirurgiens de marine, et M. Grisolle avec eux, prétendent que ce n'est que pendant les chaleurs humides que la maladie se déclare. Cette opinion peut être vraie pour la fièvre endémique des pays chauds, mais n'est point exacte pour la fièvre bilieuse simple de nos climats. Une nourriture exclusivement composée d'aliments tirés du règne animal, doit être encore citée parmi les causes prédisposantes; c'est ainsi que Tissot, étudiant les causes de la fièvre de Lausanne, qu'il a si bien décrite, après avoir constaté que tous les fruits avaient péri à la suite de froids intempestifs, montre l'influence du régime de ses malades dans le développement de l'épidémie [1]. Une vie sédentaire, les contentions intellectuelles, les passions tristes et prolongées, prédisposent aussi à la fièvre bilieuse.

Un écart de régime, une émotion, un refroidissement, un travail forcé, peuvent dans ces conditions faire éclater la maladie.

Symptomatologie. — La fièvre bilieuse est précé-

[1] Tissot; *Historia febris epidemicæ biliosæ Lausannensis*, anni 1755.

dée par des prodromes qui dénotent un état de surcharge des voies gastriques : la bouche est amère, pâteuse, la langue jaunâtre; le malade a de l'inappétence, des nausées, plus particulièrement du dégoût pour la viande et les boissons chaudes ; il est abattu, tourmenté par une céphalalgie plus ou moins violente, des vertiges, de l'insomnie, etc.

Après quelques jours, la maladie se déclare, habituellement dans l'après-midi ; la scène s'ouvre par un frisson léger, ou plutôt par une horripilation que le malade compare, suivant Grimaud, à la sensation que lui feraient éprouver de petites pointes enfoncées dans les chairs. Une chaleur âcre et brûlante lui succède ; le pouls est plus ou moins fréquent, quelquefois plein et élevé ; ces derniers caractères sont toutefois encore très-éloignés de ceux du pouls inflammatoire ; dans des cas plus sérieux, il peut même être inégal, intermittent. En même temps, les symptômes que nous avions notés pendant la période prodromique s'exaspèrent ; la langue est jaunâtre, quelquefois rouge sur les bords et à la pointe ; elle tend à se sécher et à se fendiller ; les nausées ont fait place à des vomissements composés de matières bilieuses [1] ;

[1] M. Beau a assigné au passage de la bile dans l'estomac trois causes différentes : un mouvement antipéristaltique du duodénum, la contraction violente des muscles abdominaux qui fait refluer la bile dans tous les couloirs qui lui sont ouverts, et la position horizontale, par suite de laquelle le pylore se trouve dans une position déclive par rapport au duodénum. Les deux

il y a quelquefois de la constipation, plus souvent de la diarrhée. La face présente un aspect particulier ; sur un fond ictérique plus marqué dans le sillon labio-nasal, se détache la coloration violacée des pommettes. L'ictère est quelquefois plus marqué, il envahit alors les sclérotiques et même toute la surface du corps ; il est dû au passage des matériaux de la bile dans le sang ; les cholates, les choléates de soude n'existent pas en effet primitivement, c'est le foie qui est chargé de les sécréter ; ils sont ensuite absorbés par les lymphatiques de la glande hépatique, suivant Tiedemann et la plupart des physiologistes ; peut-être aussi, suivant Bérard, l'absorption se ferait-elle dans l'intestin, les matériaux de la bile ne pouvant se combiner avec le chyme. Dans tous les cas, il est bien évident qu'une hypersécrétion est nécessaire, puisque, les couloirs restant ouverts, l'ictère ne peut s'expliquer par la rétention de la bile. Ce qui est encore certain, c'est que la fièvre n'est pas le résultat de cette absorption, puisque tous les jours on constate des ictères apyrétiques.

Parmi les autres symptômes de la fièvre bilieuse, signalons encore une céphalalgie sus-orbitaire, des urines jaunes précipitant en bleu par l'acide nitrique, preuve manifeste de la présence de la bile ; la tension de l'épigastre et de l'hypochondre droit, qui sont en

premières conditions nous paraissent seules devoir être admises dans la fièvre bilieuse. (*Gazette des hôpitaux*, 25 juillet 1862.)

même temps douloureux ; citons enfin , mais en y attachant une bien moins grande valeur, des épistaxis, le tremblement de la lèvre inférieure, des éruptions diverses, urticaire , érysipèle et pétéchies dans des cas plus graves.

La marche de la fièvre bilieuse est ordinairement rémittente ; il y a, en effet, toutes les après-midi des exacerbations assez violentes.

La terminaison se fait par lysis ou par crise ; dans ce dernier cas, c'est toujours par les selles que la maladie se juge. La fièvre bilieuse bénigne dure sept ou huit jours environ.

La convalescence est généralement assez pénible, à cause de l'état de torpeur dans lequel restent plus ou moins longtemps les voies digestives ; aussi quelques jours après la fin de la maladie le sujet a-t-il encore de l'inappétence, une certaine paresse dans les digestions, une fatigue générale, etc.

Nous avons, dans la description qui précède, fait déjà entrevoir la possibilité, pour la fièvre bilieuse, de se présenter dans certaines circonstances avec des symptômes indiquant un certain degré de gravité ; l'intermittence, l'inégalité du pouls, le tremblement de la lèvre inférieure, les pétéchies, etc., sont, en effet, les signes caractéristiques d'un état ataxo-adynamique qui peut se montrer à la fin de cette pyrexie, et qui se manifeste aussi par le délire, les soubresauts des tendons, la sécheresse de la langue, etc. La fièvre qui régna à Lausanne en 1754, et qui a été décrite par

Tissot [1], est pour nous un exemple de fièvre bilieuse grave. C'est à tort, en effet, qu'on a rangé cette épidémie parmi les faits de fièvre typhoïde observés par les anciens ; ses causes sont celles qui prédisposent aux maladies bilieuses : chaleurs intempestives de l'été, dont l'effet ne peut être détruit par les froids trop courts de l'hiver, abus des aliments tirés du règne animal. Les symptômes du premier et du deuxième degré sont encore ceux de la fièvre bilieuse ; quant aux phénomènes du troisième degré, ils nous présentent tous les caractères de l'adynamie la plus profonde. Nous devons donc reconnaître que la fièvre de Tissot, de nature bilieuse, a amené à sa suite un élément ataxo-adynamique quand, ainsi que le prétend son excellent observateur, elle a été mal traitée, ou peut-être aussi quand l'impression qu'elle portait sur les forces de la vie a été trop profonde. Nous trouverions encore des faits à l'appui de notre opinion, dans Sennert [2], Bianchi [3], Finke [4], Pringle [5], etc.

Complications. — La fièvre inflammatoire peut compliquer la fièvre bilieuse ; la réunion de ces deux éléments constitue le causus, fièvre ardente des modernes ; le causus (de καιῶ, je brûle) est surtout ca-

[1] Tissot, *loc. cit.*

[2] Sennert a décrit le *morbus Hungaricus* (1566), qui nous paraît se rattacher aux maladies bilieuses.

[3] Bianchi ; *Historia hepatica.*

[4] Finke ; *Épidémie du Tecklembourg*, 1779.

[5] Pringle ; *Maladies des armées*, tom. I, chap. IV.

ractérisé par une chaleur brûlante, une soif ardente, un malaise inexprimable, la plénitude, le développement, la dureté du pouls; les autres symptômes sont ceux de la fièvre bilieuse.

L'élément rémittent coexiste aussi fréquemment avec la fièvre bilieuse; cette complication, assez commune dans nos contrées, sur tout le parcours du littoral méditerranéen, l'est encore plus dans les colonies, où elle a été parfaitement observée par les chirurgiens de la marine. Chez nous, elle est caractérisée par la présence d'une exacerbation plus marquée, plus grave que celle de la fièvre bilieuse simple; le paroxysme s'annonce, en outre, toujours par un phénomène nouveau, qui rappelle la concentration du premier stade de la fièvre intermittente; ce sera le frisson lui-même ou simplement un refroidissement, la décoloration des téguments, ou même de la toux, des vomissements; l'exacerbation de la fièvre bilieuse n'est au contraire constituée, dans la plupart des cas, que par l'accroissement des symptômes déjà existants. Ce signe, uni à la connaissance des causes qui ont pu amener la complication rémittente, suffira presque toujours pour établir le diagnostic différentiel des deux genres d'exacerbations.

Pour la description des rémittentes bilieuses des pays chauds, nous renvoyons aux travaux des chirurgiens de la marine, et spécialement à l'excellent ouvrage de M. Dutroulau [1].

[1] Dutroulau; *Traité des maladies des Européens dans les pays chauds*. Paris, 1861, pag. 238.

La fièvre jaune, que nous ne décrirons pas, parce que nous ne la connaissons que par les descriptions des médecins qui l'ont observée, et sur laquelle, par conséquent, nous ne pouvons avoir d'opinion bien arrêtée, nous paraît cependant composée des trois éléments suivants : l'élément bilieux, l'élément rémittent et l'élément ataxo-adynamique. En outre, il existe une altération particulière du sang ; la proportion de fibrine, comme dans toutes les maladies qui s'accompagnent d'hémorrhagies, est moindre ; le sérum doit présenter aussi quelque lésion qui produit cette teinte spéciale appelée ictère hémaphéique par M. Gubler, ictère sanguin par M. Jaccoud ; cette décoloration, qui apparaît au début de la fièvre jaune, et qu'il ne faut, par conséquent, pas confondre avec celle de l'ictère vrai, est-elle due à l'augmentation de la matière colorante normale du sérum, décrite par Simon sous le nom d'hémaphéine, comme le veulent Vogel et M. Gubler; ou provient-elle d'une modification de l'hématine et d'une destruction exagérée des globules rouges, comme le prétend Virchow ? C'est ce que nous ne saurions dire [1]. La fièvre jaune règne surtout dans les pays chauds, elle peut cependant sévir aussi dans nos contrées. Berthe l'avait observée en Andalousie [2]; dernièrement, elle s'est

[1] Voir la thèse de concours de M. Jaccoud, intitulée : *De l'humorisme ancien comparé à l'humorisme moderne*, pag. 82.

[2] Berthe; *Précis historique de la maladie qui a régné dans l'Andalousie en 1800*.

montrée à Saint-Nazaïre, et a ainsi donné lieu à un excellent rapport de M. Mêlier, suivi d'une très-intéressante discussion à l'Académie de médecine. Dans ces cas, elle est toujours importée ; le navire peut bien contenir les germes de la maladie, mais les passagers en sont souvent aussi les porteurs, et communiquent ainsi la fièvre jaune par une véritable contagion.

Anatomie pathologique. — La fièvre bilieuse n'a aucune lésion qui lui soit propre ; la congestion du foie, que quelques auteurs ont voulu regarder comme la cause de la fièvre bilieuse, n'en est au contraire que le produit ; elle s'explique en effet très-bien par l'exagération de la fonction de la glande hépatique.

Diagnostic. — Les caractères de la fièvre bilieuse sont assez nettement tranchés pour qu'il soit facile de la reconnaître, même au début ; la fièvre typhoïde avec complication d'état bilieux pourrait seule être confondue avec elle. Nous verrons plus loin quels sont les traits qui distinguent ces deux affections.

Pronostic. — Le pronostic ressort naturellement de la description que nous avons donnée de la fièvre bilieuse. Peu sérieuse habituellement, cette pyrexie peut dans quelques circonstances affecter une gravité plus grande ; c'est ce que l'on doit craindre dès qu'apparaissent les premiers symptômes de la complication ataxo-adynamique.

Traitement. — Quatre indications principales nous

paraissent ressortir de l'étude que nous avons faite de la fièvre bilieuse :

1° Évacuer les matériaux nuisibles renfermés dans le tube gastro-intestinal ;

2° Calmer la réaction locale et générale ;

3° Dans la période de convalescence, rendre aux organes digestifs le ton qu'ils ont perdu pendant la maladie ;

4° Si quelqu'une des complications inflammatoire, rémittente, ou ataxo-adynamique apparaît, la combattre énergiquement.

1° La première indication sera remplie par les vomitifs et les purgatifs. D'une manière générale, on doit préférer les vomitifs au début d'une maladie : ils favorisent l'expansion, portent les mouvements à la peau, détruisent ainsi la concentration qui existe au commencement de toute affection morbide ; dans l'espèce, nous recommanderons l'ipécacuanha, dont l'action tonique, spécialement sur la muqueuse de l'estomac, nous paraît prouvée par les faits cliniques. A la fin de la maladie, les purgatifs devront, au contraire, être employés ; on a conseillé plus particulièrement, pour les fièvres bilieuses, un mélange de jalap et de calomel.

2° L'irritation locale produite par la présence dans l'estomac de matériaux étrangers et nuisibles, irritation que Broussais prenait même pour une gastrite, et la fièvre avec ses caractères particuliers, avec sa chaleur brûlante, preuve manifeste de la part que prend le système circulatoire à l'impression générale du système vivant, constituent deux indications différentes, qui réclament du reste l'emploi des mêmes moyens : diète, boissons tempérantes, acidules, limonade, sirop de groseille, application de cataplasmes émollients sur le ventre, etc.

3° L'atonie des organes digestifs pendant la convalescence sera combattue par les amers, les infusions de petite centaurée, de chicorée, les vins de gentiane, de quinquina, la décoction de quinquina, etc.

4° S'il existe une complication inflammatoire qui augmente encore et rende plus pénible la chaleur, on devra avoir recours aux bains recommandés par Tissot, aux affusions froides pratiquées avec une éponge qu'on promène sur toute la surface du corps ; dans des cas plus graves, on peut même pratiquer une légère saignée, mais on ne devra que très-sobrement user de ce moyen. La complication rémittente trouve son remède spécifique dans le sulfate de quinine, auquel nous recommandons d'associer la résine de quinquina, préparation fréquemment employée à Montpellier, où elle obtient les plus grands succès ; cette dénomination est du reste mauvaise, car cette prétendue résine est un extrait alcoolique de quinquina. Les doses pour le sulfate de quinine sont de 60 centigrammes à 1 gramme, et pour la résine, de 4 à 6 grammes. Contre la complication ataxo-adynamique qui apparaît quelquefois à la fin de la maladie, on emploiera les toniques, un régime corroborant, les préparations de quinquina ; la résine sans sulfate de quinine peut encore ici rendre de grands services ; on doit enfin avoir recours aux antispasmodiques, camphre, teinture de musc, eaux distillées de fleurs d'oranger, de mélisse, etc.

Nature. — « La fièvre bilieuse, dit M. Monneret, est une fièvre essentielle, une maladie générale[1]. » Nous adoptons pleinement cette opinion : la congestion hépatique ne saurait, en effet, donner une raison suffisante de la maladie ; quand elle existe, elle s'explique naturellement par l'exagération de la fonction de l'organe. L'altération du sang, nous l'avons vu, n'est que secondaire ; nous devons donc admettre quelque chose encore de plus général : le système entier de l'individu est évidemment atteint ; la maladie est donc essentielle, générale.

Auteurs à consulter. — Tissot ; *Épidémie de Lausanne.* — Stoll ; *Médecine pratique.* — J. Franck ; *Traité de pathologie interne.* — Requin ; *Éléments de pathologie médicale.* — Quissac ; *Doctrine des éléments morbides.* — Dutroulau ; *Traité des maladies des Européens dans les pays chauds.*

[1] Monneret, *loc. cit.*, pag. 16.

Fièvre catarrhale.

La fièvre catarrhale est une fièvre portant son action sur le système muqueux, plus particulièrement sur celui des voies respiratoires, et s'accompagnant d'éréthisme du système nerveux.

Le mot catarrhe dérive de κατὰ ῥέω (je coule de haut en bas); les anciens supposaient que le coryza, un des symptômes les plus constants de la fièvre catarrhale, était constitué par une humeur qui avait sa source dans le cerveau, d'où est venue l'expression : rhume de cerveau.

La fièvre catarrhale, généralement peu étudiée, a été confondue par les uns avec la fièvre muqueuse (Grimaud, Pinel, MM. Alquié, Fuster); elle a été méconnue par d'autres, qui n'en font qu'une réaction d'un état inflammatoire local (MM. Grisolle, Requin et la plupart des médecins de Paris). De grandes différences séparent cependant les affections catarrhale et muqueuse ; tandis, en effet, que dans celle-ci tout est torpeur, atonie, dans celle-là au contraire il y a toujours un degré très-marqué de surexcitation, d'éréthisme nerveux. Quant à l'opinion des médecins localisateurs, elle est facile à réfuter : la bronchite, en effet, ainsi que nous le verrons, loin d'être la cause de la fièvre, n'en est souvent que le produit, elle apparaît presque toujours consécutivement,

MM. Rilliet et Barthez, qui n'admettent pas de fièvre catarrhale, étudient cependant des altérations catarrhales, sans y attacher, disent-ils, l'idée d'une lésion toujours inflammatoire [1]. Cette opinion, qui se rapproche de la vérité, est cependant incomplète, car à ces localisations il faut une cause ; cette cause, c'est l'affection catarrhale.

Étiologie. — Le tempérament lymphatique, l'enfance, dont ce tempérament est l'attribut normal, un état de faiblesse de la peau qui la rend plus sensible aux impressions extérieures, une constitution délicate, sont les causes prédisposantes individuelles de l'affection catarhale. Les variations fréquentes de température constituent la cause prédisposante externe la plus puissante. « L'affection catarrhale, considérée dans son étiologie, dit M le professeur Dupré, ne dépend ni du chaud, ni du froid, ni du sec, ni de l'humidité, ni des vents du midi, ni de ceux du septentrion, ni des causes qui élèvent le baromètre, ni de celles qui l'abaissent ; elle est produite par les alternatives de toutes ces conditions de l'air, par toutes les causes capables de modifier plus ou moins profondément la sécrétion, l'exhalation, la sensibilité de la peau [2]. » Aussi est-ce pendant les saisons tempé-

[1] Rilliet et Barthez ; *Traité des maladies des enfants*, tom. I, pag. 408.

[2] Dupré ; *Observations cliniques sur les fluxions de poitrine de nature catarrhale*. Montpellier, 1860, pag. 15.

rées, le printemps particulièrement, dans les climats sujets à de brusques changements thermométriques, comme le nôtre, que l'on rencontre surtout les fièvres catarrhales. Un refroidissement subit, l'exposition à un courant d'air, peuvent déterminer l'éclosion de la maladie.

Symptomatologie. — Des prodromes précèdent l'invasion de la maladie ; ils affectent l'économie entière, tout en se localisant cependant plus spécialement sur la muqueuse respiratoire. Le malade ressent une lassitude générale, de l'abattement, une céphalalgie ordinairement sus-orbitaire ; il est fatigué par la lumière, le bruit ; il existe du coryza, du larmoiement, de la dysphagie, de la toux.

La maladie débute le soir, par un frisson léger ou plutôt par une horripilation qui, partant des lombes, envahit bientôt tout le corps; elle est peu après suivie de bouffées de chaleur montant de la région précordiale à la face. Les deux sensations se succèdent avec une très-grande rapidité ; le malade les exprime en disant qu'il a froid et chaud en même temps. La maladie peut, suivant M. Fuster, qui a si bien décrit la marche de la fièvre catarrhale [1], se diviser en deux périodes : concentration et expansion, crudité et coction des anciens, irritation et détente de quelques modernes.

[1] Fuster ; *Monographie clinique de l'affection catarrhale.* Montpellier, 1861, pag. 6.

Dans les premiers temps, les frissonnements alternent encore avec les bouffées de chaleur ; ils s'accompagnent d'une céphalalgie tensive du front et des orbites, exaspérée par la toux, les mouvements ; les yeux sont rouges, larmoyants, craignent l'éclat de la lumière ; il y a de l'enchifrènement ; la pituitaire laisse écouler un liquide âcre, irritant, corrosif, qui produit la rougeur et même l'excoriation des parties avec lesquelles il est en contact ; la voix est rauque, la déglutition gênée ; la toux est quinteuse, dure, fatigante ; elle s'accompagne d'une sensation pénible de constriction à la poitrine. Il existe des douleurs vagues dans tous les membres, un endolorissement général, une agitation et une irritabilité extrêmes ; les traits sont contractés, la face alternativement pâle et animée ; le pouls est fréquent, petit, profond, concentré, quelquefois inégal ; l'appétit est perdu, la langue est blanche, large ; il y a de la constipation ; les urines sont rares, claires, réitérées ; tous les soirs, à la tombée de la nuit, ont lieu des exacerbations qui se terminent souvent par des sueurs.

Dans la deuxième période, une réaction générale se manifeste ; le pouls se développe, prend de l'ampleur, devient plus égal, tout en conservant sa fréquence ; la chaleur de la peau s'élève, s'uniformise ; les muqueuses se phlogosent, leur sécrétion devient épaisse, visqueuse ; des râles sibilants, ronflants, quelquefois muqueux, s'entendent dans la poitrine ; la toux est grasse, s'accompagne de crachats épais, adhérents ; la céphalalgie devient pulsative, la constipation cesse, les urines se colorent ; enfin, la crise arrive et se fait généralement par d'abondantes sueurs, quelquefois aussi par des oreillons, remarquables par la singulière propriété qu'ils ont de se porter par métastase sur les testicules.

Tel est le tableau de la fièvre catarrhale simple. Dans certains cas cependant, les symptômes peuvent prendre une intensité plus grande ; c'est ce dont on peut juger par la description que donne M. Fuster de la fièvre catarrhale maligne : « Les prodromes, dit-il, sont déjà des menaces sérieuses. Comment mieux qualifier des phénomènes préparatoires tels que vertiges, tintements d'oreilles, céphalalgie intense, toux continuelle, oppression considérable, rougeurs et pâleurs alternatives du visage, douleurs contusives aux lombes, au dos et aux membres, anxiété précordiale, inappétence absolue, tension des hypochondres et de l'épigastre, diarrhée séro-muqueuse, rêvasseries nocturnes, fatigue extrême ? Son invasion, trois, quatre ou cinq jours après, promet la réalisation de toutes ces menaces. Un froid glacial précédé de quelques horripilations en donne le signal. A ce froid pénétrant succède bientôt une chaleur âpre et mordicante, associée quelquefois à des sueurs excessives. Les autres symptômes se précipitent, en quelque sorte, à la suite de l'altération de la chaleur ; ce sont : l'altération de la face, une grande faiblesse, la contraction et les irrégularités du pouls, le trouble des idées, une céphalalgie opiniâtre, des épistaxis répétées, la propension aux lipothymies, la constriction de la poitrine et de l'épigastre, les difficultés de la respiration ; des douleurs poignantes parcourant le dos, les côtes, les épaules, les membres ; la rougeur douloureuse des yeux, l'âcreté brûlante de la gorge et de la trachée-artère, une toux incessante, saccadée et aride, la soif, le dégoût, un gonflement douloureux et rénitent de l'épigastre, des hypochondres et de la région abdominale ; la rareté des urines, souvent aqueuses et toujours claires ; des tranchées suivies chaque jour de quelques petites déjections avec ténesme de mucosités séreuses mêlées d'écume et parfois sanguinolentes ; l'agitation, l'insomnie et le délire [1]. »

Ce tableau est tracé d'après les quatre-vingt douze épidémies que M. le professeur Fuster a pu réunir depuis le XIIIe siècle, et d'après ses propres observations. M. le professeur Dupré fait également remarquer que « la fièvre catarrhale emprunte souvent aux conditions étiologiques générales et à la nature des sujets qu'elle atteint de préférence, un caractère d'adynamie très-marqué dès le début, qui impose une grande réserve dans l'emploi des débilitants [2]. » Il est donc évident pour nous que la fièvre catarrhale

[1] Fuster, *loc. cit.*, pag. 11.
[2] Dupré, *loc. cit.*, pag. 16.

peut, dans certaines circonstances, affecter un caractère insolite de gravité.

La grippe, qui apporte avec elle un pronostic toujours plus ou moins fâcheux, est encore un des modes d'expression de la fièvre catarrhale : la maladie règne alors épidémiquement ; sous cette forme, elle a reçu les noms de catarrhe épidémique, follette, petite poste, cocotte, influenza, etc. Le nom de grippe lui fut donné pour la première fois par Sauvages, en 1744. Son étymologie est inconnue ; nous ne saurions accepter l'opinion de M. Grisolle qui fait dériver le mot grippe du polonais *chrypha* (enrouement[1]). D'après M. Raige-Delorme, la première épidémie de grippe aurait apparu en 1580 ; M. Fuster en retrouve cependant les traits dans la maladie observée à Montpellier en 1387 par Valesco de Tarente[2]. Parmi les épidémies qui depuis cette époque ont ravagé le monde entier à des intervalles différents, nous devons citer, comme une des plus intéressantes, celle dont M. le professeur Caizergues a laissé une excellente description[3] ; on y retrouve tous les phénomènes de l'affection catarrhale, avec prédominance des symptômes nerveux : céphalalgie intense, inquiétude et angoisse générales, prostration des forces,

[1] Grisolle, *loc. cit.*, tom. I, pag. 307.

[2] Fuster, *loc. cit.*, pag. 334.

[3] Caizergues ; *Rapport sur l'épidémie vulgairement connue sous le nom de grippe qui a régné à Montpellier en 1837*. Montpellier, 1841.

difficulté et même impossibilité de se mouvoir, face resserrée, *grippée*, douleurs vives, générales ; toux fréquente, spasmodique ; dans un grand nombre de cas, délire, soubresauts des tendons, etc. Des localisations diverses venaient souvent ajouter à la gravité de la maladie ; un grand nombre de sujets étaient emportés par des pneumonies.

Les causes de la grippe sont inconnues, comme toutes celles qui produisent les grandes épidémies ; ce qu'on a dit des différents états de l'atmosphère est loin d'être prouvé.

Complications.— D'une manière générale, on peut dire que la fièvre catarrhale n'aime pas les complications, elle vit volontiers à l'état isolé. Elle s'accompagne cependant fréquemment d'embarras gastrique simple, qui est caractérisé par l'inappétence, la coloration blanche de la langue, des nausées, quelquefois même des vomissements composés de matières glaireuses et ne renfermant point de bile.

Dans la seconde période, la réaction, salutaire effort de la nature, peut dépasser le but : on voit alors se déclarer tous les symptômes d'une fièvre inflammatoire ; dans ce cas, il y a réellement complication de l'affection catarrhale par l'affection inflammatoire.

Si la fièvre catarrhale n'aime pas les complications, elle a par contre une tendance très-prononcée pour les localisations. En se portant ainsi sur la gorge, les bronches, les poumons, elle donne lieu à des altérations particulières, qui ont certainement quelques rapports avec les lésions inflammatoires, mais qui conservent cependant un cachet particulier : elles sont plus diffuses, plus généralisées. C'est ainsi que, tandis que la pneumonie inflammatoire est généralement circonscrite, la pneumonie catarrhale est au contraire plus étendue; aussi Legendre et Bailly ont-ils donné aux pneumonies lobulaires, remarquables par la facilité avec laquelle elles se propagent, le nom de pneumonies catarrhales. Ces pneumonies arrivent en outre rarement à la troisième période, ne s'accompagnent par conséquent pas de production de pus : elles méritent plus réellement alors la dénomination de fluxions de poitrine, sous laquelle M. le professeur Dupré les a fait connaître [1]. M. Monneret nous paraît aussi avoir décrit de véritables pneumonies catarrhales sous le nom d'hyperémie des poumons [2]. Quand la maladie se localise sur l'arrière-gorge, elle donne lieu à des angines caractérisées par une rougeur diffuse, disséminée, peu éclatante ; le gonflement des amygdales est toujours léger. La dysenterie est encore une forme très-fréquente de l'affection catarrhale ; aussi certains auteurs, Stoll, Hildenbrand, etc., ont-ils voulu en faire un catarrhe de l'intestin [3]. « Le tissu musculaire, les membranes

[1] Dupré, *loc. cit.*

[2] Monneret; *Traité de pathologie interne*, tom. I, pag. 335.

[3] Je n'ai jamais vu, dit Stoll, la dysenterie avoir lieu sans que les malades eussent à se reprocher de s'être exposés au froid

fibreuses, les séreuses, le tissu cellulaire, les parenchymes, les nerfs, les glandes et surtout la parotide, les amygdales, les testicules, etc., peuvent être envahis par les fluxions catarrhales aussi bien que les membranes muqueuses [1]. »

Diagnostic. — Il est généralement assez facile de reconnaître une fièvre catarrhale. Ses causes, le mode de son début, ses exacerbations vespérines, son aspect général, ses localisations sur les muqueuses des voies respiratoires, la caractérisent suffisamment. Il nous paraît difficile de la confondre avec une fièvre inflammatoire ou bilieuse, auxquelles nous avons assigné des caractères très-différents. Quant à la fièvre muqueuse, nous verrons bientôt qu'elle se distingue par des traits essentiels de la fièvre catarrhale. La fièvre rhumatique ou rhumatismale, que quelques

étant en sueur. Sur la fin de l'été et en automne, l'humeur de la transpiration répercutée se jette plutôt sur le bas-ventre. Ainsi cette matière, au lieu d'occasionner, comme dans une autre saison, ou des odontalgies, des coryzas, des angines, des catarrhes, etc., se portant sur les membranes des intestins, produit un coryza ventral, ou un catarrhe des intestins, ou un rhumatisme de cet organe, maladie qui ne diffère que par son siége des maladies également séreuses qu'on observe dans les autres parties de l'année. (Stoll; *Médecine pratique*, pag. 204.) Pour Hufeland, la dysenterie consiste dans un état morbide analogue à l'irritation catarrhale de la muqueuse des bronches, en un catarrhe, en un rhumatisme du gros intestin. (Hufeland; *Médecine pratique*, pag. 379.)

[1] Dupré, *loc. cit.*, pag. 14.

auteurs, J. Franck entre autres [1], ont voulu séparer de la fièvre catarrhale, ne peut être considérée comme une espèce particulière. La nature des deux affections est en effet identique ; dans la fièvre rhumatique, les douleurs sont seulement plus marquées, plus vives ; l'impression morbide porte plus spécialement sur les tissus musculaire et fibreux ; mais ce n'est point là une raison suffisante pour faire de cette forme de l'affection catarrhale une maladie distincte. Si par fièvre rhumatique on entend au contraire la fièvre qui accompagne le rhumatisme vrai, le diagnostic devient dès-lors très-facile : les caractères de cette affection morbide sont en effet assez tranchés pour que toute hésitation soit impossible.

Pronostic. — Généralement sans gravité, la fièvre catarrhale peut, quand l'élément nerveux prend une trop grande prédominance, revêtir des allures fâcheuses. La grippe est une maladie sérieuse, souvent mortelle, surtout pour les vieillards ; quant aux fièvres catharrales malignes, que nous avons décrites, leur pronostic est toujours très-grave.

Anatomie pathologique. — Les seules lésions que l'on rencontre à l'autopsie sont celles qui résultent des localisations de l'affection : ce sont des hyperémies, des congestions plus ou moins marquées des

[1] J. Franck ; *Traité de pathologie interne*, trad. par Bayle, tom. I, pag. 170.

muqueuses respiratoires. Si, pendant la vie, on a observé les symptômes d'une pneumonie, on trouvera sur le cadavre, non des lésions qu'on puisse rapporter à une inflammation du tissu pulmonaire, mais des altérations dont nous avons déjà rappelé les caractères tout spéciaux, que M. Monneret rapporte à l'hyperémie du poumon, et qu'il décrit en ces termes : « L'hyperémie pulmonaire est caractérisée anatomiquement par l'induration du tissu pulmonaire, qui est d'un rouge-brun violacé, d'une teinte vermeille ou rouge clair. Il est dense, résistant, plus ou moins privé d'air, et semblable à de la chair musculaire (carnification), ou à la rate saine. Le sang est venu prendre la place de l'air et effacer les vésicules du poumon. On n'y perçoit plus la crépitation, excepté dans les cas où les portions congestionnées sont entourées d'un tissu encore sain ou faiblement altéré. Ordinairement, le tissu carnifié, plus dense que l'eau, se précipite au fond du vase, où il reste immergé. Il offre une ténacité assez grande, se laisse déchirer difficilement; et quand on est parvenu à en faire écouler une grande quantité de sang noir, spumeux, séreux, ou présentant des qualités différentes, on trouve les éléments constitutifs du poumon avec leur consistance normale. Cependant il peut arriver que l'imbibition cadavérique des tissus par une grande quantité de sang et de sérosité qui s'y trouvent presque toujours arrêtés par la congestion, finisse par diminuer la consistance des tissus, sans que pour cela il y ait inflammation. Quand on déchire le poumon congestionné, il résiste et ne laisse apercevoir aucune granulation vésiculaire, ni la forme grenue qui caractérise si bien la phlegmasie au second degré (Laënnec). Une coupe pratiquée sur ces mêmes points montre encore plus distinctement une surface lisse et unie, dans laquelle on retrouve, quand on l'a lavée et quand on en a exprimé le sang, le tissu pulmonaire exempt de toute altération. Cette lésion a reçu le nom impropre de pneumonie planiforme, car elle n'a rien de commun avec la phlegmasie. On peut rendre au poumon simplement hyperémié l'air qui ne pénétrait plus dans les vésicules, en l'insufflant avec précaution, tandis que la même opération ne saurait réussir sur un poumon enflammé. Le siége habituel de la maladie est la partie inférieure des deux poumons, tout le lobe inférieur, plus rarement les deux côtés.» D'autres lésions, hémorrhagie bronchique, œdème pulmonaire, bronchite capillaire, peuvent compliquer l'altération ci-dessus décrite. Les divers désordres si bien observés par M. Monneret sont également ceux que nous avons très-souvent constatés dans les affections catarrhales.

Traitement. — Nous devons établir cinq indications principales : 1° dans la première période, favoriser l'expansion ; 2° dans la seconde période, surveiller la réaction qui a succédé à la concentration

[1] Monneret; *Traité élémentaire de pathologie interne*, tom. I, pag. 339.

du premier temps, et la maintenir dans de justes limites; 3° traiter les localisations plus ou moins intenses qui se font du côté des muqueuses ; 4° combattre les complications; 5° la dernière indication se rapporte au traitement prophylactique : il faut rendre à la peau la vigueur qui lui manque, détruire sa susceptibilité, cause première des récidives si nombreuses de l'affection catarrhale.

1° Pour remplir la première indication, il suffira, dans les cas les plus légers, de donner quelques boissons chaudes et légèrement excitantes, infusions de tilleul, de thé; d'appliquer quelques doux attractifs, des cataplasmes de farine de lin, aux membres inférieurs, ou plus simplement d'envelopper les pieds dans du coton cardé recouvert de toile cirée. Les vomitifs, dans des cas plus sérieux, peuvent être d'une grande utilité; en dehors de leur action évacuante, dirigée contre la complication gastrique, si fréquente dans les fièvres catarrhales, ils favorisent également l'expansion ; l'ipécacuanha, pour les raisons que nous avons déjà indiquées, sera préféré au tartre stibié.

2° La nature se charge presque toujours de tous les frais du traitement de la deuxième période : la réaction se maintient en effet, la plupart du temps, dans des limites convenables ; aussi n'a-t-on qu'à cesser l'emploi des infusions excitantes, et à les remplacer par quelques boissons émollientes et tempérantes ; les cataplasmes pourront être continués. Si toutefois la réaction devenait inflammatoire, il ne faudrait pas hésiter à pratiquer une légère saignée.

3° Les localisations qui se font sur les muqueuses respiratoires réclament, dans la première période de la maladie, l'usage de boissons calmantes, émollientes. Aussi, dans une même infusion associe-t-on divers principes, de manière à satisfaire aux deux indications, favoriser l'expansion, calmer l'état d'irritation des muqueuses. Si la toux, symptomatique d'une hyperémie bronchique, incommode trop le malade, il faudra même avoir recours aux opiacés (looch blanc avec addition de sirop diacode, etc.). Si l'on observe tous les phénomènes d'une pneumonie ou mieux d'une fluxion de poitrine catarrhale, les vomitifs peuvent encore nous rendre d'importants services. « Personne, dit M. le professeur Dupré, ne peut, sans injustice, contester à l'école de Montpellier le mérite d'avoir, la première, démontré leur utilité dans les fluxions catarrhales aiguës de la poitrine. Rivière, Fizes, Sauvages, etc., avaient précédé Stoll dans l'emploi de ce moyen, et les deux Seranne, les deux Bordeu, Fageon, Fouquet, Petiot, Roucher, les deux Broussonnet, contemporains de ce grand homme, n'avaient eu besoin de s'inspirer que de la tradition bien établie autour d'eux. Il est depuis longtemps reconnu que les vomitifs n'ont pas seulement pour effet de provoquer des évacuations, mais que l'acte du vomissement, par les secousses qu'il imprime à tous les organes du thorax, comme à tous ceux de l'abdomen, y facilite la circulation, empêche ou dissipe les stases humorales, s'oppose par conséquent à la formation des engorgements ou active leur résolution. Ils provoquent en outre un mouvement d'expansion bien marqué ; ils dispersent les spasmes, contrarient les tendances fluxionnaires, facilitent les éruptions, et provoquent à la fois une transpiration salutaire et une expectoration plus facile[1]. » Les vésicatoires seront utiles pour détourner les fluxions. On connaît les règles posées à ce sujet par Barthez : au début, appliquer les agents antifluxionnaires loin du point affecté, les rapprocher à mesure que la maladie devient plus ancienne. Dans l'espèce, on commencera par placer des vésicatoires aux bras, plus tard on pourra les mettre sur la poitrine. Dans la deuxième période, si la réaction est intense, on pourra remplacer le vésicatoire par quelques sangsues appliquées *loco dolenti*. Enfin, si la bronchite, survivant à la fièvre, devenait chronique, on devrait faire quelques frictions stibiées sur la poitrine même, moyen qui, combiné avec les autres agents thérapeutiques employés dans la bronchite, est d'une efficacité extrême.

4° Les complications les plus fréquentes sont, nous l'avons vu, l'embarras gastrique et l'affection inflammatoire. Un vomitif, déjà indiqué pour plusieurs motifs, aura facilement raison de la première ;

[1] Dupré, *loc. cit.*, pag. 98.

pour compléter son action, ou pour la suppléer dans les cas plus légers, on emploiera l'ipécacuanha à doses fractionnées. L'infusion nous rend de très-grands services, elle est ainsi formulée :

Ipécacuanha...............	40 centig. à 1 gram.
Rhubarbe	2 gram. à 6 —
Ecorce d'oranges amères.....	3 — à 6 —
A infuser dans eau.........	120 —
Passez et ajoutez :	
Sirop de gomme ou de Tolu...	30 —

Les antiphlogistiques seront dirigés contre la complication inflammatoire.

5° La faiblesse, la susceptibilité de la peau, nous l'avons vu, est une des principales causes de l'affection catarrhale : il faut donc, dans les temps de repos que présente le malade, détruire chez lui cette disposition fâcheuse ; l'hydrothérapie est certainement le meilleur moyen qu'on puisse lui opposer. Les douches en pluie, en poussière, faites pendant le temps nécessaire pour que la réaction se produise (trois ou quatre minutes environ), suffisent dans la plupart des cas [1].

La grippe étant une affection catarrhale dans laquelle l'élément nerveux prend une prédominance exagérée, il faut ajouter aux moyens dirigés contre l'affection catarrhale l'emploi des antispasmodiques,

[1] Louis Fleury; *Traité pratique et raisonné d'hydrothérapie.* Paris, 1852, pag. 155.

et surtout des opiacés. La poudre de Dower est une excellente préparation dont on doit largement user. Quelquefois la grippe se complique d'un état rémittent, on prescrira alors le sulfate de quinine.

Nature. — La fièvre catarrhale est une maladie générale ; elle n'est pas en effet le résultat de l'irritation des muqueuses, puisque dans la plupart des cas celles-ci ne sont affectées que secondairement. L'analyse nous fait reconnaître dans toute affection catarrhale deux éléments principaux : un état de surexcitation du système nerveux, et une irritation, une congestion des muqueuses respiratoires.

Auteurs à consulter. — Fuster ; *Monographie clinique de l'affection catarrhale.* Caizergues ; *Rapport sur l'épidémie de grippe qui a régné à Montpellier en 1837.* Dupré ; *Observations cliniques sur les fluxions de poitrine de nature catarrhale.* Quissac ; *Doctrine des éléments morbides.* Coste ; *Considérations sur les affections catarrhales en général, et la pneumonie catarrhale en particulier.* (Thèses de Montpellier, 1854, n° 52.)

Fièvre muqueuse.

La fièvre muqueuse a été méconnue par un grand nombre de médecins ; confondue par les uns, ainsi que nous le verrons, avec la fièvre typhoïde, elle a été englobée par d'autres, J. Franck, M. Fuster, etc., dans la classe des affections catarrhales ; et cependant elle diffère de l'une aussi bien que de l'autre par des traits essentiels, caractéristiques. Dans la fièvre catarrhale, nous l'avons vu, il y a toujours un certain degré d'excitation ; dans la deuxième période, il y a même une réaction qui présente un grand nombre des caractères de la fièvre inflammatoire ; dans la fièvre muqueuse, au contraire, le fait dominant, principal, c'est la torpeur vitale qui se manifeste par la lenteur de la maladie, sa tendance à la chronicité, l'absence de toute fluxion vive et active, le peu d'accentuation de tous les mouvements vitaux. Dans la fièvre catarrhale, ce sont les muqueuses respiratoires qui sont le siége des localisations morbides ; dans la fièvre muqueuse, c'est au contraire la muqueuse digestive qui est affectée ; il y a en ce point exagération, viciation des sécrétions muqueuses, état désigné par M. Barrier sous le nom de diacrise muqueuse ou folliculeuse [1]. Quant à la fièvre typhoïde, nous verrons qu'un grand nombre de caractères la distinguent de la pyrexie que nous étudions maintenant. Les modernes, qui ont rejeté la fièvre muqueuse, ont cependant été obligés de compter avec elle : aussi ont-ils admis une fièvre typhoïde à forme muqueuse. On rencontre en effet des dothiénentéries qui, dans leur marche, présentent beaucoup de rapports avec notre

[1] Barrier; *Traité pratique des maladies de l'enfance*. Paris, 1842, tom. II, pag. 28.

fièvre ; mais celle-ci n'en peut pas moins exister indépendamment de toute complication typhique, et se présente alors sans ce cortége de symptômes qui accompagne la fièvre typhoïde : stupeur, altération des traits, épistaxis, taches rosées, fluxions nombreuses sur divers organes, etc.

La fièvre muqueuse a donc son individualité distincte ; aussi de tout temps les praticiens lui ont-ils donné une place à part dans la classe des pyrexies. Baglivi [1], Huxham [2], Rœderer et Wagler [3], Sarcone [4], Grimaud [5], J. Franck [6], Pinel [7], et de nos jours MM. Gendrin [8], Barrier [9], Rilliet et Barthez [10], etc., l'ont étudiée sous les noms divers de fièvre mu-

1 Baglivi; *De febribus malignis et mesentericis. Opera omnia*, pag. 51.

2 Huxham; *Essai sur les différentes espèces de fièvres*, etc. Paris, 1764.

3 Rœderer et Wagler ; *Traité de la maladie muqueuse*, Paris, 1855.

4 Sarcone; *Histoire raisonnée des maladies observées à Naples pendant le cours entier de l'année 1764*, trad. Bellay. Paris et Lyon, 1807.

5 Grimaud; *Cours de fièvres : fièvre catarrhale ou pituiteuse*, tom. IV, pag. 22.

6 J. Franck; *Traité de pathologie médicale*, tom. I, pag. 217.

7 Pinel; *Nosographie philosophique*, 4e édit. Paris, 1810.

8 Gendrin; *Traité philosophique de médecine pratique*, tom. II, pag. 461.

9 Barrier, *loc. cit.*, tom. II, pag. 146.

10 Rilliet et Barthez ; *Traité des maladies des enfants*, 2e édit., tom. I, pag. 726.

queuse, glutineuse gastrique, pituiteuse, mésentérique, lymphatique, gastro-intestinale, lente nerveuse, adéno-méningée, etc.

Nous définirons la fièvre muqueuse : « Une fièvre qui porte spécialement son action sur le système muqueux des voies digestives, et qui est en outre accompagnée d'un état de torpeur générale de tout le système vivant. »

Étiologie. — Les causes agissent dans les deux sens que nous venons d'indiquer ; elles tendent à produire : 1° la torpeur générale de tous les actes vitaux ; 2° la fatigue des voies digestives. Aussi voit-on la fièvre muqueuse se développer particulièrement chez les individus à tempérament lymphatique, à constitution molle, par conséquent chez les enfants et les femmes ; une nourriture insuffisante et grossière, composée surtout de matières féculentes, ou bien au contraire une alimentation trop copieuse, qui a également pour effet de troubler les fonctions digestives, ainsi que Baglivi l'avait constaté chez les nobles, les ecclésiastiques et les oisifs[1], voilà encore des causes prédisposantes de la fièvre muqueuse. Citons enfin les constitutions météorologiques froides et humides : la fièvre muqueuse règne, en effet, pendant les saisons où dominent ces qualités de l'atmosphère, en automne par conséquent, et dans les climats sujets aux

[1] Baglivi, *loc. cit.*, pag. 55.

mêmes intempéries. Sims, par exemple, l'observait dans le pays de Tyrone, en Irlande[1].

Comme causes occasionnelles, on cite toujours ces mêmes circonstances que l'on rencontre à chaque pas dans la pratique, et auxquelles on ne peut cependant attacher aucune importance dans la pathogénie du fait morbide: c'est un écart de régime, une indigestion, une émotion trop vive, un refroidissement, etc.

Symptomatologie. — Des prodromes précèdent le début de la maladie ; déjà ils indiquent que la scène principale se passera du côté des voies digestives : il y a, en effet, de l'inappétence, des nausées, de la difficulté dans les digestions, de la constipation ou de la diarrhée ; en même temps existe un malaise général, une paresse physique et intellectuelle très-grande, de la céphalalgie, etc.

Quelques jours après, la maladie débute le soir par un frisson assez intense, accompagné parfois de nausées et même de vomissements. A ce frisson succède une chaleur variable d'intensité, habituellement assez vive, amenant avec elle de la soif, une céphalalgie générale, lourde, gravative, rarement aiguë.

Les sens sont plus ou moins obtus ; la lumière, le bruit, fatiguent le malade ; le pouls est mou, large, dépressible, sans trop de fréquence ; des sueurs partielles et continues fatiguent extrêmement le malade,

[1] Sims; *Maladies épidémiques*, troisième constitution.

elles existent surtout sur la face et la partie antérieure de la poitrine. La langue est blanche, très-chargée, recouverte comme d'un voile d'un blanc de lard, suivant les expressions de Sarcone[1] ; la bouche est pâteuse, l'arrière-gorge est recouverte d'un exsudat blanchâtre, qui au premier abord pourrait en imposer pour de fausses membranes, mais qui en réalité n'est composé que de matières pultacées, ainsi qu'on peut s'en assurer par la facilité avec laquelle elles se réduisent en bouillie sans consistance aucune ; quelquefois aussi la bouche se recouvre d'aphthes. Il y a un crachotement continuel de salive épaisse, filante ; c'est la pituite des anciens, d'où le nom de fièvre pituiteuse imposé par quelques-uns à la maladie qui nous occupe. Il existe aussi des nausées et même des vomissements composés de matières glaireuses, mêlées quelquefois à un peu de bile. La région épigastrique est tendue, douloureuse ; le malade est constipé, plus souvent il y a de la diarrhée ; les urines sont chargées, bourbeuses. La respiration est gênée ; il y a de la toux, toux purement sympathique, car aucun râle ne se fait entendre dans la poitrine, et à laquelle Rœderer et Wagler ont donné le nom de stomacale. Le malade est enfin fatigué par de l'insomnie ou par un sommeil pénible accompagné de rêvasseries continuelles ; quelquefois même il y a un peu de délire, toujours léger, un état de subdélirium.

[1] Sarcone, *loc. cit.*, tom. II, pag. 84.

Dans certaines circonstances, on trouve des vers dans l'intestin, particulièrement des ascarides ; Rœderer et Wagler en ont fréquemment observé dans l'épidémie de Gœttingue. Comment expliquer la présence de ces parasites ? On sait qu'une affection vermineuse ne peut se produire sans le concours de deux conditions aussi indispensables l'une que l'autre : il faut que les germes soient introduits dans l'organisme, et qu'ils trouvent dans cet organisme un terrain convenable à leur développement. C'est ainsi, par exemple, qu'on voit surtout apparaître la maladie vermineuse chez les enfants lymphatiques, dont les féculents constituent la principale nourriture. Dans la fièvre muqueuse, on observe des conditions semblables ; l'alimentation, que nous avons considérée comme une des causes les plus puissantes de la fièvre muqueuse, favorise l'introduction des germes, l'état muqueux constitue par lui-même un terrain des plus favorables à leur éclosion.

La fièvre muqueuse présente tous les soirs des exacerbations, qui sont cependant, en général, moins marquées que celles de la fièvre catarrhale. La marche de la maladie est lente, les symptômes arrivent assez vite à leur summum d'intensité, mais à partir de ce moment on les voit persister au même degré pendant plusieurs jours ; aucun changement notable ne se produit, ni en bien ni en mal ; on voit qu'une profonde torpeur préside à l'évolution de la maladie. La fièvre muqueuse se termine après une durée de quinze à vingt jours, habituellement sans crise : les crises ne se rencontrent en effet que dans les états morbides sthéniques ; la fièvre muqueuse, de nature asthénique, ne saurait donc en présenter. La solution arrive peu à peu par un amendement successif de tous les phénomènes.

La convalescence est généralement longue : l'impression portée sur les forces a été profonde ; de plus, les organes digestifs, qui ont particulièrement reçu l'atteinte de la maladie, ne peuvent immédiatement reprendre leurs fonctions ; aussi la nutrition languit-elle encore pendant un certain temps, et le sujet éprouve-t-il beaucoup de peine à se remettre.

Complications. — Les principaux états morbides que l'on rencontre à titre de complication dans le cours de la fièvre muqueuse sont les états adynamique et rémittent ; l'état muqueux peut, à son tour, compliquer la fièvre typhoïde.

La complication ataxo-adynamique se reconnaît facilement. Nous avons déjà eu l'occasion d'en indiquer les principaux caractères, nous les étudierons bientôt d'une manière plus complète ; elle n'est du reste, pour ainsi dire, que l'exagération de la débilitation, de la torpeur normale de la fièvre muqueuse. Nous avons également fait connaître les signes à l'aide desquels on peut s'assurer de l'existence de l'élément rémittent ; nous ne pourrions que répéter ici ce que nous avons déjà dit en faisant l'histoire de la fièvre bilieuse. Quant à la complication de la fièvre typhoïde par l'affection muqueuse, c'est en traitant du premier de ces états morbides que nous en ferons l'étude.

Anatomie pathologique. — La muqueuse intestinale est presque toujours congestionnée ; souvent aussi il existe une tuméfaction des follicules mucipares, soit isolés, soit agminés. Dans certains cas même, les altérations deviennent mieux caractérisées et présentent toutes les apparences des lésions de la fièvre typhoïde. Les ulcérations intestinales ont été en particulier rencontrées par Rœderer et Wagler dans la forme de l'épidémie de Gœttingue qu'ils ont décrite sous le nom de fièvre muqueuse aiguë et maligne. Doit-on pour cela regarder ces fièvres muqueuses comme des variétés de la fièvre typhoïde ? Nous ne le pensons pas ; nous discuterons du reste cette opinion quand nous étudierons la valeur des lésions intestinales dans la dothiénentérie.

Diagnostic. — La fièvre muqueuse, avons-nous dit, a été confondue avec les affections catarrhale et typhoïde ; cette dernière s'en distingue par des caractères spéciaux que nous ferons bientôt connaître. Quant à la fièvre catarrhale, elle présente des phénomènes bien différents de ceux de l'état muqueux. Les prodromes, les principales manifestations ont pour siége les muqueuses respiratoires et non les organes digestifs. La fièvre muqueuse tend à l'adynamie et ne présente jamais cette réaction presque inflammatoire que l'on rencontre dans les affections catarrhales.

Pronostic. — La fièvre muqueuse est une maladie plus sérieuse que les états précédemment étudiés; cependant elle se termine presque toujours d'une manière favorable, et ce n'est que par ses complications qu'elle peut compromettre la vie du malade. L'apparition d'accidents ataxo-adynamiques en particulier constitue un fait toujours très-grave.

Traitement. — Dans la fièvre muqueuse, il faut : 1° débarrasser les voies digestives; 2° relever les forces; 3° traiter les complications; 4° dans la convalescence, rendre aux organes digestifs le ton qu'ils ont perdu.

1° Les évacuants doivent être employés pour remplir la première indication ; les réflexions que nous avons faites à propos des fièvres catarrhale et bilieuse sont de tous points applicables au traitement de l'affection muqueuse.

2° Le quinquina est le meilleur agent dont nous puissions disposer pour relever les forces ; la résine (extrait alcoolique) est la préparation que l'on doit préférer. Dans des cas peu sérieux, on pourra employer l'infusion d'ipécacuanha et d'écorce d'oranges amères. Un régime aussi substantiel que le permettra l'état des organes digestifs aidera aussi à remplir cette indication.

3° Les complications adynamique et rémittente réclament également l'emploi des diverses préparations de quinquina; on insistera sur la résine, s'il faut combattre l'adynamie; on lui associera le sulfate de quinine, si l'on a affaire à une rémittence vraie.

4° Les amers, les vins de gentiane, de quinquina, etc., seront employés pour rétablir pendant la convalescence l'intégrité des fonctions digestives.

Nature. — De tout ce que nous avons dit, il résulte que la fièvre muqueuse est une maladie générale, composée par deux éléments principaux : l'abaissement des forces et la viciation des sécrétions muqueuses du tube gastro-intestinal.

Auteurs à consulter. — Rœderer et Wagler; *Traité de la maladie muqueuse.* Barrier; *Traité des maladies de l'enfance.* Fuster ; *Monographie de l'affection catarrhale.*

Fièvre typhoïde.

Les études sur la fièvre typhoïde ont inauguré une ère toute nouvelle dans la pyrétologie. A l'esprit d'observation clinique, qui avait inspiré nos pères, a succédé le goût des recherches anatomo-pathologiques, qui ont renversé toutes les doctrines anciennes, élevé de nouvelles théories. La fièvre typhoïde a pris la place de toutes les espèces fébriles; toutes les pyrexies graves se sont confondues dans une seule et même entité. Cette révolution a-t-elle eu sa raison d'être? Les résultats qu'elle a produits doivent-ils être en tous points acceptés? La question mérite d'être étudiée.

Les médecins des siècles derniers avaient porté un soin tout particulier à distinguer entre elles les différentes fièvres que réunit le caractère commun de leur gravité, et nous sommes bien obligés de reconnaître encore aujourd'hui que la clinique, souverain juge en pareille matière, sanctionnait plus d'une fois leur manière de voir. Mais, d'un autre côté, on ne peut se dissimuler que leur esprit, trop analytique, les avait souvent égarés; qu'ils avaient eu le tort de multiplier à l'infini les maladies fébriles, et de jeter ainsi le plus grand désordre dans leur étude. Devait-on continuer à admettre avec eux des hémitritées, des tritœophies, des acmatiques, des paracmatiques, des épacmatiques, etc.? Nous ne le pensons pas, et si nous reconnaissons, ainsi qu'on l'a vu, d'autres fièvres graves que la fièvre typhoïde, au moins voulons-nous, pour leur accorder une place distincte dans le cadre nosologique, qu'elles nous présentent des caractères spéciaux dans leur étiologie, leur symptomatologie et leur thérapeutique.

L'exagération même de cette analyse, poussée jusqu'aux subtilités les plus extrêmes, devait inévitablement amener une réaction. Les médecins modernes, qui ont cru que le progrès consistait à simplifier quand même et en dépit des données de l'observation, ont repoussé toutes les distinctions établies par leurs devanciers, et ont réuni toutes les fièvres dans une seule et même maladie, la fièvre typhoïde. MM. Bretonneau, Louis, Chomel, Forget, ont été les chefs de cette révolution, et leurs élèves les ont suivis avec enthousiasme dans cette voie. Ce mouvement n'a, du reste, pas été isolé dans l'histoire de la médecine de cette époque; il doit être rattaché aux mêmes causes qui, au commencement de ce siècle, ont renversé toutes les idées antérieurement reçues sur le mode de production des maladies, et ont créé l'école dite anatomique. Les médecins que nous venons de nommer avaient découvert, à l'autopsie de sujets morts à la suite de certaines affections fébriles, une lésion déterminée dans les plaques de Peyer, et ils en avaient conclu qu'on devait la rencontrer dans toutes les espèces du même genre morbide. « Les fièvres de Pinel, à part la peste, dit M. Louis, ne forment qu'une seule et même maladie, dont le caractère anatomique consiste, non dans une inflammation de l'estomac et des intestins, mais dans une lésion profonde et spéciale des plaques elliptiques de l'intestin grêle[1]. » «Si l'on veut, ajoute Valleix, sortir du vague et de la confusion, il faut nécessairement, en médecine pratique, laisser de côté tout ce qu'on a pu dire sur les fièvres graves avant ces dernières années...

[1] Louis; *Recherches anatomiques, pathologiques et thérapeutiques sur la maladie connue sous les noms de* FIÈVRE TYPHOÏDE, etc., 2e édit., avertissement, pag. XVI.

M. Louis, en disant comme résultat général de ses recherches : Les fièvres continues, quelle que soit leur forme, constituent toutes une seule et unique affection qu'on peut distinguer sous le nom d'affection ou de fièvre typhoïde, a définitivement résolu cette grande question [1]. » Cette théorie était d'une simplicité trop séduisante pour ne pas attirer à elle la grande majorité des médecins ; aussi le silence se fit-il bientôt autour des anciennes fièvres bilieuse, muqueuse, etc., qui durent attendre de meilleurs jours pour reparaître.

Les auteurs de cette révolution étaient-ils du reste bien fondés à renverser toutes les idées généralement acceptées, à élever sur les ruines de l'ancienne pyrétologie la statue nouvelle de la fièvre typhoïde ? Les faits que nous avons déjà cités dans l'étude des fièvres inflammatoire, bilieuse, catarrhale et muqueuse, permettent déjà de répondre à cette question. Des fièvres qui ont des causes, des symptômes, des indications différentes de celles de la fièvre typhoïde, peuvent-elles être assimilées à cette dernière espèce ? Le bon sens médical proteste contre une pareille opinion. On prétend qu'en dépit de la différence des caractères étiologiques, symptomatologiques et thérapeutiques, toutes ces fièvres doivent être reliées par l'existence d'un caractère toujours semblable, la lésion intestinale. Examinons, pour répondre à cet

[1] Valleix; *Guide du médecin praticien*, tom. X, pag. 757 et 762.

argument, quelle est la valeur, la constance des altérations des plaques de Peyer.

Nous devons d'abord reconnaître que la lésion des follicules est tellement fréquente, qu'elle pourrait avec raison être considérée comme signe pathognomonique de la fièvre typhoïde, si toutefois il existait en pathologie de signe auquel on pût attribuer ce caractère. Malheureusement, les progrès de la science moderne n'ont en rien sur ce point de doctrine ébranlé les vérités anciennes, et l'aphorisme d'Hippocrate : *unum signum, nullum signum*, possède encore aujourd'hui toute sa force et sa valeur. Les exanthèmes varioleux, rubéoleux, scarlatineux, peuvent eux-mêmes manquer, et depuis Sydenham tous les observateurs prudents admettent des varioles, des rougeoles, des scarlatines sans éruption (*variolæ sine variolis, rubeolæ sine rubeolis*, etc.). Ce sont là toutefois des faits très-rares, et qu'on ne peut reconnaître qu'en temps d'épidémie. Nous ne serons donc pas étonné qu'à son tour la lésion des plaques de Peyer puisse faire défaut, et nous nous demanderons dès-lors s'il est logique de fonder une théorie sur un symptôme (car, pour nous, les désordres anatomiques n'ont qu'une valeur symptomatique) dont la constance est loin d'être prouvée, et dont l'un des représentants les plus illustres de l'École organicienne conteste la valeur? M. Andral, en effet, dans son *Étude des maladies pyrétiques du tube digestif*, qui sont pour lui les affections décrites jusqu'aux travaux de Broussais sous le nom de fièvres essentielles, divise ces maladies en trois classes. Or, dans la seconde série « sont exposés les cas dans lesquels des symptômes semblables à ceux de la dothiénentérie ayant existé pendant la vie, l'on n'a trouvé cependant aucune trace de dothiénentérie ; mais d'autres lésions de la membrane muqueuse gastro-intestinale, soit un simple érythème du plan muqueux, soit une injection spéciale des villosités, soit des ulcérations ayant leur siége ailleurs que dans les follicules de Peyer. » Quant au troisième article, il comprend les cas « où, bien que ce soient les mêmes symptômes qui aient été observés, on ne découvre plus de trace de lésion dans le tube digestif; mais ailleurs, dans différents organes, on trouve des altérations qui peuvent être regardées comme le point de départ de ces symptômes[1]. » M. Chomel croit également à l'existence de fièvres typhoïdes sans lésion intestinale[2]. MM. Requin[3], Grisolle[4], Bazin[5], et M. Forget[6] lui-même, ont observé des faits à l'appui de cette opinion. A Montpellier, les observa-

[1] Andral; *Clinique médicale*, 2e édit., tom. III, pag. 4.

[2] Chomel; *Leçons de clinique médicale. Fièvre typhoïde*, pag. 528.

[3] Requin; *Éléments de pathologie médicale*, 1863, tom. IV, pag. 51.

[4] Grisolle, *loc. cit.*, tom. I, pag. 52.

[5] Bazin; *Recherches sur les lésions du poumon considérées dans les affections morbides dites fièvres essentielles*. (Thèse inaugurale, pag. 19.)

[6] Forget; *Preuves cliniques de la non-identité du typhus et de la fièvre typhoïde*. (*Gazette médicale*, année 1854, nos 42 et 43.)

tions sont également nombreuses ; citons celles de MM. Bourrely [1], Girbal [2], auxquelles nous pourrions ajouter les résultats de notre expérience personnelle.

Un fait encore plus important au point de vue qui nous occupe, c'est la présence de cette même altération prétendue spécifique dans d'autres maladies que la fièvre typhoïde, en particulier dans la scarlatine. M. Rayer affirme l'avoir rencontrée dans ce dernier état morbide. M. Louis conclut dans le même sens ; M. Requin publie enfin une observation digne d'être remarquée [3].

Que conclure de tous ces faits, qui seront plus tard appuyés par de nouvelles preuves, sinon que la lésion, malgré sa constance, ne peut suffire à caractériser la fièvre typhoïde? Or, ce point d'appui enlevé, tout l'échafaudage s'écroule : la fièvre typhoïde n'est plus cette puissante unité englobant à son profit toutes les espèces pyrétologiques, elle n'est simplement qu'une espèce ayant droit à une place particulière en pyrétologie, à côté des autres fièvres, qui conservent leur indépendance.

Pour reconnaître la nature d'une fièvre, ce n'est donc pas à un seul signe qu'il faudra s'adresser, c'est à l'analyse clinique qu'on devra avoir recours, c'est-

[1] *Comptes-rendus des principaux faits observés à la clinique médicale de l'hôpital Saint-Éloi*, 1849, pag. 32.

[2] Girbal; *Étude anatomo-pathologique sur les fièvres graves dites typhoïdes*, 1851, pag. 65.

[3] Requin; *loc. cit.*, tom. III, pag. 341.

à-dire à l'étude de toutes les conditions qui ont amené le développement de la maladie, à l'observation de tous les phénomènes qui la caractérisent, à l'étude enfin du critérium thérapeutique : *Naturam morborum curationes ostendunt*. Nous serons ainsi amenés à reconnaître que plus d'une de ces nombreuses fièvres qui ont été regardées comme des dothiénentéries, avaient bien au contraire une individualité distincte, étaient bien réellement des fièvres muqueuse, bilieuse, ataxo-adynamique, etc. Nous ne devons pas oublier du reste que ces différentes pyrexies ne s'accompagnent que très-rarement de la lésion des follicules intestinaux ; il devient dès-lors impossible de nous contester l'existence de fièvres graves autres que la fièvre typhoïde.

Ces considérations établies, nous pouvons aborder l'étude historique de la fièvre typhoïde. La maladie décrite, il n'y a que peu d'années, sous ce nouveau nom, a existé de tout temps ; ce fait ne saurait être contesté.

Hippocrate, d'après M. Forget, en aurait parlé dans ses *Coaques* ; on doit cependant conserver encore quelques doutes à cet égard. Dans des temps plus rapprochés de nous, on trouve des descriptions plus exactes. Sims, par exemple, dans sa quatrième constitution, nous a laissé la relation d'une épidémie qui ne peut être rapportée qu'à la fièvre typhoïde[1].

[1] Sims ; *Maladies épidémiques*, quatrième constitution.

Mais devons-nous, comme on l'a fait généralement, ranger toutes les pyrexies décrites jusqu'à Prost parmi les dothiénentéries? Appuyé sur les principes que nous avons posés plus haut, nous répondrons hardiment par la négative: les altérations intestinales ont fait défaut dans un grand nombre d'entre elles, et, alors même que ces lésions ont pu exister, les causes, les symptômes, le traitement, tout nous dit que ces fièvres n'étaient pas des fièvres typhoïdes. Pour nous donc, la fièvre bilieuse de Lausanne n'est pas une fièvre typhoïde, comme l'ont prétendu M. Forget et tant d'autres après lui : elle est bien réellement une fièvre bilieuse; la fièvre muqueuse de Rœderer et Wagler n'est pas autre chose qu'une fièvre muqueuse; la fièvre qui fut observée à Naples par Sarcone ne saurait non plus être rangée parmi les fièvres typhoïdes; nous pourrions en dire autant d'un grand nombre de fièvres observées par Pringle, Stoll, etc. Remarquons du reste que la manière incomplète dont sont souvent rédigées les observations, l'absence fréquente de toute ouverture cadavérique, doivent laisser subsister une grande incertitude sur la nature réelle de plusieurs de ces épidémies ; aussi faut-il garder sur certaines d'entre elles une extrême réserve. Nous n'entrerons donc pas dans l'examen détaillé de chacune des pyrexies dont nos prédécesseurs ont laissé la relation, il nous suffit d'avoir, contrairement à l'opinion généralement reçue aujourd'hui, posé le principe de la multiplicité des fièvres graves.

Nous laisserons donc de côté l'étude de cette première période si obscure de la fièvre typhoïde ; nous ne parlerons pas de Baillou et de ses fièvres dont l'origine est dans le mésentère, leur description pouvant aussi bien se rapporter aux fièvres muqueuses qu'aux typhoïdes ; nous omettrons les travaux de Willis qui paraît bien avoir observé les ulcères intestinaux et qui a été le premier à avoir émis l'idée du parallèle entre la fièvre typhoïde et les fièvres éruptives ; nous ne dirons rien des observations de Chirac, Baglivi, Hoffmann, Pringle, Stoll, Hildenbrand, etc., et nous arriverons à une période où nous trouverons plus d'exactitude dans les procédés scientifiques, plus de vérité dans les résultats acquis.

Prost, en 1804, publia un ouvrage[1] devenu célèbre, dans lequel les fondements de la future fièvre typhoïde furent réellement posés ; le siége de la dothiénentérie y fut nettement établi. Peu après, en 1814, MM. Petit et Serres étudièrent une véritable fièvre typhoïde qu'ils appelèrent fièvre entéro-mésentérique et qu'ils regardèrent comme une irritation adynamique demandant l'emploi des toniques[2]. Broussais ne put qu'appliquer à la fièvre typhoïde sa doctrine générale de l'irritation ; aussi ses travaux sur ce sujet n'ont-ils pas beaucoup servi à élucider la question encore nouvelle de la fièvre typhoïde. Il

[1] Prost ; *Médecine éclairée par l'observation et l'ouverture des corps.*

[2] Petit et Serres ; *Traité de la fièvre entéro-mésentérique.*

n'en fut pas de même des recherches de Bretonneau[1] : le nom de dothiénentérie (pustule de l'intestin), donné par le savant médecin de Tours à la maladie qu'il observait, indique la tendance de ses travaux ; il place décidément le siége de l'affection typhoïde dans les plaques de Peyer, il en décrit avec un soin minutieux les lésions, étudie la contagiosité de la dothiénentérie et reprend le parallèle de Willis entre la fièvre typhoïde et les fièvres éruptives. Si quelques-uns des points de la doctrine de Bretonneau peuvent être admis, il n'en saurait être de même du fait principal; sa théorie de la fièvre typhoïde doit être complètement rejetée.

M. Louis [2] étudie encore mieux qu'on ne l'avait fait avant lui, les altérations intestinales ; il crée le mot fièvre typhoïde [3], fait consister cette affection dans une lésion profonde et spéciale des plaques elliptiques de l'intestin grêle, la rapproche des maladies éruptives et inflammatoires, mais reconnaît qu'elle s'écarte de toutes les maladies connues par plusieurs caractères fondamentaux. Cette dernière conclusion et le rapprochement de la fièvre typhoïde avec les maladies éruptives sont les seuls points que nous puissions admettre. A la partie principale de la

[1] Bretonneau; *Archives générales de médecine*, septembre 1829. — Trousseau, *idem*, janvier et février 1826.

[2] Louis, *loc. cit.*

[3] Quelques auteurs font cependant remonter l'origine de ce mot à Neuman (de Berlin).

doctrine de M. Louis, nous opposerons les mêmes arguments que nous avons déjà reproduits.

M. Forget[1] veut être plus localisateur que ses prédécesseurs, et, en définitive, peut-être l'est-il moins. La fièvre typhoïde devient pour lui l'entérite folliculeuse : « L'entérite folliculeuse, dit-il, est définie par elle-même, c'est-à-dire que la lésion qu'elle désigne en est le caractère fondamental. L'entérite folliculeuse est l'inflammation des follicules intestinaux, comme la pneumonie est l'inflammation du poumon[2]. » Plus loin il ajoute que l'état typhoïde est un attribut commun à des lésions très-variées[3]; ailleurs encore, en parlant d'une pneumonie typhoïde survenue chez une femme, il dit : « N'est-il pas plus rationnel d'admettre que cette femme a pris accidentellement une pneumonie qui est devenue typhoïde, parce que le sujet était *usé par l'âge, la fatigue, la misère* ? » Enfin, dans un autre endroit, M. Forget nie la nécessité d'une lésion appréciable des tissus, et se contente d'une altération primitive des liquides : « Une altération primitive des liquides, dit-il, une intoxication du sang par exemple, peut revêtir l'aspect typhoïde. Tels sont peut-être certains cas de *typhus siderans*, qui tue le malade avant le développement de lésions viscérales appréciables[4]. » L'entérite folliculeuse dispa-

1 Forget; *Traité de l'entérite folliculeuse*. Paris, 1841.

2 Forget, *loc. cit.*, pag. 67.

3 Forget, *loc. cit.*, pag. 70.

4 Forget, *loc. cit.*, pag. 89.

rait donc devant les conditions générales qui conservent le premier rang dans la pathogénie de la fièvre typhoïde.

M. Chomel reconnaît que la lésion ne peut expliquer la maladie, il se rejette sur une altération indéterminée, il est vrai, des nerfs et du sang, mais plus particulièrement des liquides [1]; c'est là évidemment un progrès sur les doctrines précédentes.

M. Grisolle [2] admet aussi que la lésion est consécutive à un état général; enfin, M. Requin [3] établit la spécificité de la maladie. Nous arrivons ainsi à une notion plus exacte de la fièvre typhoïde, et il nous sera dès-lors plus facile de formuler notre opinion [4].

Définition. — La fièvre typhoïde est une fièvre essentielle, dont l'évolution ne peut généralement être arrêtée, portant une impression profonde sur les forces de la vie, ayant des caractères parfaitement tranchés, dont les principaux sont la multiplicité des fluxions qu'elle provoque, l'existence de taches rosées sur la peau, et l'altération des follicules intestinaux.

[1] Chomel, *Leçons de clinique médicale : fièvre typhoïde*, pag. 538.

[2] Grisolle, *loc. cit.*, tom. I, pag. 53.

[3] Requin, *loc. cit.*, tom. IV, pag. 55.

[4] Nous aurions pu ajouter à ces noms ceux de médecins dont les opinions se rapprochent plus ou moins de celles que nous venons d'étudier ; nous n'avons pas voulu prolonger inutilement cet historique. Citons seulement les noms de MM. Cruveilhier, Bouillaud, Trousseau, Delaroque, Beau, Combal, etc.

Justifions chacun des termes de cette définition, qui se rapproche à plusieurs égards de celle adoptée par M. le professeur Combal[1].

« La fièvre typhoïde est une fièvre essentielle. » Les considérations dans lesquelles nous sommes déjà entré, que nous aurons dans la suite l'occasion de développer, nous prouvent en effet que la dothiénentérie, ne trouvant la raison de son existence dans aucune lésion appréciable des tissus ou des liquides de l'organisme, existe par elle-même, est essentielle.

« Dont l'évolution ne peut généralement être arrêtée. » C'est là un fait que les vains efforts des plus hardis praticiens établissent parfaitement; semblable en cela aux fièvres éruptives, la fièvre typhoïde doit fatalement évoluer et parcourir toutes ses périodes.

« Portant une impression profonde sur les forces de la vie », l'étude de la fièvre typhoïde ne nous prouvera que trop la vérité de cette assertion ; cette impression se traduit dès le début par la stupeur, l'abattement, la contraction des traits de la face, etc.; elle doit, dans un délai plus ou moins long, conduire le malade à l'adynamie la plus profonde. Cette sidération primitive des forces constitue, même pour nous, un des caractères principaux de la fièvre typhoïde.

Parmi tous les termes de cette définition, il n'en

[1] Combal; *La fièvre typhoïde est-elle une fièvre essentielle? a-t-elle des caractères spéciaux qui la distinguent des autres espèces morbides?* (Thèse inaugurale.)

est cependant encore aucun qui puisse servir à spécifier la fièvre typhoïde ; chacun d'eux, en effet, pourrait aussi bien s'appliquer aux fièvres éruptives graves par exemple ; aussi est-il nécessaire d'ajouter que la dothiénentérie a des caractères tranchés dont les principaux sont les suivants :

« La multiplicité des fluxions qu'elle provoque. » Nous avons vu, en effet, les affections précédemment étudiées porter plus spécialement leur action sur tel ou tel système, telle ou telle grande cavité splanchnique ; ici, toutes les cavités, tous les systèmes sont atteints, toutefois à des degrés différents. Dans l'abdomen, ce sont des altérations de la muqueuse gastro-intestinale, des ganglions mésentériques et de la rate ; dans la poitrine, nous trouvons des lésions pulmonaires variées, bronchite, pneumonie hypostatique, etc. ; à la tête, les phénomènes nerveux s'accompagnent d'un état de congestion plus ou moins marqué ; la peau est le siége d'éruptions, d'escarres, etc. ; les fluxions sont donc multipliées, générales.

« L'existence de taches rosées » doit être mentionnée comme un des signes les plus précieux pour reconnaître la fièvre typhoïde sur le vivant, « et l'altération des follicules intestinaux » comme un excellent moyen pour la distinguer après la mort.

Quant à l'expression fièvre typhoïde, nous la préférons à toute autre, d'abord parce que c'est celle qui est le plus généralement employée ; ensuite, parce que, ne faisant allusion qu'à un des symptômes les plus fréquents de la maladie (τυφος, stupeur), elle ne présage rien sur sa nature, contrairement aux dénominations : entérite folliculeuse, dothiénentérie[1], etc.

Étiologie. — Nous ne savons que fort peu de chose sur ce sujet : l'étiologie n'est généralement pas la partie la plus riche de nos connaissances ; mais, pour la fièvre typhoïde, nous sommes même plus pauvres que d'habitude, tout au plus connaissons-nous quelques-unes des conditions dans lesquelles la maladie se développe. Mais ces conditions, communes à un très grand nombre d'individus, ne peuvent être considérées comme de véritables causes, et nous sommes bien forcés d'admettre chez les sujets atteints une disposition particulière et inconnue dans son essence.

On a invoqué, comme causes prédisposantes, la jeunesse et plus particulièrement l'âge compris entre 18 et 35 ans. Des faits assez nombreux prouvent cependant qu'on peut observer la fièvre typhoïde après cette limite : M. Valleix l'a constatée chez un homme de 61 ans[2], et M. Lombard (de Genève) chez une femme de 73[3] ; chez les enfants, d'après MM. Rilliet

[1] S'il nous arrive quelquefois d'employer l'expression dothiénentérie, ce ne sera uniquement que pour éviter des répétitions trop fréquentes des mots fièvre typhoïde.

[2] *Union médicale*, 1853, n° 66.

[3] *Gazette médicale*, 1853, pag. 592.

et Barthez [1], c'est surtout de 9 à 14 ans qu'elle se manifeste; d'après M. Charcellay [2], elle pourrait même attaquer les nouveau-nés.

Quant au sexe, on ne sait rien de bien positif; cependant nos observations nous porteraient à croire que les hommes sont plus sujets à la fièvre typhoïde que les femmes, ce qui s'explique par leur genre de vie, qui leur fait plutôt rechercher les conditions dans lesquelles la fièvre typhoïde se développe.

Les individus forts, robustes, paraissent plus particulièrement exposés. Le changement d'habitudes, l'acclimatement, ont été donnés comme les principales causes de la fièvre typhoïde ; ce fait paraît confirmé par les observations de Petit et Serres, de Chomel, de M. Louis, qui ont remarqué que dans les hôpitaux les sujets atteints de fièvre typhoïde étaient presque toujours des individus nouvellement arrivés à Paris. Et quand on songe, en effet, aux différences profondes qui séparent la vie calme et uniforme des petites villes ou des campagnes, et la vie sans cesse agitée de la capitale ; aux modifications qui surviennent dans la nourriture, dans l'air que l'on respire, etc., on comprend facilement qu'une perturbation notable s'ensuive ; le système nerveux, les fonctions digestives, tout a été impressionné par les nouvelles causes qui ont agi sur chacun de ces sys-

[1] Rilliet et Barthez, *loc. cit.*, tom. II, pag. 713.

[2] *Archives générales de médecine*, tom. IX, cité par Requin.

tèmes ; la maladie porte l'empreinte de cette diversité étiologique, et ses effets sont également multiples.

Ce qu'on a dit de l'encombrement, de l'insuffisance de l'alimentation, de l'excès de travail, du surmènement, est bien moins prouvé ; ces conditions favorisent plutôt le développement du typhus que de la fièvre typhoïde.

La fièvre typhoïde est commune à tous les climats ; on l'observe en Europe, dans l'Amérique du nord ; les médecins militaires l'ont fréquemment constatée en Algérie ; elle a été également vue en Égypte et sous les tropiques ; les chirurgiens de marine, M. Brassac en particulier, l'ont observée aux Antilles [1]. Toutefois, d'après le docteur Richter, cité par Requin [2], les pays baignés par l'Océan atlantique, le Portugal, l'Espagne, la France, l'Angleterre, l'Écosse et l'Irlande, sont ceux où la fièvre typhoïde sévit avec le plus d'intensité ; elle est moins commune en Italie, en Allemagne, en Norwège, en Suède, en Danemark ; en Russie, elle semble disparaître peu à peu à mesure qu'on se rapproche de la frontière asiatique.

Quant aux saisons, c'est surtout en automne, époque des maladies adynamiques, que la dothiénentérie apparaît.

Devons-nous reprendre la question, soulevée par

[1] Thèses de Montpellier, 1863, n° 61.

[2] Requin, *loc. cit.*, tom. IV, pag. 60.

M. Boudin, d'un prétendu antagonisme entre la fièvre typhoïde et les fièvres intermittentes? La question est aujourd'hui jugée: les travaux des médecins militaires ont prouvé qu'en Algérie la fièvre typhoïde se montrait à côté de fièvres intermittentes nombreuses ; nos propres observations démontrent également la coexistence des deux états morbides sur le littoral de la Méditerranée.

Examinons enfin la question de la contagion de la fièvre typhoïde. Les arguments n'ont pas manqué aux anti-contagionistes; des faits nombreux ont été fournis par leurs adversaires. Tous les jours, disent les premiers, on voit des individus donner leurs soins à des sujets atteints de fièvre typhoïde, et cependant ils ne contractent pas la maladie ; dans les hôpitaux, en particulier, les cas de contagion sont très-rares. Faisons tout d'abord remarquer que ces faits peuvent en grande partie être expliqués par des raisons bien simples: les malades d'un hôpital trouvent en effet souvent dans l'affection même dont ils sont actuellement atteints, une espèce d'immunité qui les met à l'abri de toute autre maladie ; la nature ne se laisse pas facilement distraire de l'opération qu'elle est en train d'effectuer ; et puis, une atteinte antérieure, l'âge des individus, ne peuvent-ils pas les préserver d'une maladie qui n'attaque l'homme qu'une fois dans la vie, et qui choisit une certaine époque de l'existence pour se manifester? Mais à côté de ces raisons, qui ont bien leur valeur, les contagionistes présentent des faits, et les faits s'imposent : il faut les accepter. Or, les exemples de contagion de la fièvre typhoïde sont devenus aujourd'hui assez communs. M. Bretonneau en a communiqué de très-concluants ; les observations faites dans les hôpitaux anglais et rapportées par Chomel [1] ne peuvent laisser aucun doute à cet égard ; le fait si connu et si probant de La Flèche pourrait à lui seul juger la question ; enfin, les observations de Putegnat, Forget, Lombard, Gendron, Piedvache, de MM. Bourrely [2], Barre [3], à Montpellier, viennent encore à l'appui de l'opinion de la contagion de la fièvre typhoïde. Si tous les médecins n'ont pas eu la même manière de voir, c'est que la question a été mal posée : on ne se fait pas généralement une juste idée de la contagion ; on veut la regarder comme un fait constant, nécessaire ; tandis que, semblable à tous les faits vitaux, elle est au contraire essentiellement contingente de sa nature, ainsi que l'a parfaitement établi M. le professeur Anglada [4]. La contagion suppose deux facteurs aussi indispensables l'un que l'autre : le facteur externe, le virus, et le facteur interne, la disposition individuelle. Or celui-ci, par suite de conditions connues, comme dans les faits que nous rappelions plus haut, ou complètement inconnues,

[1] Chomel, *loc. cit.*, pag. 329 et suiv.

[2] Bourrely, *loc. cit.*

[3] Cité par Anglada : *Traité de la contagion*. Montpellier, 1853, tom. I, pag. 123.

[4] Anglada, *loc. cit.*

peut manquer, et alors le virus, ne trouvant plus un terrain convenable pour se développer, ne produit pas ses effets habituels. Toutes les maladies ne possèdent pas, du reste, la faculté contagieuse au même degré; il en est d'essentiellement contagieuses, les fièvres éruptives sont dans ce cas; dans d'autres, cette propriété est moins développée, telles sont la fièvre typhoïde, la diphthérie, etc. Il devient dès-lors, dans cette doctrine, impossible de nier la contagiosité de la fièvre typhoïde.

Symptomatologie. — Des prodromes qui, par leur nature, font déjà présager la gravité de la maladie, précèdent la plupart du temps le début de la fièvre typhoïde. M. Chomel ne les a rencontrés que trente-neuf fois sur cent-douze malades [1]; cette proportion nous paraît au-dessous de la réalité. Ils se caractérisent par les phénomènes suivants : le sujet ressent un malaise indéfinissable, est triste, abattu, incapable de tout travail; il éprouve un sentiment de faiblesse qui prendra plus tard de très-grandes proportions; sa physionomie est abattue et commence déjà, dans certains cas, à prendre ce caractère de stupeur qu'elle conservera pendant tout le cours de la maladie; le malade a des frissonnements, de la céphalalgie, de l'inappétence, quelquefois de la diarrhée; cependant aucun de ces symptômes n'est

[1] Chomel, *loc. cit.*, pag. 5.

encore caractéristique. Cet état a une durée très-variable, sa limite extrême est de quinze jours.

Invasion. — Les phénomènes qui marquent l'invasion sont les suivants : frisson généralement assez intense, suivi de chaleur très-vive ; céphalalgie violente ; la face prend un caractère tout particulier qui est très-utile pour le diagnostic de la fièvre typhoïde; les traits se tirent, expriment la stupeur ; la contractilité musculaire est considérablement diminuée ; les malades sont incapables de tout mouvement, et sont obligés de se faire transporter à l'hôpital (Chomel); enfin, des douleurs abdominales accompagnées de diarrhée apparaissent ; quelquefois, mais bien rarement, ce sont des convulsions qui ouvrent la scène. Ces divers symptômes peuvent exister isolément ou simultanément.

Trois périodes peuvent être distinguées dans le cours de la maladie : 1° période initiale, qu'il est difficile de caractériser, car, suivant les expressions de M. Monneret, la fièvre typhoïde présente la synthèse de tous les éléments des maladies [1] ; 2° période ataxo-adynamique ; 3° confirmation de la période précédente ou retour à la santé.

1° L'aspect général du malade frappe tout d'abord le médecin : le sujet est couché sur le dos, position la plus favorable à son état de faiblesse extrême ; sa physionomie exprime l'hébétude, la stupeur ; en même

[1] Monneret; *Programme, etc.*, 1re année, pag. 21.

temps existe une paresse intellectuelle très-grande; le patient, indifférent à tout ce qui se passe autour de lui, ou à cause de l'obtusion déjà assez marquée de l'ouïe, ne répond que difficilement aux questions qu'on lui adresse. M. Beau, dans ses Leçons, a en outre attiré l'attention sur un phénomène particulier lié à l'émission de la parole : « C'est une contraction irrégulière, saccadée, comme convulsive, des petits muscles de la face qui entourent l'ouverture de la bouche, et qui a lieu chaque fois que le malade parle. Cette contraction se traduit par de petits tiraillements linéaires qui ont lieu sur la peau des lèvres et du menton, et qui y sont produits par les tractions des petits muscles peauciers sous-jacents[1]. » M. le docteur Boys de Loury, médecin de Saint-Lazare, a insisté sur le même fait[2]. Quand on assied le malade sur son lit, il éprouve des vertiges, des éblouissements, des tintements d'oreilles; la céphalalgie, notée dans la période prodomique, continue avec une violence extrême; il y a de l'insomnie ou un sommeil incomplet, avec des rêvasseries que le malade prend pour des faits réellement existants; c'est le coma vigil. Les sens sont plus ou moins obtus; l'œil est sans expression et chassieux; les narines sont sèches. Des douleurs vagues existent dans tout le corps; elles affectent principalement les articulations, les membres et la région

[1] *Gazette des hôpitaux*, 1863, nº 116.
[2] *Ibid.*, 1863, nº 149.

spinale. M. le docteur Fritz a insisté sur les symptômes spinaux qui, se montrant déjà à cette période, continuent avec plus ou moins d'intensité pendant tout le cours de la maladie; ils consistent dans les douleurs dont nous venons de parler, dans des troubles divers de la sensibilité et de la motilité : « analgésie, anesthésie, sensation de pesanteur dans les extrémités inférieures, paralysies, spasmes, mouvements réflexes[1], etc. »

Du côté du tube digestif, on constate les phénomènes suivants : la bouche est pâteuse, la langue collante, généralement rouge sur les bords et à la pointe, blanche, jaune à la base , caractères qui peuvent du reste varier suivant les formes ou mieux les complications de la fièvre typhoïde. A ces phénomènes s'ajoutent de l'inappétence, des nausées, des douleurs abdominales, de la diarrhée, dues aux altérations qui commencent à envahir la muqueuse intestinale, et du gargouillement siégeant dans la fosse iliaque droite ; ce siége spécial du gargouillement dans la fosse iliaque droite s'explique par l'accumulation des liquides et des gaz en ce point, accumulation produite elle-même par l'irrégularité du jeu de la valvulve iléo-cœcale, aux environs de laquelle siégent les lésions des follicules, et qui est souvent elle-même le siége d'ulcérations. On peut encore, à la fin

[1] E. Fritz; *Étude clinique sur divers symptômes spinaux observés dans le cours de la fièvre typhoïde.* Paris, 1864.

de cette période, reconnaître par la percussion un météorisme léger. La rate est, en général, augmentée de volume; les urines ne présentent rien de bien spécial. L'observation n'a pas encore confirmé les faits signalés par M. Primavera (de Naples), sur l'absence complète de chlorures, et la diminution de phosphates et d'urates ; souvent l'urine contient de l'albumine.

Le pouls est très-fréquent, il varie entre 90 et 120 pulsations ; les autres caractères diffèrent suivant les complications de la fièvre. La chaleur est ordinairement très-vive et âcre, elle atteint jusqu'à 41°. Il y a des épistaxis plus ou moins rapprochées, plus ou moins abondantes, et nécessitant même quelquefois le tamponnement ; le sang peut s'écouler par l'orifice postérieur des fosses nasales, il est alors rejeté par les crachats. Chez les femmes, l'hémorrhagie se fait souvent par les parties génitales. « Beaucoup de métrorrhagies, prises pour des menstruations anticipées, au début et dans le cours de maladies aiguës, dit M. Gubler, ne sont autre chose que de simples flux sanguins, comparables aux épistaxis initiales des fièvres[1]. »

La respiration est précipitée ; en auscultant la poitrine on entend des râles sibilants et ronflants; cette congestion bronchique ne produit pas toujours de

[1] Gubler; *Des épistaxis utérines simulant les règles au début des pyrexies et des phlegmasies.* (Mémoire lu à la Société de biologie.)

la toux ; d'autres fois cependant celle-ci existe et s'accompagne d'une expectoration de mucus, plus rarement de matières sanguinolentes.

A la fin de cette période, dont les manifestations multiples dénotent l'impression générale ressentie par le système vivant, quelquefois au commencement de la seconde, apparaît l'éruption que l'on peut dire spéciale à la fièvre typhoïde ; elle consiste dans des taches rosées, rondes, lenticulaires, de 1 à 5 millimètres de diamètre, sans élévation ou à peine élevées au-dessus de la peau, disparaissant sous la pression, siégeant particulièrement sur l'abdomen et la poitrine ; leur nombre varie de 15 à 20 ; nous les avons vues cependant au-dessous de ce chiffre. Elles apparaissent par éruptions successives, elles durent chacune de deux à cinq jours, et avant de disparaître prennent une coloration particulière qui leur a fait donner le nom de taches ombrées. Elles apparaissent habituellement du septième au douzième jour ; M. Girbal[1] ne les a cependant vues se manifester que le dix-neuvième jour. Contrairement à quelques auteurs, nous n'hésitons pas à regarder cette éruption comme propre à la fièvre typhoïde et presque comme son signe caractéristique ; c'est également l'opinion de MM. Grisolle[2], Combal[3], etc. On ne saurait éta-

[1] Girbal, *Coup d'œil sur la pyrétologie.* (*Montpellier médical*, tom. X, pag. 17.)

[2] Grisolle, *loc. cit.*, pag. 31.

[3] Combal, *loc. cit.*, pag. 61.

blir aucun rapport entre le nombre des taches et la gravité de la maladie ; des fièvres typhoïdes légères, quoique parfaitement caractérisées, peuvent présenter plusieurs taches, tandis que des dothiénentéries très-graves n'en ont qu'un très-petit nombre. Quelquefois il existe aussi une autre éruption constituée par des taches d'une coloration bleuâtre. Ces taches bleues, d'après M. Trousseau[1], coïncident avec une bénignité très-grande de la maladie ; il est cependant encore impossible d'établir aucun rapport entre ces deux faits.

Cette période dure environ sept jours ; la mortalité est à cette époque très-peu chargée : d'après Chomel[2], il ne meurt que 1 malade sur 42.

Deuxième période. — Elle est caractérisée par l'aggravation générale de la plupart des symptômes précédents, la disparition de quelques-uns d'entre eux, l'apparition de phénomènes nouveaux. La céphalalgie, les douleurs abdominales, arthritiques, musculaires, cessent, probablement parce que le malade n'a plus qu'une conscience très-affaiblie de lui-même, et non par le fait même de la disparition des causes qui leur avaient donné naissance ; les épistaxis disparaissent également. A côté d'un amendement aussi léger, quelle aggravation dans tous les phénomènes ! ce sont plus particulièrement les troubles nerveux

[1] Trousseau ; *Clinique médicale*, tom. I, pag. 159.
[2] Chomel, *loc. cit.*, pag. 27.

qui prennent une grande extension. La stupeur, la prostration, sont plus considérables; le malade, complètement inerte, laisse retomber les bras qu'on lui soulève ; les sens deviennent encore plus obtus. Le délire apparaît, tantôt furieux, terrible, nécessitant l'emploi de la camisole de force, tantôt à l'état de subdelirium, accompagné de crocidisme, carphologie, entremêlé de coma. La paralysie envahit les muscles de la vie organique ; la vessie laisse écouler ou retient l'urine ; les matières fécales s'échappent aussi involontairement, et contribuent ainsi à la production des escarres au sacrum ; quelquefois il y a dysphagie par suite de la paralysie des muscles du pharynx. M. Requin a même cité un cas d'asphyxie dû à l'impuissance des muscles respirateurs[1]. Dans d'autres cas beaucoup plus rares existent des convulsions généralement cloniques, quelquefois toniques; presque toujours il y a des soubresauts des tendons.

La langue devient sèche, se fendille, se rapetisse ; elle se recouvre d'un mucus noirâtre qui tapisse également les lèvres et les dents ; c'est à cet enduit produit par le mucus buccal desséché, uni probablement aussi à un peu de sang exhalé par la muqueuse ulcérée, qu'on a donné le nom de fuliginosités. L'haleine est fétide, la soif moindre, la déglutition gênée, soit par la paralysie des muscles du pharynx, ainsi que nous l'avons déjà dit, soit par l'inflammation

[1] Requin, *loc. cit.*, tom. IV, pag. 37.

de l'arrière-gorge et le développement d'ulcérations en ce point. Le météorisme est plus marqué, visible à l'œil nu ; la diarrhée persiste. Le pouls est petit, dépressible, inégal, irrégulier, quelquefois intermittent ; sa fréquence est très-grande, elle atteint de 130 à 150 pulsations ; la chaleur a diminué, quelquefois même il y a algidité et cyanose des extrémités. La congestion bronchique a augmenté ; des pneumonies hypostatiques peuvent même aggraver la situation.

Enfin apparaissent les sudamina, les pétéchies et les escarres. Les sudamina sont des petites vésicules hémisphériques, semi-transparentes, échappant souvent à la vue, mais facilement reconnaissables par le toucher ; elles occupent la poitrine et le cou, jamais les membres ; elles contiennent une sérosité limpide et disparaissent par exfoliation ; elles n'ont enfin aucune valeur au point de vue du diagnostic et du pronostic ; on les rencontre en effet dans d'autres affections : la scarlatine, la suette, etc.

Les pétéchies sont des petites ecchymoses semblables à des piqûres de puce répandues sur toute la surface du corps ; elles sont le signe de l'adynamie la plus profonde ; elles ne se rencontrent du reste qu'exceptionnellement dans la fièvre typhoïde, elles sont au contraire bien plus fréquentes dans le typhus.

Les escarres, que l'on retrouve aussi dans toutes les maladies adynamiques, siégent principalement sur les saillies de la surface du corps, qui servent de point d'appui ; elles sont surtout communes dans la région sacrée, où leur développement est encore favorisé par le séjour de l'urine et des matières fécales ; on les observe également aux trochanters, aux talons, aux coudes, plus rarement à l'occiput ; en ce point, ce n'est souvent qu'après la mort qu'on constate l'étendue du mal. La mortification des parties extérieures envahit souvent les plaies produites par les vésicatoires, les points sur lesquels avaient été appliqués des sinapismes. Dans certains cas aussi, mais très-rarement, quoi qu'en dise le docteur Patry[1], des gangrènes spontanées envahissent les membres ; elles seraient, d'après l'auteur que nous venons de citer, produites par l'inflammation des artères.

Citons enfin l'engorgement, l'inflammation des parotides, phénomènes communs, du reste, à toutes les fièvres graves.

La durée de cette période est indéterminée ; la mortalité y est assez élevée.

Troisième période. — Elle est constituée par l'aggravation de tous les phénomènes précédents ou par leur diminution progressive, suivant l'issue de la maladie. C'est à cette époque que surviennent la plupart des décès.

Dans le premier cas, on voit successivement le coma devenir plus profond : il est dès-lors impossible

[1] *Archives générales de médecine*, février 1863.

d'éveiller l'attention du malade; la parole s'embarrasse, est tout à fait inintelligible, la gangrène fait des progrès continuels, la langue se sèche, se raccornit davantage; le pouls est excessivement petit, filiforme, plus irrégulier et plus inégal; la chaleur diminue encore ; la respiration s'embarrasse de plus en plus; le refroidissement et la cyanose des extrémités se caractérisent toujours davantage; l'amaigrissement est rapide, les yeux se cavent, les traits se tirent, la face prend cet aspect particulier connu sous le nom de facies hippocratique; enfin, la mort vient mettre un terme à ces souffrances. Quelquefois le dénouement arrive d'une manière plus brusque : une péritonite sur-aiguë, due à une perforation intestinale, se déclare et emporte le malade en quelques heures.

Si la maladie doit au contraire avoir une terminaison heureuse, on voit graduellement s'amender tous les phénomènes; il n'y a pas de crise, quoi qu'en aient dit les anciens. La crise en effet, nous l'avons déjà fait observer, est un effort qui demande toujours un certain degré de conservation des forces, qui ne peut par conséquent pas exister à une période aussi avancée de la fièvre typhoïde, alors que le malade est déjà épuisé par la lutte qu'il vient de soutenir. La physionomie reprend peu à peu son aspect, son animation, le délire disparaît, l'intelligence renaît, et avec elle le retour à la vie extérieure; la langue s'humecte, la diarrhée cesse, les muscles recouvrent leur contractilité, les plaies se cicatrisent, et le malade marche, après vingt, trente jours de souffrances et même davantage, vers une convalescence toujours très-pénible.

Convalescence. — Les forces ne reviennent que difficilement, alors même que l'appétit a complètement reparu; les cheveux tombent, les jambes s'infiltrent, l'œdème peut aussi envahir d'autres points du corps, quelquefois même une ascite, une anasarque se déclarent. Quoique l'albuminurie soit un fait fréquent dans le cours de la fièvre typhoïde, l'examen de l'urine, d'après M. Trousseau [1], ne fait jamais constater à cette époque la présence de l'albumine. Dans certaines circonstances, on voit survenir un phénomène qui attire bien vite l'attention par sa gravité apparente, mais non réelle, c'est le délire: il peut varier dans ses manifestations; on l'a vu prendre les caractères d'une véritable folie, d'une monomanie, etc. M. Piédagnel avait cru pouvoir le rattacher à l'inflammation des centres nerveux; MM. Trousseau [2], Dupré [3], l'ont, avec bien plus de raison, rapporté à la faiblesse, à l'épuisement du malade, d'où le nom de délire analeptique qui lui a été donné par le professeur de Montpellier. La thérapeutique justifie cette manière de voir: c'est en effet par les toniques, par un ré-

[1] Trousseau; *Clinique médicale*, tom. I, pag. 193.

[2] Trousseau, *loc. cit.*, tom. I, pag. 189.

[3] Dupré; *Du régime dans les maladies aiguës.* (Thèse de concours.)

gime reconstituant, analeptique, que l'on traite et l'on guérit cet accident. Pendant la convalescence peut enfin se déclarer une tuberculisation pulmonaire qui, dans ces circonstances, suit généralement une marche rapide.

Rechutes. — Si la fièvre typhoïde ne récidive habituellement pas, caractère qui la rapproche des fièvres éruptives, elle n'est pas à l'abri des rechutes. Après une imprudence, un écart de régime par exemple, on peut voir revenir les accidents primitifs, et dans ces cas ils affecteront presque toujours une gravité plus grande et une marche plus rapide.

Anatomie pathologique. — Les altérations anatomiques ont surtout été bien étudiées par M. Louis; les travaux postérieurs n'ont rien pu ajouter à l'exactitude de ses descriptions. Les lésions caractéristiques siégent dans l'intestin. La muqueuse, d'une coloration habituellement blanche, peut être teinte en jaune par la bile; plus souvent elle est rouge; cette rougeur se présente sous l'aspect pointillé ou sous celui de fines arborisations. La consistance est quelquefois normale; dans les trois quarts des cas cependant, la muqueuse est ramollie. L'intestin est habituellement distendu par des gaz, et laisse voir intérieurement des plaques de couleur variable; si l'on presse en ce point, on sent des duretés, des inégalités qui correspondent aux follicules de Brunner, aux plaques de Peyer, siége des altérations spéciales de la fièvre typhoïde.

Les follicules de Brunner sont des petites glandules solitaires, répandues en grand nombre dans toutes les parties de l'intestin grêle, plus isolées dans le gros intestin ; ils ont un aspect bursiforme ; leur centre est marqué par un point très-petit qui correspond à l'orifice rétréci de la glande.

Les plaques de Peyer, contenues dans l'épaisseur de la muqueuse, sont constituées par l'agglomération de glandules ; elles sont elliptiques, leur grand diamètre étant dirigé suivant la longueur de l'intestin ; elles sont criblées de trous ou de petites dépressions qui correspondent à l'orifice d'un follicule, et qui donnent à la plaque un aspect gaufré ; on les trouve généralement sur le bord opposé au mésentère, quelquefois sur les faces latérales, jamais sur le bord mésentérique. Elles sont d'autant plus serrées qu'on se rapproche plus de la valvule iléo-cœcale ; leur nombre varie de vingt à trente, et quelquefois il dépasse ce chiffre. Les plaques de Peyer ne sont pas toujours visibles à l'œil nu ; il faut qu'elles aient subi un commencement de désorganisation pour être bien distinctes.

Les altérations des glandes intestinales ne commencent à apparaître que du quatrième au cinquième jour ; telle est l'opinion de Bretonneau, de Requin[1], de M. Trousseau[2]. M. Lombard (de Genève) a cité le fait d'un individu atteint de fièvre typhoïde, mort au

[1] Requin, *loc. cit.*, tom. IV, pag. 44.

[2] Trousseau, *loc. cit.*, tom. I, pag. 139.

quatrième jour, à la suite d'une chute faite d'un troisième étage, et chez lequel on ne trouva aucune lésion[1]. Les altérations intestinales se présentent sous deux aspects différents, suivant qu'elles siégent sur les follicules de Brunner ou sur les plaques de Peyer : les premières rêvêtent la forme de grosses pustules coniques ; les glandes agminées sont plus volumineuses, ont de trois à neuf centimètres de long sur deux ou trois de large ; elles font dans l'intestin une saillie de un à neuf millimètres. Toutes les plaques ne sont pas forcément altérées , quelquefois on n'en trouve que deux ou trois ; la plupart du temps leur nombre est beaucoup plus considérable, on en a compté jusqu'à trente. Elle siégent naturellement dans les points les plus rapprochés de la valvule de Bauhin, et peuvent même la recouvrir complètement ou en partie. Leur couleur varie du blanc mat au rouge noirâtre.

L'altération se manifeste d'abord par une tuméfaction des glandes isolées et agminées ; celles-ci peuvent se présènter sous deux formes différentes : les plaques molles et les plaques dures ; les faits ne permettent pas d'établir un rapport quelconque entre la forme particulière de la lésion et la gravité de la maladie.

Les plaques molles consistent dans la turgescence ou le ramollissement de la muqueuse ; elles ont peu de saillie , offrent peü de résistance au toucher ; leur

[1] Combal, *loc. cit.*, pag. 16.

surface est presque lisse, quelquefois grenue ou mamelonnée. La muqueuse et le tissu cellulaire sous-jacent sont injectés, épaissis ; c'est de là que provient la saillie de la glande. Les plaques réticulées de Chomel sont des plaques molles, dans lesquelles la muqueuse est percée d'un grand nombre de trous, par lesquels, d'après Requin[1], l'exsudation typhique, à l'état de blastème, a dû s'écouler. Les plaques, dont Forget comparait l'aspect à celui d'une barbe fraîche, n'ont rien de spécial à la fièvre typhoïde, elles ne sont qu'une simple variété anatomique que l'on peut rencontrer dans un grand nombre d'états morbides.

Les plaques dures diffèrent des précédentes par l'altération particulière du tissu sous-muqueux. Ce tissu, que nous avons trouvé rouge et humide dans les lésions précédentes, renferme maintenant une matière homogène, sans organisation bien apparente, d'une teinte plus ou moins faible ou jaunâtre, plus ou moins résistante, et de 4 à 7 millimètres d'épaisseur. Cette matière, déposée sous forme de bourbillon dans les follicules de Brunner, de fausse membrane dans les plaques de Peyer, ressemble complètement à la matière du tubercule.

« Remarquons, dit M. Requin, que les micrographes n'ont pu jusqu'ici y découvrir aucun caractère particulier qui serve à la distinguer sûrement : rien

[1] Requin, *loc. cit.*, tom. IV, pag. 46.

de spécial dans cette masse de fibrine amorphe, au sein de laquelle le grossissement fait partout voir quelques rudiments d'organisation, granulations élémentaires, noyaux avec ou sans nucléoles, cellules à noyau et cellules atrophiées ; bref, au microscope comme à l'œil nu, le néoplasme typhique offre les mêmes apparences que la matière tuberculeuse[1].»

Nous avons fait quelques recherches sur ce sujet avec M. Sabatier, chef des travaux anatomiques, et nous avons également trouvé, non-seulement dans l'aspect extérieur, mais aussi au point de vue histologique, une identité complète entre les deux produits. Voici la note qu'a bien voulu nous remettre M. Sabatier :

»*Examen microscopique des plaques dures de l'intestin.* — La matière de ces plaques, examinée au microscope sous forme de coupes minces ou de parties déchirées, présente :

» 1° De nombreuses cellules, petites, presque remplies par leur noyau, à forme irrégulièrement arrondie, quelquefois légèrement anguleuses. Les noyaux sont ordinairement uniques dans ces petits éléments, qui présentent tous les caractères des éléments auxquels on a donné le nom de *cytoblastions*, et que l'on rencontre dans les granulations méningiennes et dans les granulations pulmonaires des phthisies aiguës. Les noyaux ne présentent que de très-fines granulations ; ils sont luisants.

[1] Requin, *loc. cit.*, tom. IV, pag. 46.

» 2° De grandes cellules renfermant un nombre plus ou moins considérable des éléments précédents ; ces derniers, quelquefois au nombre de quinze, vingt, etc., sont serrés, et la cellule mère en est comme bourrée. Il y a, du reste, des degrés inférieurs de prolifération, et l'on rencontre aussi des cellules ne renfermant que deux ou trois cytoblastions. Ces dernières cellules sont plus communes sur les limites des points altérés. Les cellules mères, plus riches en cytoblastions, sont plus rapprochées du centre ; au centre sont les cytoblastions libres et les granulations. Les cellules mères sont généralement ovoïdes, mais il en est qui présentent l'aspect fusiforme des éléments cellulaires du tissu conjonctif.

» 3° De nombreuses granulations brillantes.

» 4° Des vaisseaux.

» Cet examen me permet de conclure qu'il y a eu prolifération endogène des éléments du tissu conjonctif qui entre dans la composition des plaques de Peyer et des follicules clos. Les éléments cellulaires nouvellement produits, de faible volume mais très-nombreux, ont envahi et pour ainsi dire annihilé les autres éléments des glandes de Peyer. Cette lésion anatomique me paraît pouvoir être micrographiquement rapprochée de la granulation grise de la tuberculisation aiguë, soit pulmonaire, soit méningienne. »

Nous ne voulons pas conclure de là à une identité complète entre les deux affections tuberculeuse et typhique; la clinique ne sanctionnerait peut-être pas cette manière de voir ; mais nous ne pouvons nous empêcher de rappeler la similitude des symptômes offerts par la fièvre typhoïde et la tuberculisation générale aiguë, similitude telle qu'il devient souvent impossible de distinguer les deux maladies, et nous sommes dès-lors conduit à nous demander si un lien plus intime ne les unirait pas, si leur commune apparence phénoménale ne serait pas l'indice d'un rapprochement plus profond. Nous n'osons cependant pas encore nous prononcer définitivement sur ce point ; des recherches ultérieures viendront peut-être l'éclairer d'un nouveau jour.

Revenons à la description des lésions intestinales. La tuméfaction des follicules et des plaques va en augmentant jusqu'au neuvième jour ; à partir de ce moment, elle peut tendre vers la résolution qui arrive progressivement, le néoplasme lui-même pouvant être résorbé, ou, ce qui est beaucoup plus fréquent, elle marche vers l'ulcération ; celle-ci siége de préférence sur les glandes agminées, les follicules isolés étant plus rarement atteints. L'ulcération peut survenir de deux manières différentes : ou bien la muqueuse commence par subir le travail de désorganisation, et le néoplasme tombe peu à peu en deliquium ; ou bien c'est la matière épanchée dans le tissu cellulaire sous-jacent qui se sépare des tissus qui l'entourent, et, devenue corps étranger, détermine l'ulcération. Voici l'aspect que présentent les ulcérations une fois formées.

Elles commencent par se manifester sur les plaques les plus rapprochées de la valvule iléo-cœcale ; elles sont ovalaires, elliptiques, comme la glande elle-même sur laquelle elles siégent ; celles qui attaquent les follicules de Brunner sont au contraire circulaires et paraissent produites par un emporte-pièce. Le fond de ces ulcérations présente une coloration d'un brun rougeâtre ou d'un gris ardoisé ; sa surface, d'un aspect généralement granuleux, est au contraire quelquefois tout à fait lisse ; ce fond est presque toujours formé par la tunique musculeuse, quelquefois cependant cette dernière a été détruite, et l'ulcération repose sur la séreuse ; enfin, dans certains cas, cette membrane est perforée, d'où ces péritonites promptement mortelles, produites par l'épanchement des matières fécales dans le péritoine. Les bords de l'ulcération présentent des caractères très-variables, tantôt ils sont décollés, et tantôt adhérents ; quelquefois durs, épais ; d'autres fois, au contraire, amincis, réguliers, arrondis ou anguleux, perpendiculaires ou taillés en dédolant.

Dans les cas où la fièvre typhoïde se termine heureusement, on voit les ulcères se cicatriser ; le travail de réparation commence généralement par les bords, puis des bourgeons charnus naissent au centre de l'ulcération et finissent par atteindre les bords. Cette réparation marche assez rapidement ; toutefois la muqueuse ne reprend pas immédiatement son aspect normal ; l'absence de villosités la rend plus lisse ; sa coloration est d'un rouge plus foncé ; ce n'est que quelques mois après que toute trace d'altération a disparu.

A côté de ces lésions intestinales qui sont les plus importantes, on en rencontre d'autres que nous devons maintenant étudier, et au premier rang desquelles nous devons placer l'altération des ganglions mésentériques. L'engorgement de ces organes est une conséquence nécessaire du travail qui se fait dans les plaques de Peyer; aussi les deux phénomènes marchent-ils constamment ensemble, et les ganglions les plus affectés sont-ils ceux qui sont le plus rapprochés du cœcum. Les ganglions mésentériques sont d'abord congestionnés, augmentés de volume, ramollis, friables ; plus tard, on peut rencontrer dans l'intérieur de leur tissu les traces d'une suppuration diffuse, presque jamais le pus n'est réuni en foyer ; enfin, si la maladie a une heureuse issue, les ganglions diminuent de volume, s'indurent, prennent une teinte brunâtre, grisâtre, et peu à peu recouvrent leurs propriétés normales.

La rate est hypertrophiée ; elle a doublé, triplé, quadruplé de volume ; en même temps son tissu est considérablement ramolli, quelquefois même réduit à l'état de diffluence la plus complète. Cette même désorganisation de la rate, pouvant se rencontrer dans d'autres états morbides, n'a pas l'importance séméiologique des lésions intestinales et ganglionnaires.

Le foie est souvent aussi congestionné, ramolli ;

ces désordres, pas plus que ceux que l'on peut rencontrer au même degré dans le tissu rénal, ne sont spéciaux à la fièvre typhoïde.

Notons encore les ulcérations du pharynx et de l'œsophage, dont nous avons déjà parlé ; quelquefois la production de fausses membranes dans l'arrière-gorge, le ramollissement et la congestion de la muqueuse de l'estomac, l'engouement, l'hépatisation du tissu pulmonaire, altérations qui n'ont généralement rien d'inflammatoire, et qui doivent se rapporter aux hyperémies non phlegmasiques de M. Monneret[1]; les noyaux apoplectiques du même organe, la congestion des centres nerveux, quelquefois même accompagnée de désordres plus profonds ; l'inflammation de l'oreille moyenne, signalée par le docteur Passavant[2] (de Francfort), etc. Toutes ces lésions n'ont rien de spécial, de caractéristique ; aussi ne faisons-nous que les mentionner, sans nous arrêter à les décrire, et encore n'avons-nous pas la prétention d'énumérer toutes celles que l'on peut rencontrer à l'autopsie des individus morts de fièvre typhoïde.

Altérations du sang. — Nous sommes encore obligé ici de répéter ce que nous disions plus haut : les altérations que l'on trouve dans le sang n'ont rien de particulier à la fièvre typhoïde ; elles peuvent

[1] Monneret ; *Traité élémentaire de pathologie interne*, tom. I, pag. 307 et 335.

[2] *Gazette médicale*, 1851, n° 1.

toutes s'expliquer par des circonstances étrangères à la nature de l'affection. Ainsi, l'excès de globules rouges qu'on a quelquefois constaté au début de la maladie, trouve sa raison d'être dans le tempérament pléthorique des individus que la fièvre typhoïde attaque plus spécialement ; l'augmentation de la fibrine s'explique par l'existence de quelque inflammation concomitante. La diminution des globules rouges se rencontre à la dernière période de toutes les maladies adynamiques, de toutes les fièvres continues, quelle que soit leur nature : fièvres paludéennes, états cachectiques, etc.; nous en dirons autant de la diminution de l'albumine. Quant à la défibrination du sang, fait décrit autrefois sous le nom de sang dissous, elle n'a pas plus de valeur que les altérations précédentes, quoi qu'en dise M. Bouillaud, et existe également dans un grand nombre d'états adynamiques. Parlerons-nous de l'augmentation des globules blancs, de la leucocythémie? Cette altération, on le sait, peut se rencontrer dans certaines conditions physiologiques, pendant la digestion, la grossesse, etc.; elle se présente aussi dans un grand nombre d'états pathologiques, phlegmasies, cachexie paludéenne, cancer, phthisie, à une période avancée de ces maladies ; elle n'a donc évidemment rien de caractéristique. On sait aussi qu'elle n'existe jamais isolément, mais qu'elle s'accompagne toujours d'hypertrophie de la rate ou de lésions des ganglions lymphatiques ; aussi, sans vouloir nous prononcer sur la valeur des théories de Virchow ou de Bennett, relatives à la nature des relations qui unissent ces différents faits, nous ferons simplement remarquer que ces deux altérations, considérées comme constantes dans la leucocythémie, se rencontrent également dans la fièvre typhoïde. En résumé, l'étude des altérations du sang ne nous donne que des résultats bien insignifiants et sans valeur théorique ou pratique.

Complications. — Les complications sont de deux genres : elles peuvent être fournies par des états morbides généraux ou par des lésions d'organes. Parmi les premières, quelques-unes sont tellement fréquentes qu'elles ont par cela même frappé plus particulièrement l'esprit des médecins qui les ont étudiées sous le nom de formes de la fièvre typhoïde ; c'est ainsi qu'on a décrit des dothiénentéries à forme inflammatoire, bilieuse, muqueuse, etc. Nous repoussons cette désignation : une maladie, en effet, qui prend une forme quelconque, abandonne ses allures naturelles pour revêtir celle de toute autre affection ; la fièvre intermittente larvée névralgique est une fièvre qui prend la forme d'une névralgie ; l'affection conserve bien sa nature propre, mais le schématisme est tout différent. Tel n'est pas le cas de la fièvre typhoïde : alors même qu'elle s'adjoint tout autre état morbide, elle reste la même, et dans sa nature et dans ses manifestations ; les phénomènes spéciaux au nouvel état compliquant peuvent tout au plus modifier quelques-uns des symptômes de la dothiénentérie, mais celle-ci n'en est pas moins reconnaissable et garde toujours ses traits caractéristiques. Il y a donc dans ces cas complication d'une maladie par une autre, et non substitution, même apparente, de l'une à l'autre.

L'état inflammatoire est un de ceux qui viennent le plus souvent compliquer la fièvre typhoïde; cette association se reconnait au mélange des deux ordres de symptômes propres à chaque affection. Le pouls, tout en conservant sa fréquence, prend plus d'ampleur, de plénitude, de force, de résistance ; le facies présente toujours la stupeur caractéristique, mais en même temps il devient turgescent; la chaleur est plus vive, plus fatigante pour le malade, etc. Tous ces phénomènes disparaissent du reste assez vite; dès l'apparition de la deuxième période, de la période ataxo-adynamique, ces divergences cessent, et la maladie reprend sa marche habituelle, quelle qu'ait été sa forme primitive.

Dans la fièvre typhoïde à complication bilieuse, la langue est jaune, les nausées sont plus fréquentes; les vomissements, plus constants, sont composés de matières bilieuses; la diarrhée présente les mêmes caractères ; la teinte sub-ictérique de la face est plus marquée ; les autres phénomènes : céphalalgie, stupeur, épistaxis, râles sibilants, gargouillement, taches rosées, etc., persistent et servent à reconnaître la nature typhoïde de la pyrexie.

La fièvre typhoïde à complication catarrhale se reconnaît aux phénomènes propres à ce dernier état : nature des frissons, phénomènes respiratoires plus accentués, exacerbations vespérines, etc.

Rapprochons de cette forme la fièvre typhoïde avec complication rhumatismale, étudiée par MM. Littré et Forget[1], et caractérisée par la sensibilité excessive et permanente des jointures et des membres ; la violence des douleurs est telle qu'elle arrache souvent des cris au malade.

La complication muqueuse imprime à la marche de la fièvre typhoïde une apathie et une lenteur plus grandes ; nous n'avons pas besoin d'insister sur les phénomènes qui distinguent cette fièvre, et qui se passent, on s'en souvient, principalement du côté des voies digestives ; par son association à la fièvre typhoïde, l'état muqueux accentue les symptômes de cet ordre.

Les auteurs décrivent aussi une fièvre typhoïde à forme ataxo-adynamique : à proprement parler, ce n'est pas ici une complication ; les phénomènes ataxo-adynamiques de la deuxième période anticipent seulement sur l'époque de leur apparition, ils se montrent dès le début de la maladie et lui donnent ainsi une gravité extrême. On divise souvent l'ataxo-adynamie en deux éléments : on attribue à l'ataxie le délire, les convulsions, les soubresauts des tendons, l'iné–

[1] Forget, *loc. cit.*, pag. 259.

galité, l'irrégularité du pouls ; à l'adynamie, on affecte la petitesse, la dépressibilité des battements artériels, les paralysies, les escarres, les gangrènes, les pétéchies, etc. Pour nous, nous avons constamment vu ces deux états associés l'un à l'autre ; un des deux ordres de phénomènes peut bien prédominer, mais l'autre n'en existe pas moins ; il est même impossible qu'il n'en soit pas ainsi. Les symptômes nerveux qui constituent l'ataxie sont en effet le résultat de l'adynamie : *Sanguis moderator nervorum*, avait dit Hippocrate, exprimant ainsi dans un de ses admirables aphorismes la pensée que nous cherchons à expliquer,

La fièvre typhoïde, ainsi que nous l'avons dit, a généralement des exacerbations qui arrivent tous les soirs ; celles-ci même peuvent être plus marquées dans certaines formes, particulièrement la forme catarrhale. Il est d'autres redoublements, qui ne tiennent nullement à la nature de la maladie, qui sont le produit de l'affection paludéenne. On connaît les caractères qui servent à établir le diagnostic différentiel des divers genres d'exacerbations, le mode même de l'accès, l'heure à laquelle il survient, les effets merveilleux du quinquina, etc. Nous n'insisterons pas maintenant sur ces divers signes, nous réservant d'en faire plus tard une étude plus approfondie. La complication rémittente, contrairement à la plupart des complications précédemment étudiées, peut persister dans la deuxième et même dans la troisième période, si le médecin lui en laisse le temps.

Les différentes complications que nous venons de signaler trouvent toujours leur raison d'être dans des conditions inhérentes ou extérieures au sujet ; les causes qui produisent chacune de ces affections à l'état isolé se combinent en effet avec les conditions favorables au développement de la dothiénentérie pour produire ces différentes associations. La fièvre typhoïde avec complication inflammatoire se constate chez les sujets forts, pléthoriques, dans les saisons, dans les climats rigoureux. La complication bilieuse attaque les individus à tempérament sec, bilieux ; elle se montre spécialement à l'époque des fortes chaleurs. L'état muqueux, un des plus fréquents dans les pays humides, en automne, atteint surtout les enfants, les individus à fibre lâche et molle. La complication paludéenne se voit enfin dans les pays marécageux, et on peut même dire que, dans ces contrées, toutes ou à peu près toutes les fièvres typhoïdes s'accompagnent de l'élément rémittent. Nous trouverions également des causes spéciales pour les complications catarrhale, rhumatismale et ataxo-adynamique. On comprend, d'après cet exposé, que les formes de la fièvre typhoïde doivent varier, non-seulement suivant les individus, mais encore selon les climats et les localités : *Scribo in aere romano*, disait Baglivi. A Montpellier, les complications les plus fréquentes sont sans contredit : 1° l'état bilieux dû à l'influence des fortes chaleurs de nos étés, dont l'action se continue jusqu'à l'automne, époque également favorable au développement des fièvres typhoïdes ; 2° l'état rémittent, contre lequel les praticiens se tiennent toujours en garde. La complication inflammatoire est, de toutes, la plus rare dans nos contrées.

Le second ordre de complications est fourni par des lésions particulières d'organe. Leur existence s'explique par la tendance qu'a la fièvre typhoïde à produire des fluxions plus ou moins actives sur les différents organes contenus dans chacune des trois grandes cavités splanchniques. L'exagération de ces mouvements sur un point particulier donne lieu à ce qu'on a appelé les formes céphalique, thoracique, abdominale ; la prédominance du délire, qu'on remarque dans les fièvres typhoïdes avec complication ataxo-adynamique, caractérise la première de ces formes ; la forme thoracique est due à la complication catarrhale, qui donne plus d'intensité à la congestion bronchique ; enfin, les complications muqueuse ou bilieuse produisent la forme abdominale, qui se caractérise par l'exagération de la diarrhée, des vomissements, etc. M. Fritz a également décrit une forme spinale due à la prédominance des symptômes spinaux [1]. On le voit, ce ne sont pas là encore de véritables complications ; certains symptômes prennent une intensité plus grande, mais aucune maladie

[1] Fritz, *loc. cit.*

nouvelle n'a surgi ; il n'en est pas de même dans les faits que nous allons maintenant étudier.

Méningo-encéphalite. — La congestion des centres nerveux, qui existe normalement dans toute fièvre typhoïde, peut arriver dans certains cas jusqu'à l'inflammation ; il en résulte une méningite, une encéphalite ou plus fréquemment une méningo-encéphalite. Le diagnostic n'est pas toujours facile à établir, à cause de la similitude d'un grand nombre de symptômes propres à la fièvre typhoïde et à l'inflammation des centres nerveux. Cependant l'intensité même des phénomènes nerveux, délire, convulsions, etc. ; leur apparition plus rapprochée du début de la maladie, la fréquence des vomissements, pourront faire admettre l'existence d'une complication céphalique. La ménigite spinale, qu'on peut quelquefois observer, se caractérise par une douleur située le long de la colonne vertébrale et augmentée par la pression, l'application de substances trop froides ou trop chaudes, par des contractures, de l'hyperesthésie cutanée, etc.

Pneumonie. — La pneumonie ou plutôt l'hyperémie pulmonaire, car la lésion prend rarement les caractères d'une véritable phlegmasie, est une des complications les plus fréquentes de la fièvre typhoïde. Son invasion est souvent insidieuse ; la douleur manque en effet presque toujours, les pneumonies typhoïdes n'apparaissant qu'à la deuxiéme ou à la troisième période, alors que déjà la sensibilité générale est considérablement affaiblie ; les crachats rouillés font aussi souvent défaut; la toux les fait bien remonter jusque dans la bouche, mais le malade, n'ayant plus la force de les rejeter, les avale ; l'attention ne peut donc être éveillée que par la plus grande fréquence de la respiration ; la percussion et l'auscultation viennent confirmer les soupçons du médecin ; la matité, les râles crépitants, le souffle bronchique, font connaître l'altération pulmonaire.

Péritonite. — L'ulcération des plaques, arrivant jusqu'à la séreuse, peut déterminer la perforation de cette membrane ; les liquides s'épanchent alors immédiatement dans la cavité du péritoine, et produisent ainsi une péritonite, caractérisée tout d'abord par de violentes douleurs que ressent le malade en dépit de l'affaiblissement de la sensibilité (les cas de péritonite par perforation sans douleur sont exceptionnels); en même temps apparaissent un refroidissement et une pâleur générale de la surface du corps, une altération profonde des traits, des vomissements incoercibles ; le pouls acquiert une fréquence, une petitesse extrêmes ; la mort survient promptement ; tout au plus le malade résiste-t-il quelques heures à une complication aussi terrible. Les péritonites par perforation sont aussi très-insidieuses ; rien ne peut les faire prévoir, on les voit même survenir dans le cours de fièvres typhoïdes en apparence très-légères. Les péritonites se développent aussi, dans des circonstances très-rares, spontanément, sans perforation [1]. Dans certains cas même, elles peuvent devenir le point de départ de la guérison d'une péritonite par perforation, en créant des adhérences qui s'opposent à la sortie des liquides intestinaux.

Hémorrhagies. — L'hémorrhagie intestinale est une complication redoutable, et malheureusement assez fréquente, de la fièvre typhoïde. La quantité de sang rendue par les selles est très-variable ; ce ne sont quelquefois que quelques grumeaux mêlés aux matières fécales ; dans d'autres cas, au contraire, le sang sort pur et en grande abondance. L'hémorrhagie s'accompagne de pâleur, de refroidissement des extrémités, de sueurs froides et visqueuses, de dépression très-grande du pouls, de lypothymies, quelquefois même de syncope, etc. On l'a regardée comme produite, soit par érosion des vaisseaux, soit par simple exhalation ; ce dernier mode ne peut être admis qu'avec certaines réserves : le système circulatoire est en effet clos de toutes parts, et le sang avec ses éléments les plus importants, les globules, ne saurait en sortir. Pour expliquer la production de ces hémorrhagies, on ne doit pas perdre de vue ce fait, qu'elles sont toujours adynamiques, que le sang est

[1] Thirial; *Des péritonites survenant comme complication dans certaines maladies, notamment dans la fièvre typhoïde, et pouvant simuler la perforation de l'intestin.* (*Union médicale*, 1853, nº 83 et suiv.)

appauvri, que la proportion de fibrine a diminué. Or, c'est dans ces circonstances que le sérum, coloré en rouge par la dissolution de l'hématine, sort facilement des vaisseaux ; ce n'est donc pas le sang lui-même avec tous ses éléments qui constitue l'hémorrhagie : l'examen microscopique démontre en effet, dans le liquide exhalé, l'absence complète de globules [1].

Entérite. — L'entérite, rare chez l'adulte, est au contraire très-commune chez l'enfant ; sur huit malades de deux à quatre ans, six ont eu une entéro-colite ou un ramollissement considérable des intestins, d'après MM. Rilliet et Barthez [2]. Le diagnostic de cette complication présente les plus grandes difficultés, puisque les symptômes principaux : la diarrhée, les douleurs, le développement du ventre, sont les mêmes dans les deux affections. « On pourra cependant, ajoutent les auteurs que nous venons de citer, soupçonner l'existence d'une entéro-colite chez les plus jeunes sujets, quand on verra le dévoiement augmenter d'intensité et persister pendant très-longtemps, et chez les âgés, quand il existera des douleurs abdominales vives. »

Otite. — L'otite est encore une complication assez fréquente, surtout chez les enfants. Elle est caractérisée par des douleurs assez vives et un écoule-

[1] Jaccoud, *loc. cit.*, pag. 107 et suiv.

[2] Rilliet et Barthez, *loc. cit.*, tom. II, pag. 703.

ment abondant et fétide. Elle survient généralement à une époque assez avancée de la maladie.

Erysipèle. — L'apparition de cet exanthème est toujours un signe très-fâcheux; l'érysipèle ne se montre en effet que dans les cas les plus graves. Du reste, ainsi que nous le dirons plus loin, ces éruptions ont plutôt le caractère érythémateux qu'érysipélateux.

Citons enfin la fonte de la cornée, les maladies du larynx, particulièrement l'œdème de la glotte, les suppurations colliquatives, les paraplégies consécutives à l'infiltration du pus dans le canal rachidien, ayant provoqué l'inflammation et la suppuration de la moelle, la gangrène spontanée des membres, etc.; accidents heureusement fort rares, et sur lesquels M. Trousseau a particulièrement insisté dnas sa *Clinique médicale de l'Hôtel-Dieu* [1].

Diagnostic, — Il serait inutile de méconnaître les difficultés que présente le diagnostic de la fièvre typhoïde, et d'afficher une assurance que les faits viendraient promptement démentir. Le diagnostic est encore plus particulièrement difficile pour nous, qui croyons à l'existence de fièvres graves autres que la dothiénentérie, qui ne devons pas par conséquent nous contenter de savoir si la maladie que nous avons sous les yeux est une fièvre, mais qui

[1] Trousseau, *loc. cit.*, tom. I, pag. 194 et suiv.

devons surtout chercher à la distinguer des différentes espèces du même genre. Or, ce résultat n'est pas toujours facile à atteindre : nous ne sommes pas assez heureux pour posséder un signe qui, par lui-même, puisse suffire à caractériser la maladie ; ce n'est que par la comparaison de tous les phénomènes présentés par l'état morbide, de ses causes, de sa marche, que nous pourrons arriver à la connaître. Et même la fièvre typhoïde ne se montre-t-elle pas toujours entourée de ce cortége de symptômes dont nous avons montré toute la valeur ; plus d'un de ses caractères les plus importants peut faire défaut, et il devient dès-lors facile de méconnaître une maladie qui a perdu sa physionomie habituelle. De plus, les complications diverses des fièvres entre elles ou avec d'autres états morbides, leurs localisations sur différents organes, donnent naissance à un grand nombre de symptômes qui n'appartiennent pas à la fièvre elle-même, et qui entourent ainsi le diagnostic de nouvelles difficultés. Le médecin ne doit jamais s'attendre à retrouver dans la pratique cette régularité que nous prêtons si gratuitement au système vivant dans nos livres : ce sera à lui à distinguer dans chaque cas qui se présentera à son observation, les divers éléments qui le composent.

Et cependant, ce diagnostic est de la plus grande importance si l'on veut être en mesure d'établir un traitement rationnel, la thérapeutique de chaque fièvre reposant en effet sur des principes particuliers.

De plus, ce diagnostic n'est possible que dans la première période ; plus tard, les phénomènes ataxo-adynamiques dominent la scène, et il devient très-difficile, pour ne pas dire plus, de déterminer l'espèce morbide qui a engendré cet ordre de symptômes : il faut donc se hâter, se décider, dès les premiers temps de la maladie.

Faisons remarquer tout d'abord que, dans certains cas, les maladies locales, telles que la pneumonie par exemple, peuvent s'accompagner de symptômes qui présentent une analogie plus ou moins éloignée avec ceux de la fièvre typhoïde ; la prédominance de la lésion organique, la marche de la maladie, mettront alors facilement sur la voie.

Quant au diagnostic différentiel des diverses espèces de fièvres, nous en puiserons les éléments à la triple source de l'étiologie, de la symptomatologie et de la thérapeutique.

1° L'étude des causes des maladies peut souvent fournir des résultats précieux : pour bien connaître la nature de l'effet produit, il est bon plus d'une fois de remonter aux conditions qui l'ont engendré. Les médecins comprennent du reste de plus en plus l'importance du rôle que joue la cause dans la notion complète du fait pathologique ; et sans admettre, avec quelques auteurs, que la médecine étiologique soit la seule rationnelle, on ne peut cependant méconnaître la valeur des recherches de ce genre. Le premier soin du praticien devra donc être de s'enquérir des causes qui ont pu produire la maladie. On sait que ces conditions varient suivant chaque espèce pyrétologique: nous les avons déjà fait connaître pour un grand nombre d'entre elles, nous n'y reviendrons pas maintenant; nous aurons bientôt l'occasion d'étudier les causes des fièvres ataxo-adynamiques, et nous verrons aussi qu'elles diffèrent notablement de celles qui produisent la fièvre typhoïde. Nous ferons seulement remarquer ici l'importance d'une connaissance exacte de la constitution médicale régnante, cette cause si puissante qui frappe pour ainsi dire d'un même sceau toutes les maladies, les fièvres aussi bien que les autres états morbides. Les grands médecins de l'antiquité n'ont jamais négligé cette étude; ils voulaient avant tout connaître le génie de la fièvre de la saison. Sydenham pouvait avoir une thérapeutique hésitante au début d'une épidémie; mais quand, par une étude attentive de toutes les circonstances propres à la maladie, il en avait reconnu la véritable nature, il en établissait sans crainte et sans indécision les indications, et le succès de son traitement confirmait toujours la justesse de ses appréciations.

2° La différence des symptômes propres à chaque espèce fébrile est un des éléments les plus précieux pour le diagnostic. Sans vouloir revenir sur les différents phénomènes que présente la fièvre typhoïde, rappelons seulement l'impression profonde portée sur les forces de la vie, et manifestée par la stupeur, l'abattement, la contraction des traits, les différents symptômes ataxo-adynamiques ; rappelons aussi la multiplicité des fluxions, les épistaxis, les phénomènes divers qui se passent du côté des voies digestives, et enfin les taches rosées qui contribuent pour une large part à caractériser la fièvre typhoïde. Des symptômes fort différents, on le sait, appartiennent aux fièvres spéciales ; quant aux fièvres rémittentes à quinquina, c'est surtout par leur marche qu'elles se distinguent.

3° Enfin, les heureux effets ou la fâcheuse influence des différentes médications servent à confirmer le diagnostic déjà formé, ou à réparer une erreur qui pourrait plus tard devenir funeste. *Naturam morborum curationes ostendunt.* C'est surtout dans le diagnostic différentiel des fièvres typhoïdes et des fièvres à quinquina, que l'essai thérapeutique peut offrir les plus précieuses ressources. Le quinquina, inutile dans la première de ces affections, a au contraire une action immédiate dans la seconde.

Les fièvres éruptives, pendant leur période d'invasion, s'accompagnent aussi quelquefois de symptômes typhoïdes qui pourraient facilement induire en erreur. Cependant, quelle que soit leur gravité, les pyrexies exanthématiques présentent presque constamment certains phénomènes qui leur appartiennent spécialement, et qui mettent sur la voie du diagnostic.

La méningite peut également être confondue avec la fièvre typhoïde à complication ataxo-adynamique.

Cependant l'intensité et l'apparition précoce des accidents nerveux, l'absence de certains phénomènes, épistaxis, diarrhée, gargouillement, taches rosées, etc., lèveront bientôt les difficultés.

Enfin, ainsi que nous l'avons déjà laissé entrevoir, la tuberculisation générale aiguë prend presque toujours les apparences de la fièvre typhoïde ; les symptômes généraux sont à peu près les mêmes ; la marche est également rapide dans les deux affections ; l'auscultation même ne peut être d'un grand secours, car il est difficile de décider si les râles qu'on entend se rapportent à une infiltration tuberculeuse ou à une simple congestion de la muqueuse bronchique ; la connaissance des antécédents du malade (hérédité, maladies individuelles), le mode du début, toujours insidieux dans la tuberculisation, l'absence des phénomènes propres à la dothiénentérie, pourront faire plutôt admettre l'existence d'une tuberculisation.

Il est encore bien d'autres maladies qui peuvent dans la pratique présenter des rapports symptomatiques plus ou moins éloignés avec la fièvre typhoïde. Nous laissons au praticien le soin de décider lui-même la question, quand quelqu'un de ces cas s'offrira à son observation ; nous ne pouvons ici que poser les principes généraux, et nous rappellerons encore que dans le diagnostic différentiel des fièvres, plus que partout ailleurs, il faut savoir se tenir sur une sage réserve et ne pas engager imprudemment sa responsabilité.

Pronostic. — La fièvre typhoïde est une maladie grave, souvent mortelle : alors même qu'elle se présente sous les meilleures apparences, on ne doit pas se hâter de prédire une issue favorable ; dans son développement, elle peut en effet s'engager dans une mauvaise voie, sa marche peut être entravée par quelqu'une des terribles complications que nous avons étudiées ; rappelons par exemple ces perforations intestinales que rien ne peut faire prévoir, et qui emportent le malade en quelques heures. Toutefois, il est des fièvres typhoïdes qui ne s'accompagnent à aucun moment de leur course de phénomènes sérieux ; on les a appelées à tort latentes. Elles ne se cachent nullement ; en effet, elles présentent tous les phénomènes de la dothiénentérie, mais singulièrement affaiblis. Quant à ces maladies dont parle M. Grisolle, et dont un appareil fébrile continu de médiocre intensité et la perte de l'appétit constituent toute la symptomatologie [1], ce ne sont évidemment pas des fièvres typhoïdes. Pourquoi ces affections morbides seraient-elles rangées parmi les dothiénentéries plutôt que parmi les autres pyrexies ? Il faut évidemment à la science plus d'exactitude et de prévision.

La fièvre typhoïde est particulièrement grave chez les malades avancés en âge, débilités, non acclimatés ; le délire, les convulsions, la carphologie, les escarres,

[1] Grisolle, *loc. cit.*, tom. I, pag. 34.

la faiblesse, l'irrégularité et l'intermittence du pouls, sont des phénomènes dont l'apparition constitue toujours un signe fâcheux. La forme ataxo-adynamique est la plus grave de toutes ; parmi les complications les plus sérieuses, nous devons signaler au premier rang la péritonite par perforation, les hémorrhagies intestinales et la méningo-encéphalite; la pneumonie, l'otite ne viennent qu'en seconde ligne.

Constatons enfin que, sans qu'on puisse attribuer à ce fait une cause connue, certaines épidémies sont très-graves, tandis que d'autres sévissent sans intensité aucune.

Traitement. — Jetons d'abord un coup d'œil rapide sur les différentes méthodes de traitement des maladies ; nous en ferons ensuite l'application à la thérapeutique de la fièvre typhoïde. « Toutes les méthodes de traitement des maladies, dit Barthez, m'ont toujours paru devoir être comprises sous trois classes, qui sont celles des méthodes naturelles, des analytiques et des empiriques. Les méthodes naturelles du traitement d'une maladie ont pour objet direct de préparer, de faciliter et de fortifier les mouvements spontanés de la nature, qui tendent à opérer la guérison de cette maladie. Ces méthodes sont généralement indiquées dans les maladies où la nature a une tendance manifeste à affecter une marche réglée et salutaire. Les méthodes analytiques de traitement d'une maladie sont celles où, après l'avoir décomposée dans les affections essentielles dont elle est le produit, ou dans les maladies plus simples qui s'y compliquent, on attaque directement ces éléments de la maladie par des moyens proportionnés à leurs rapports de force et d'influence. Ces méthodes sont d'autant plus indiquées qu'il existe une plus grande complication des éléments d'une maladie. Dans les méthodes empiriques du traitement d'une maladie, on s'attache directement à en changer la forme entière par des remèdes qu'indique le raisonnement fondé sur l'expérience de leur utilité dans des cas analogues. Ces méthodes conviennent surtout aux maladies où l'on a lieu de craindre que les mouvements spontanés de la nature ne soient impuissants pour opérer la guérison, et dans celles qu'on ne peut décomposer en des éléments bien déterminés, dont on puisse être assez sûr de remplir les indications. Ces méthodes empiriques sont, ou vaguement perturbatrices, ou imitatives des mouvements salutaires que la nature affecte dans d'autres cas de la même maladie, ou administratives des spécifiques que l'expérience a fait connaître dans cette maladie [1]. »

Il ressort de là que le traitement des maladies ne saurait être livré à un empirisme grossier, que des règles parfaitement établies le régissent. La science des indications, la connaissance des méthodes, voilà les principes qui sans cesse doivent diriger le médecin, et qui, malheureusement, ne sont que trop sou-

[1] Barthez; *Traité des malad. goutteuses*, préface, pag. IX et suiv.

vent négligés. C'est ce qui a eu lieu particulièrement pour la fièvre typhoïde, contre laquelle on a épuisé toutes les médications possibles, mais dont on a rarement cherché à réglementer le traitement. On a regardé la fièvre typhoïde comme une maladie toujours identique à elle-même, en dépit des complications qui peuvent en modifier l'aspect, des conditions différentes d'âge, de tempérament, etc., qu'elle peut présenter, et on a dirigé contre elle, d'après la conception hypothétique qu'on se faisait de sa nature, une médication toujours invariable. Disons-le tout d'abord, ces différents traitements sont par cela même impuissants et ne peuvent être acceptés d'une manière générale ; efficaces dans certains cas, ils deviennent nuisibles dans un grand nombre d'autres. Jetons un coup d'œil rapide sur ces diverses médications.

Les saignées, préconisées par Forget, ont surtout été mises en pratique avec une vigueur inusitée par M. Bouillaud ; on connaît sa méthode des saignées coup sur coup, qui lui permet de tirer jusqu'à deux kilogrammes et demi de sang. Ce mode de traitement n'a aucun fondement : la fièvre typhoïde n'est pas une maladie inflammatoire, sa nature est au contraire profondément adynamique. Saigner dans ces conditions, et alors qu'il n'existe aucune complication inflammatoire, c'est vouer le malade à une mort à peu près certaine.

M. Delarroque s'est déclaré le champion de la méthode évacuante ; il commence par un éméto-cathartique, puis il donne chaque jour un purgatif, soit une bouteille d'eau de Sedlitz, soit 80 grammes d'huile de ricin. M. Beau, considérant la fièvre typhoïde comme le résultat de la présence dans l'intestin de matériaux étrangers et nuisibles, insiste plus particulièrement sur les purgatifs. Des essais nombreux ont été faits par MM. Piédagnel, Andral, Louis, Grisolle, etc.; et de ces expériences comparatives on a dû conclure que la méthode évacuante ne comptait pas plus de succès que toute autre médication. C'est qu'en effet les évacuants, utiles dans certaines conditions, ne sauraient être appliqués indistinctement à tous les cas. Nous en dirons autant du tartre stibié, du sulfate de quinine, employés à hautes doses comme moyens contro-stimulants, des mercuriaux donnés *intus et extra* dans le but de faire avorter l'altération des plaques de Peyer, du calomel, usité surtout en Allemagne, et d'un grand nombre d'autres moyens réputés plus ou moins spécifiques. Ces diverses médications réussissent dans quelques circonstances, parce qu'elles remplissent certaines indications particulières et fortuites, parce que la nature, souvent mieux avisée que ses ministres, sait réparer leurs erreurs; mais il est impossible de vouloir en faire l'unique base du traitement de la fièvre typhoïde.

Quand on réfléchit à la nature de la fièvre typhoïde, on voit bien vite que les faits principaux qui doivent inspirer le médecin dans l'étude de son traitement sont les trois suivants :

1° La fièvre typhoïde est une maladie dont il est impossible d'arrêter la marche ;

2° Elle porte une impression profonde sur les forces de la vie, elle tend à l'adynamie ;

3° Sa marche est souvent embarrassée par des complications diverses.—De là trois indications principales, remplies par les méthodes naturelles et analytiques :

1° Si la maladie est simple, dégagée de toute complication, surveiller sa marche, éloigner toute cause de trouble ;

2° Soutenir dès le début les forces, pour atténuer autant que possible les effets de l'adynamie, combattre directement celle-ci quand elle s'est manifestée ;

3° Traiter les complications, si elles existent.

Enfin, on aura égard à quelques symptômes dont l'exagération pourrait constituer un véritable danger pour le malade.

« Vous me voyez, dit M. Trousseau, rester inactif auprès d'un grand nombre de dothiénentériques. Lorsque la maladie suit une marche régulière, lorsque des accidents ou des complications particulières ne viennent pas réclamer une médication énergique, toute ma thérapeutique se borne à prescrire de l'infusion de camomille pour tisane, ou des boissons acidules [1]. » Le repos, quelques boissons telles que les emploie M. Trousseau, des attractifs doux tels que

[1] Trousseau, *loc. cit.*, tom. I, pag. 181.

des cataplasmes sur les pieds, de manière à empêcher les mouvements de se porter avec trop de violence vers la tête, quelques cataplasmes sur le ventre pour calmer l'irritation intestinale : tels sont les moyens bien simples à l'aide desquels on remplira la première indication, et qui suffiront presque toujours dans la première période.

Il faut en outre soutenir les forces : la maladie doit être de longue durée, des phénomènes très-graves se manifesteront à la fin ; aussi, quelles que soient la forme, l'intensité de la fièvre, on doit dès le début alimenter les malades, leur donner des bouillons, des potages légers, du vin ; c'est là un précepte aujourd'hui suivi et recommandé par la majorité des médecins, en particulier par MM. Trousseau, Monneret, Aran, Béhier, Graves [1], etc. Qu'on ne craigne pas d'irriter l'intestin ; on le fatigue bien davantage par les remèdes qu'on emploie si souvent avec tant de confiance, purgatifs, sulfate de quinine, etc. Plus tard, quand l'adynamie se sera déclarée, il faudra même arriver aux toniques médicamenteux.

Dans les fièvres typhoïdes avec complication, ou, suivant les expressions reçues, à forme inflammatoire, les saignées peuvent être employées ; mais s'adressent-elles directement à la maladie ? Évidem-

[1] Graves ; *Leçons de clinique médicale*, trad. par Jaccoud. Paris, 1852, tom. I, pag. 153.

ment non; elles n'ont pour but que de dégager le terrain, de permettre à l'affection d'évoluer normalement, sans entraves. On ne devra jamais perdre de vue, du reste, que la fièvre typhoïde est foncièrement adynamique, qu'elle a une longue course à parcourir, qu'il faut par conséquent ménager les forces; nous repoussons donc dans tous les cas les saignées exagérées, coup sur coup, nous ne pouvons autoriser que de légères soustractions de sang. C'est ainsi que nous comprenons les succès de M. Louis, qui pratique des saignées de 350 grammes, répétées tout au plus deux fois dans les deux premiers jours de la maladie. On devra prendre en considération l'état des forces du malade, son tempérament, son âge, etc. Dans les cas où domineraient les phénomènes de congestion vers la tête, et où l'état inflammatoire ne serait pas du reste des plus violents, on pourrait remplacer la saignée générale par une application de sangsues sur les apophyses mastoïdes.

Contre la complication bilieuse, une des plus fréquentes dans nos contrées, on emploiera avec succès l'ipécacuanha, d'abord à dose vomitive, puis en infusion. Les affusions froides, employées avec succès par le docteur Smith, à l'hôpital de la Charité, de Berlin [1], pourront être d'une grande utilité dans cette forme, qui s'accompagne toujours d'une chaleur très-élevée et très-sèche.

[1] Graves, *loc. cit.*, tom. I, pag. 211.

Les états muqueux, catarrhal, demanderont l'emploi des moyens que nous avons déjà indiqués.

Si l'élément ataxo-adynamique se montre dès le début de la pyrexie, on mettra immédiatement en usage les toniques ; on insistera sur un régime plus substantiel, potages, vin vieux, vin de Malaga ; on donnera le quinquina en infusion ou sous la forme d'extrait alcoolique (résine de quinquina) ; on lui associera les antispasmodiques, le camphre, le musc, etc., adressés plus particulièrement à l'état nerveux ; on pourra aussi employer les excitants diffusibles : éther, acétate d'ammoniaque, etc.

Les maladies locales de nature inflammatoire seront traitées par les antiphlogistiques, dont on réglera l'emploi d'après l'état des forces, l'état général du sujet. Le calomel sera associé aux antiphlogistiques, dans les cas de méningo-encéphalite ; le kermès ou l'ipéca à doses fractionnées seront employés dans les bronchites intenses ou les pneumonies ; contre ces congestions pulmonaires qui se forment à la dernière période (pneumonies hypostatiques), M. Béhier a fait usage avec succès des ventouses sèches. On usera toujours avec modération, et seulement quand l'indication sera des plus urgentes, des vésicatoires, dans la crainte de voir plus tard s'ulcérer les plaies ainsi produites. L'hémorrhagie intestinale réclame un traitement actif ; le perchlorure de fer (1 gramme pour 120 de véhicule) rendra de grands services. Quant à la perforation intestinale, aucun moyen ne peut en arrêter les funestes effets ; on se bornera à prescrire l'opium à hautes doses, de manière à calmer autant que possible les douleurs intolérables du malade. Si la guérison s'opère, ce n'est que par les efforts de la nature, grâce au mécanisme que nous avons indiqué plus haut.

Enfin, il est certains symptômes qui, par l'extension considérable qu'ils prennent, deviennent sujet d'indication. La diarrhée, par exemple, réclame l'emploi des astringents, des opiacés (décoction blanche de Sydenham additionnée de sirop de cachou, diacode, de thériaque, diascordium, lavements amidonnés et laudanisés, sous-nitrate de bismuth, etc.). Les épistaxis seront traitées par les applications froides sur le front, des révulsifs sur les membres supérieurs, le perchlorure de fer en injection, et enfin, si ces moyens sont impuissants, par le tamponnement. Pour prévenir la formation des escarres, il faudra souvent changer les malades de place, employer des soins extrêmes de propreté, éviter le contact de l'urine et des matières fécales, faire usage de coussins en caoutchouc, de manière à soustraire la région sacrée à une pression continue ; enfin, si les escarres se déclarent, on aura recours aux moyens excitants : décoction de quinquina, préparations chlorurées, etc. ; le coaltar saponiné peut également avoir de bons effets. Graves[1] conseille un liniment composé de

[1] Graves, *loc. cit.*, tom. I, pag. 241.

64 grammes huile de ricin et 32 baume du Pérou. Les accidents que nous avons signalés comme survenant exceptionnellement dans le cours ou à la fin de la fièvre typhoïde : fonte de la cornée, œdème de la glotte, suppurations colliquatives, paraplégies, etc., réclament le traitement qu'on a l'habitude de diriger contre eux, et qu'il serait trop long de décrire.

La convalescence est longue et pénible, les forces reviennent lentement ; il faudra donc mettre en usage tous les moyens propres à réparer les pertes de l'organisme : régime substantiel, toniques amers, quinquina, particulièrement le vin de quinquina ou de quinium, etc.

Nature. — Pouvons-nous pénétrer la nature de la fièvre typhoïde ? Malgré les difficultés de la question, essayons de la résoudre. Il est toujours plus facile de dire ce qu'une chose n'est pas que de bien savoir ce qu'elle est. Aussi commencerons-nous tout d'abord par détruire certaines opinions qui ont eu un succès trop prolongé et qui ne peuvent qu'égarer les esprits.

La fièvre typhoïde est-elle sous la dépendance immédiate de la lésion intestinale ? est-elle, suivant les expressions de M. Forget, une entérite folliculeuse ? On comprend qu'à l'époque où fut découverte l'altération des plaques de Peyer, et dans l'enthousiasme du premier moment, on ait pu adopter une pareille opinion ; mais, depuis lors, le temps de la réflexion est arrivé, et il nous semble que, tout en accordant à la lésion intestinale une place élevée dans l'histoire de l'affection typhoïde, on doit cependant lui refuser le titre de cause prochaine. Nous ne voulons pas maintenant revenir sur ces deux grands faits, que nous avons déjà rappelés, et qui pourraient cependant suffire pour juger la question : 1° de fièvres typhoïdes sans altérations, observées par des médecins même de l'École de Paris, MM. Andral, Chomel, Grisolle, Requin, etc.; 2° de maladies bien distinctes de la fièvre typhoïde, et dans lesquelles les mêmes praticiens ont reconnu l'existence de la lésion des plaques de Peyer ; mais nous ferons remarquer que l'étendue de l'altération des glandes intestinales n'est nullement en rapport avec la gravité de la fièvre; qu'à des affections typhoïdes mortelles répondent des désordres très-légers ; et réciproquement, qu'à des lésions profondes, multiples, peuvent ne correspondre que des symptômes très-peu marqués. C'est là un fait que M. le professeur Combal a parfaitement mis en lumière[1], et que prouvent suffisamment les observations déjà assez nombreuses de péritonites par perforation, survenant dans le cours de fièvres typhoïdes légères. Il y a plus, les désordres locaux ne sont pas même en rapport avec les phénomènes abdominaux, avec la diarrhée, le météorisme, etc.

Est-il nécessaire maintenant de rappeler qu'un effet doit être inévitablement lié à ses causes, et que,

[1] Combal, *loc. cit.*, pag. 16.

par conséquent, si l'énanthème intestinal existe sans être accompagné des symptômes caractéristiques de la fièvre typhoïde, c'est qu'évidemment il ne suffit pas pour les produire ? Enfin, un dernier fait qui vient à l'appui de notre opinion consiste dans l'absence d'altérations au début de la maladie ; l'observation de M. Lombard nous fait voir une fièvre typhoïde sans lésion au quatrième jour ; on s'accorde généralement, du reste, à admettre que les désordres locaux n'apparaissent que le cinquième jour. Pour nous donc, il ne peut y avoir de doute : l'affection typhoïde n'est pas une fièvre symptomatique d'une altération des solides.

Serons nous plus heureux en interrogeant les liquides ? Nous avons vu que les diverses altérations du sang pouvaient toutes s'expliquer par des circonstances particulières, qu'elles n'étaient nullement spéciales à la fièvre typhoïde. M. Tigri (de Sienne) prétend avoir rencontré des bactéries dans le sang de sujets morts de fièvre typhoïde ; la présence de ces infusoires serait-elle la cause prochaine de cette affection ? En admettant que le fait fût constant, ce qui nécessite toutefois de nouvelles recherches, nous nous demanderions encore si ce n'est pas parce que le sang des sujets atteints de dothiénentérie présente certaines propriétés, constitue un terrain convenable, que les bactéries s'y développent ; car, enfin, les germes de ces infusoires sont constamment répandus dans l'atmosphère et n'arrivent à éclosion que dans certaines circonstances, de même que toutes les productions animales ou végétales qui exigent certaines conditions pour naître et vivre dans l'organisme[1]. De plus, ce n'est pas seulement chez les individus ayant des fièvres typhoïdes, qu'on constate la présence des bactéries ; M. Tigri les a encore vues dans le sang de femmes atteintes de fièvre puerpérale ; M. Davaine[2] les a observées chez les animaux attaqués par la maladie connue sous le nom de sang de rate, et M. Signol[3] chez les chevaux en proie à l'affection appelée diathèse typhoïde, influenza, etc. En un mot, la présence de bactéries dans le sang serait un fait commun à toutes les affections adynamiques et nullement spécial à la fièvre typhoïde ; encore moins pourrait-il être considéré comme la cause de cette dernière affection.

Invoquerons-nous, avec M. Grisolle, une altération indéterminée du sang[4] ? La science ne peut se contenter d'explications aussi hypothétiques, elle veut plus de précision : qu'on commence par nous faire voir cette altération ; les moyens sont aujourd'hui assez perfectionnés pour qu'on puisse facilement y arriver, et nous en discuterons alors la valeur.

[1] Samuelson ; Communication à l'Académie des sciences, août 1863.

[2] Davaine ; Communication à l'Académie des sciences, 27 juillet 1863.

[3] Signol ; *Gazette des hôpitaux*, 20 août 1863.

[4] Grisolle, *loc. cit.*, tom. I, pag. 53.

Jusque-là, nous sommes obligé de reconnaître que l'état du sang est aussi impuissant que l'altération de la muqueuse à nous faire connaître la cause prochaine de la fièvre typhoïde.

Il nous paraît inutile de discuter l'opinion de M. Delarroque, pour qui la fièvre typhoïde est le résultat de la présence dans l'intestin d'une bile altérée, acrimonieuse, et consécutivement de la résorption des matières septiques contenues dans le tube intestinal. Trop vieille d'un siècle, cette explication serait tout au plus acceptée par l'ancien humorisme.

L'altération, toujours indéterminée, du système nerveux mérite-t-elle plus de considération ? Quelque porté que l'on soit à localiser les maladies, faut-il au moins que le raisonnement ait à s'exercer sur quelque chose de réel, de visible.

Reconnaissons donc que la fièvre typhoïde ne peut avoir son origine dans une lésion quelconque des solides ou des liquides ; reconnaissons que la multiplicité des systèmes atteints, que la longueur habituelle des prodromes, période pendant laquelle nous assistons en quelque sorte au long recueillement du système vivant, l'absence enfin d'altérations primitives, tout nous démontre que la fièvre typhoïde porte principalement et primitivement son action sur les forces, et secondairement sur les divers systèmes organiques. En un mot, la fièvre typhoïde est une fièvre essentielle.

Peut-on l'assimiler aux fièvres éruptives, comme

le soutiennent quelques médecins, et particulièrement M. Trousseau ? « La dothiénentérie, dit-il, est une maladie générale aiguë, *très-assimilable aux fièvres éruptives*, et avec lesquelles elle offre plus d'une frappante analogie [1]. » Quel est le caractère fondamental d'une fièvre éruptive? C'est de présenter une fièvre primitive, suivie d'une éruption critique de la fièvre ; c'est là ce que nous voyons dans la variole, la rougeole et la scarlatine. L'énanthème intestinal, c'est ainsi qu'on a désigné la lésion des plaques de Peyer, arrive bien consécutivement au mouvement fébrile, mais il n'est pas critique ; la fièvre conserve toute son intensité, l'affection typhoïde n'est donc pas une fièvre éruptive. On peut cependant établir des rapprochements très-intimes entre ces deux espèces de la grande classe pyrétologique ; l'une et l'autre doivent inévitablement suivre leur marche ; elles créent toutes les deux une immunité à peu près complète, sont contagieuses, quoiqu'à des degrés différents ; la fièvre typhoïde pourrait donc servir de transition entre les fièvres essentielles spéciales et les éruptives.

Auteurs à consulter. — Les différents ouvrages que nous avons cités dans le cours de cet article, ceux de Forget, Louis, Chomel, la Thèse de M. le professeur Combal, la *Clinique* de M. Trousseau, la

[1] Trousseau, *loc. cit.*, tom. I, pag. 137.

plupart des Traités de pathologie interne, seront consultés avec fruit.

Typhus.

Le typhus constitue-t-il une affection complètement identique à la fièvre typhoïde, et la description de cette dernière maladie peut-elle suffire pour donner une notion suffisante de la première? Les deux affections sont-elles au contraire distinctes, et faut-il les décrire séparément? Hildenbrand, à qui nous devons une description du typhus devenue classique [1], avait admis la différence des deux maladies, et après lui plusieurs auteurs, MM. Fleury et Pellicot [2], Landouzy [3], etc., ont professé la même doctrine. Nous nous rangeons complètement à leur opinion, malgré les travaux de M. Gaultier de Claubry [4], malgré les affirmations de MM. Louis [5], Valleix [6], Requin [7], etc. Plusieurs motifs appuient notre manière de voir. Et d'abord, la symptomatologie des deux affections, quoique se rapprochant sur un grand nombre de

[1] Hildenbrand; *Du typhus contagieux*, trad. Gasc, 1812.

[2] Cités par Grisolle, *loc. cit.*, tom. I, pag. 55.

[3] Landouzy; *Mémoire sur l'épidémie de typhus qui a régné à Reims en 1839 et 1840. (Arch. génér. de médec.*, janvier 1842.)

[4] *Mémoire présenté à l'Académie de médecine sur les analogies et les différences du typhus et de la fièvre typhoïde*, 1835.

[5] Louis; *Recherches anatomiques, pathologiques*, etc., *sur la fièvre typhoïde.*

[6] Valleix; *Guide du médecin praticien.* Paris, 1854.

[7] Requin; *loc. cit.*, tom. III, pag. 409.

points, n'est pas entièrement semblable. Ainsi, l'absence de prodromes est un fait plus fréquent dans le typhus (Tholozan, Garreau, Haspel); les phénomènes nerveux y apparaissent plus tôt et y acquièrent plus promptement une grande intensité; les taches rosées et les sudamina constituent les éruptions de la fièvre typhoïde, le typhus présente des taches rosées et des pétéchies (Hildenbrand); les phénomènes abdominaux, météorisme, coliques, gargouillement, diarrhée, sont bien moins constants dans le typhus (Fleury, Landouzy, etc.); enfin, les altérations intestinales ne s'y rencontrent qu'exceptionnellement (Fleury et Pellicot, É. Chauffard, Dupré, Boyer, Bourrely, Girbal [1], etc.); nous ne les avons jamais observées dans plusieurs autopsies que nous avons eu l'occasion de faire à l'Hôtel Dieu Saint-Éloi, sur des militaires arrivés de Crimée.

Les considérations qui précèdent ne nous suffiraient cependant pas pour établir une distinction bien tranchée entre les deux affections; nous savons en effet qu'il ne faut pas attacher une importance exagérée aux symptômes, les plus variables de tous les faits pathologiques. Que de modifications en effet ne présentent-ils pas sous l'influence de l'épidémicité ou de l'endémicité, des lieux, de l'âge, du tempérament, des idiosyncrasies, etc.? Nous nous attacherons davantage à la diffé-

[1] Girbal; *Coup d'œil sur la pyrétologie.* (*Montpellier médical*, 1863, tom. X, pag. 117.)

rence des causes, inconnues ou à peu près pour la fièvre typhoïde, si bien connues au contraire pour le typhus, qu'il suffit de les faire disparaître pour voir cesser en même temps l'épidémie. Chacun sait aujourd'hui que l'infection miasmatique, telle qu'on la rencontre dans les camps, les vaisseaux, les prisons, lieux également malsains par suite de l'encombrement, de l'agglomération d'un trop grand nombre d'hommes sains et malades ; que les travaux excessifs, joints à une alimentation insuffisante, à une prostration morale considérable, sont autant de circonstances dans lesquelles se produit généralement le typhus. La contagion, dont nous avons observé plusieurs exemples, est en outre bien plus évidente et bien plus terrible dans le typhus que dans la fièvre typhoïde. Toutes ces causes portent sur l'organisme une atteinte des plus profondes, qui se reconnaît à l'aspect général de la maladie, à sa marche toujours rapide, à un ensemble de symptômes que les anciens auraient désigné par l'expression de colliquation humorale (pétéchies, fétidité de l'haleine et de toutes les excrétions, etc.), au pronostic toujours empreint d'un caractère de gravité effrayant, etc.

En résumé, les diverses circonstances que nous venons d'énumérer nous paraissent, par leur réunion, suffire pour légitimer la distinction que nous établissons. On ne saurait nous objecter que ces différences ne sont que superficielles, qu'elles tiennent non à la nature de la maladie, mais aux diverses formes sporadique ou épidémique sous lesquelles se présentent les deux affections; nous reconnaissons, il est vrai, que l'épidémicité s'accompagne habituellement d'une gravité plus grande, mais nous ne pouvons pas admettre que ce soit là la cause des différences profondes qui séparent le typhus et la fièvre typhoïde. Nous possédons aujourd'hui un grand nombre de relations d'épidémies de fièvre typhoïde, et nous ne voyons pas que sous cette forme la dothiénentérie ait plus de ressemblance avec le typhus qu'à l'état sporadique; quelques-unes de ces épidémies présentent même une bénignité plus grande que les fièvres typhoïdes isolées. La distinction est donc bien réelle, et l'expression *fièvre typhoïde* parfaitement trouvée, puisqu'elle s'applique à une maladie qui n'a en effet que les apparences du typhus. Cette dernière affection aurait du reste plus de rapports avec la fièvre ataxo-adynamique, dont nous présenterons bientôt le tableau.

Nous ne décrirons pas en détail le typhus, maladie que nous avons rarement l'occasion d'observer, dont nous avons vu cependant plusieurs exemples dans les salles de l'Hôtel-Dieu Saint Éloi, à l'époque de la guerre de Crimée; les réflexions précédentes suffisent pour le faire connaître. Quant à son traitement, il doit être établi d'après les règles qui nous ont guidé dans la thérapeutique de la fièvre typhoïde avec complication ataxo-adynamique. Aux toniques de tous genres que l'on devra employer, on fera bien d'ajouter l'usage des acides, la limonade sulfurique par exemple, moyens excellents contre l'état de colliquation des humeurs qui accompagne le typhus.

Typhus Fever.

Il est une autre maladie que quelques médecins ont confondue avec notre fièvre typhoïde ; cette maladie, étrangère à nos climats et sur laquelle par cela même nous ne voulons pas insister, a été appelée par les Anglais *Typhus Fever*. Faut-il admettre ou rejeter la distinction des deux états morbides ? Nous n'avons certes pas qualité pour résoudre la question, n'ayant jamais observé cette pyrexie ; mais cependant, si nous consultons la magnifique description que Graves nous a donnée du *typhus fever*[1], il nous sera difficile de ne pas admettre la séparation complète des deux maladies. Il est d'abord bien certain, ainsi que le fait remarquer son traducteur, que l'éminent professeur de Dublin emploie des expressions différentes pour les désigner, et que dans son esprit il ne reste aucun doute sur l'existence distincte des deux états morbides, puisqu'en parlant de sujets atteints de *typhus fever*, il a écrit la phrase suivante : « Les individus qui sont entrés tout récemment à l'hôpital ont été regardés, peut-être à tort,

[1] Graves, *loc. cit.*, tom. I, pag. 107 et suiv.

comme atteints d'une simple fièvre typhoïde [1]. » Les mêmes conclusions avaient été formulées, antérieurement à la publication du livre de Graves, par le docteur Gerhardt (de Philadelphie) et par M. Henri Guéneau de Mussy [2].

Ce typhus et le typhus d'Hildenbrand sont-ils une seule et même maladie? Nous pencherions à le croire: d'après les observations de Graves, des causes identiques, l'entassement, le défaut de renouvellement de l'air, la malpropreté [3], etc., président au développement des deux fièvres. M. Guéneau de Mussy, qui a étudié le typhus sur les lieux mêmes, nous paraît avoir établi l'identité des deux affections sur des preuves suffisantes: il montre en effet que les deux maladies naissent sous l'influence des mêmes causes, l'encombrement, l'entassement et la misère, et qu'elles ont le même mode d'invasion, les mêmes éruptions, les mêmes complications, la même durée, les mêmes terminaisons. Les quelques différences que l'on constate dans la symptomatologie des deux affections peuvent s'expliquer par les diverses formes sous lesquelles elles se présentent, l'une existant endémiquement dans certaines contrées, et l'autre affectant toujours la forme épidémique. Nous renvoyons les lecteurs désireux de mieux connaître le

[1] Graves, *loc. cit.*, tom. I, pag. 145.
[2] Cité par Grisolle, tom. I, pag. 56.
[3] Graves, *loc. cit.*, tom. I, pag. 130.

typhus fever, à l'ouvrage de Graves, qui en a traité *in extenso*.

Fièvre ataxo-adynamique.

La fièvre ataxo-adynamique n'est plus admise aujourd'hui par les auteurs ; elle a été confondue avec la fièvre typhoïde, et nous devons bien reconnaître, en effet, que depuis les travaux modernes, son domaine s'est considérablement restreint. A côté d'un grand nombre de fièvres typhoïdes que nous avons déjà pu observer, nous ne pourrions citer que deux faits de fièvre ataxo-adynamique. Ces observations, jointes à celles que nous avons trouvées dans les ouvrages anciens, nous paraissent toutefois suffisantes pour nous faire admettre une fièvre ataxo-adynamique distincte et indépendante. On comprend en effet, *à priori*, qu'à la suite de causes qui épuisent le système vivant, il puisse naître une fièvre dont les symptômes dévoileront parfaitement l'origine ; ces symptômes ne devront trahir que la faiblesse dont ils sont le produit, et n'auront nul besoin de s'entourer de ce cortége de manifestations diverses dont s'accompagne la fièvre typhoïde ; les faits que nous avons observés montrent la légitimité de ce raisonnement. Nous avons déjà dit pourquoi nous réunissions dans une seule description les deux éléments ataxique et adynamique ; la nature nous les montre existant toujours ensemble, il nous est donc impossible de les séparer.

Étiologie. — La fièvre ataxo-adynamique est produite par toutes les causes qui diminuent l'énergie des forces vitales et exaltent en même temps l'action du système nerveux ; les excès de tout genre, les travaux exagérés, les peines morales prolongées, la misère, remplissent ces deux conditions.

Symptomatologie. — Les symptômes que nous avons décrits à propos de la troisième période des fièvres typhoïdes sont à peu près ceux que l'on rencontre dans la fièvre ataxo-adynamique. Pinel la décrit de la manière suivante : « Couleur livide des téguments et affaissement général ; langue recouverte d'un enduit jaune verdâtre, brunâtre et quelquefois noir, d'abord humide, puis sèche et aride ; état fuligineux des gencives et des dents ; haleine fétide ; soif variable ; déglutition impossible ou comme paralytique ; vomissements de matières diverses plus ou moins foncées en couleur ; constipation ou diarrhée ; déjections souvent involontaires, noires et fétides ; dans quelques cas météorisme ; pouls petit, mou, lent ou fréquent, souvent dur et en apparence développé les premiers jours, mais passant subitement à un état opposé ; parfois, dès le début, apparence momentanée d'une congestion vers la tête ou sur la poitrine ; dans quelques circonstances, hémorrhagies passives par le nez, les bronches, l'estomac, l'intestin et les organes génitaux ; pétéchies, vibices, et ecchymoses ; respiration naturelle, accélérée ou ralentie ; chaleur de la peau ou sueurs partielles froides, visqueuses et même fétides ; urine retenue, rejetée avec difficulté ou rendue involontairement d'une manière variée, citrine ou de couleur foncée dans les premières périodes, et trouble avec un sédiment grisâtre vers la fin ; yeux rouges, jaunes, verdâtres, chassieux, larmoyants et contournés ; regard hébété ; affaiblissement et dépravation des sens, céphalalgie obtuse, état de stupeur, somnolence, vertiges, rêvasseries ou délire taciturne, réponses lentes et tardives, indifférence sur son propre état, prostration, affaissement des traits de la face et des saillies musculaires en général ; coucher en supination, quelquefois éruption de parotides avec ou sans diminution subséquente des symptômes ; ictère, impossibilité de rubéfier la peau et d'exciter l'organisme ; gangrène des plaies et en général des parties sur lesquelles le décubitus a lieu [1]. » On voit que, malgré ses nombreux rapports avec la fièvre typhoïde, la fièvre ataxo-adynamique de Pinel en diffère notablement dans ses traits essentiels. Ici, en effet, il n'y a point d'éruptions ; le météorisme, la diarrhée n'y sont notés que comme accidents exceptionnels et non comme symptômes fondamentaux ; les épistaxis reçoivent une interprétation différente de celle qu'on doit admettre pour les hémorrhagies de la première période de la fièvre typhoïde ; les congestions vers la poitrine sont aussi accidentelles. Les symptômes

[1] Pinel; *Nosographie philosophique*, 4e édit., pag. 162.

adynamiques constituent évidemment le fonds de la maladie décrite par Pinel.

Nous résumons de la manière suivante une de nos observations ; elle remplacera une description difficile du reste à donner, les faits étant encore trop peu nombreux. Vadeaud (Clair), âgé de 22 ans, d'une constitution faible, d'un tempérament lymphatique, fatigué par des récidives nombreuses de fièvre intermittente, par les travaux excessifs auxquels son service de soldat du régiment du génie l'expose, entre à l'hôpital Saint-Éloi le 19 mars 1860. Depuis deux mois déjà, il se sentait mal à l'aise, il avait des maux de tête, il avait perdu l'appétit et le sommeil ; cependant il continuait son service lorsque, le 16 mars, après une revue, il se sentit plus fatigué. Il éprouva des douleurs vagues dans les articulations, dans les membres et le long du rachis ; en même temps la céphalalgie avait augmenté, l'appétit était nul ; le malade dit également avoir eu de la fièvre ; il est resté dans cet état pendant trois jours à l'infirmerie du quartier ; le 19, on le porte à l'hôpital dans le service de M. le professeur Dupré.

Nous constatons encore les symptômes précédents : pesanteur de tête, lassitude générale, torpeur, tristesse, assoupissement, sécheresse, pulvérulence des narines, sécheresse de la langue ; pas de météorisme, pas de diarrhée ; rien dans la poitrine ; pas d'éruption ; le pouls est fréquent, petit, dépressible, la chaleur modérée. Dans la nuit, il y a eu de l'agitation. (Infusion de sauge édulcorée avec le sirop de limon ; cataplasmes sinapisés aux pieds.)

Le lendemain 17, aggravation des symptômes précédents.

18. Le délire est survenu dans la nuit, nécessitant l'emploi de la camisole de force ; les traits sont décomposés ; le pouls est petit, éteint, fréquent ; chaleur âcre ; pas de selles. (Potion avec camphre 1gr,50 ; acétate de potasse 2gr ; liqueur d'Hoffmann 40 gouttes ; infusion de fleurs d'oranger 120 gr ; infusion de sauge. Cataplasmes sinapisés.)

19. Le délire a persisté ; la face est profondément altérée ; yeux immobiles, tremblement de la lèvre inférieure ; la langue est moins sèche ; la peau plus moite ; le pouls a les mêmes caractères ; il y a une rétention d'urine. (Ajoutez résine de quinquina 6gr à la potion précédente.)

20. Le délire cesse ; les symptômes adynamiques font des progrès, la torpeur est plus considérable ; décomposition des traits ; petitesse plus grande du pouls, soubresauts des tendons ; pas de selles, ni de météorisme, ni d'éruption, ni de bronchite. (Bouillon, crême de riz ; potion *ut suprà.*)

21. Même état à peu près.

22. Légère amélioration ; le malade a demandé à uriner ; la figure est meilleure ; la langue s'est humectée ; le pouls se relève un peu. (Mêmes prescriptions.)

23. L'amélioration continue ; le 24 seulement il y a une selle.

Une pneumonie hypostatique survint le 30 mars, vingtième jour à peu près de la maladie ; elle céda assez facilement, et le 10 avril le malade était guéri ; quelques jours après, il avait son *exeat*.

Quels sont les phénomènes qui ont dominé dans cette observation? L'ataxo-adynamie, dès le début, a seule occupé la scène ; les causes ont agi dans ce sens ; les maladies antérieures, les travaux excessifs, peut-être la tristesse, la nostalgie, ont déprimé les forces, excité le système nerveux. Quels sont les phénomènes qui ont fait défaut? Ceux précisément qui caractérisent l'affection typhoïde, les phénomènes abdominaux, indice du travail destructeur qui se fait dans l'intestin, l'éruption des taches rosées, les symptômes thoraciques, preuve de la multiplicité des fluxions qui existe dans la fièvre typhoïde. L'apparition anticipée du délire, des soubresauts des tendons, n'appartient pas davantage à la dothiénentérie. Il est vrai qu'il n'y a pas eu d'autopsie, et quelques-uns peut-être refuseront par cela même toute valeur à notre observation. Nous ne chercherons pas à nous abriter derrière une fin de non-recevoir, en discutant de nouveau la valeur des lésions intestinales dans le diagnostic des fièvres graves ; nous chercherons à satisfaire les exigences les plus grandes, et nous montrerons qu'il nous est bien permis de supposer que l'altération des plaques a, dans ce cas, fait défaut. Nous avons bien établi en effet, dans un autre endroit, que la lésion intestinale n'était pas toujours en rapport avec la gravité des phénomènes abdominaux, mais nous n'avons jamais dit qu'elle pût exister sans produire quelqu'un de ces symptômes. L'absence complète de diarrhée, de météorisme, de gargouillement, dans notre observation, est pour nous la preuve de la non-existence de l'énanthème intestinal. Pour nous donc, il ne peut y avoir aucun doute : cette fièvre est bien une fièvre ataxo-adynamique, et non une fièvre typhoïde. Nous pourrions rapporter un second fait observé par nous en ville, et pour nous aussi concluant.

Diagnostic. — Le diagnostic de ces fièvres ne peut s'établir que par exclusion, par l'absence des signes propres à toute autre pyrexie ; l'intensité des accidents ataxo-adynamiques, leur précocité, seront aussi des indices précieux.

Pronostic. — La fièvre ataxo-adynamique est une maladie grave ; cependant nous ne la croyons pas aussi dangereuse que la fièvre typhoïde, ce que nous attribuons en partie à l'absence de lésions intestinales, par suite, de tous les phénomènes abdominaux, et à la puissance plus grande de la thérapeutique. La fièvre ataxo-adynamique n'est pas en effet une maladie inconnue dans son essence comme la fièvre typhoïde ; on peut diriger contre elle des moyens rationnels, et en arrêter ainsi le cours.

Traitement. — Il repose sur la connaissance de la nature de la maladie ; il faut relever les forces, régulariser les fonctions du système nerveux. Les toniques unis aux antispasmodiques rempliront ces deux indications.

La *fièvre putride* des anciens ne peut être considérée comme une espèce particulière ; c'est une fièvre ataxo-adynamique présentant un degré de gravité extrême ; des hémorrhagies excessives, des gangrènes, la fétidité des excrétions, etc., la distinguent ; la défibrination du sang doit encore y être plus marquée que dans la fièvre typhoïde ou ataxo-adynamique.

La *peste* est encore pour nous une fièvre ataxo-adynamique, et présentant certains caractères particuliers : bubons, anthrax, charbons, pétéchies gangréneuses. Diemerbroek, Chicoyneau, Deidier, nous ont laissé de bonnes descriptions des épidémies de Nimègue (1655) et de Marseille (1720). Desgenettes, Larrey, etc., ont fait connaître la peste d'Égypte ; enfin, on consultera avec fruit le Rapport de M. Prus à l'Académie de médecine. C'est à ces différents auteurs que nous renvoyons les lecteurs désireux d'approfondir la question.

Suette miliaire.

La suette miliaire peut encore être rangée à côté des fièvres ataxo-adynamiques ; quelques auteurs, il est vrai, la placent parmi les fièvres éruptives : c'est là une erreur, car la suette ne présente pas le caractère fondamental des pyrexies exanthématiques ; l'éruption dont elle s'accompagne n'est nullement critique de la fièvre.

La suette miliaire est une fièvre ataxo-adynamique presque toujours épidémique, dont les principaux symptômes sont des sueurs très-abondantes, une éruption miliaire, des douleurs siégeant sur toute la surface du corps, principalement à la base de la poitrine.

La suette anglaise, qui depuis 1486 a ravagé une grande partie de l'Europe, est-elle identique à la suette actuelle? Ozanam le nie formellement [1]; malgré les analogies des deux affections, la question doit rester indécise. Ce qu'il y a de certain, c'est que depuis 1718, époque où apparut en Picardie la suette, telle que nous la connaissons aujourd'hui, elle a ravagé à différentes reprises une grande partie de la France, où elle a été observée par des médecins éminents ; les meilleures descriptions sont celles de Malouin, Boyer, MM. Rayer, Barthez, Guéneau de Mussy, Landouzy, etc. En 1851, la suette de Picardie a fait de grands ravages dans le département de l'Hérault ; M. le professeur Alquié en a donné, dans les *Annales cliniques de Montpellier* [2], une

[1] Ozanam, *loc. cit.*, tom. IV, pag. 98.

[2] *Annales cliniques de Montpellier*, 1853.

histoire très-détaillée que nous résumons de la manière suivante[1] :

La maladie revêtit deux formes principales : une bénigne, une maligne. La première était ainsi caractérisée : « La plupart des personnes influencées par l'épidémie éprouvaient un trouble varié pendant plusieurs jours avant la manifestation de la suette. Durant cette période d'incubation se montraient des prodromes divers, frissons vagues, malaise, brisement des membres, perte d'appétit, sommeil agité, interrompu par des rêves fatigants, etc. Au milieu de ces préludes, ou dans cette période prodromique, le sujet était pris de frissons généraux ou partiels, de céphalalgie le plus souvent frontale, d'abattement, de douleurs ou de pesanteur épigastrique ; de constriction à la base du thorax, de maux de cœur, souvent avec des défaillances répétées, d'envies de vomir ou même de vomissements ; son intelligence restait libre, sa parole normale, son moral tranquille. Bientôt après survenaient de la chaleur, de la rougeur à la peau, des sueurs abondantes, des crampes aux mollets, aux orteils, aux poignets. En même temps la peau était chaude, la face animée, la langue large, humide, souple et muqueuse, la soif médiocre, le pouls mou, large, accéléré ; la respira-

[1] M. le professeur Dumas a aussi dernièrement observé une épidémie de suette à Draguignan. Nous espérons qu'il en publiera la relation.

tion souvent pénible, les urines rares et rougeâtres, les selles rares aussi.

» A cet état, prolongé pendant deux jours environ, succédait la période d'éruption, annoncée par des picotements à la peau des régions sus-claviculaire, sternale, aux avant-bras, au dos, puis au ventre, aux membres inférieurs, à la face et au crâne. Sur ces lieux se manifestait de la rougeur disposée ou semée par plaques irrégulières. Cette rougeur s'est montrée parfois extrêmement vive, générale et simulant l'exanthème scarlatineux. Tantôt de nombreux points de la peau s'élevèrent sous forme de papules rouges ; tantôt et plus souvent, à cette injection se superposaient des vésicules arrondies, demi-sphériques, citrines, transparentes. Leur développement s'opérait successivement, de façon que l'éruption avait disparu en certains points et se manifestait encore en d'autres. Le nombre et le volume de ces vésicules offraient des variétés remarquables. Chez beaucoup de malades elles occupaient quelques régions et non toute la surface du corps; chez d'autres, elles recouvraient presque toute la surface du corps. Généralement du volume d'un grain de millet, ces vésicules se sont parfois montrées bien plus petites, surtout à la face.

» Pendant cette période d'éruption, le mouvement fébrile et les sueurs s'offraient avec plus ou moins d'intensité, non-seulement suivant l'étendue de l'éruption, la force du sujet, mais encore selon que la diaphorèse était excitée à l'aide de couvertures et de boissons. En même temps, la lourdeur ou la douleur de tête, les tintements d'oreille, la pesanteur ou les souffrances épigastriques, enfin l'état du pouls, de la langue, des urines, n'éprouvaient pas de notables changements. Cependant l'éruption disparaissait successivement et parfois d'une manière assez rapide, sans que les vésicules eussent pour la plupart acquis l'aspect lactescent, et l'épiderme se détachait pendant plusieurs jours. Toutefois, chez beaucoup de malades, les vésicules devenaient purulentes, se flétrissaient, et leur dessiccation rendait plus longue et plus marquée la période de desquamation. Alors, les sueurs avaient disparu, la chaleur et la fièvre avaient cessé, la langue se dépouillait par plaques de son enduit muqueux, l'appétit reprenait une activité parfois trop énergiquement exprimée, enfin le malade entrait en convalescence. Le sujet conservait pendant plusieurs jours une teinte jaunâtre, une faiblesse considérable, et une disposition marquée à des rechutes. La durée de la suette bénigne était de un à deux septénaires. »

Dans certains cas, l'existence d'un éréthisme sanguin au début, donnait à la maladie un caractère plus grand de gravité. Enfin, dans la forme réellement maligne, l'ataxo-adynamie apparaissait, soit isolée, soit compliquée de l'élément rémittent.

« En beaucoup de cas, dit M. Alquié, la suette maligne ne pouvait être distinguée, dès le début, de l'espèce précédemment décrite. Assez souvent même, les malades conservaient pendant plusieurs jours l'apparence de l'état bénin, quand tout à coup survenaient des symptômes alarmants qui se reproduisaient sous la forme d'accès ou d'exacerbations. Le type n'était pas toujours facile à constater. En certains cas, il fallait une attention prolongée pour saisir les rémissions ; mais, dans la plupart, la violence des exacerbations, la différence marquée entre l'état actuel du sujet et celui où il se trouvait naguère, ne permettaient pas à un médecin de méconnaître la marche rémittente de la maladie.

» La suette maligne s'est présentée avec des formes diverses et dignes d'être signalées. Tantôt les symptômes offraient une grande intensité ; l'excitation générale était vive, la marche rapide, enfin l'ensemble des phénomènes rappelait la fièvre ardente et annonçait une grande puissance de l'affection. Tantôt le sujet était en proie à tous les caractères de l'adynamie, en bien des cas la marche du mal attestait un grand désordre dans les actions vitales ; d'autres fois, les faiblesses, les défaillances, la syncope même, manifestaient une nouvelle allure de la malignité. Enfin, en certaines circonstances, la marche et la terminaison de la suette étaient tellement rapides, que le cas était véritablement foudroyant. »

Tels furent les principaux caractères de l'épidémie de l'Hérault ; elle se rapproche, par ses traits essentiels, de toutes les épidémies antérieurement observées. Dans certaines circonstances cependant, l'éruption ne se présente pas telle que nous l'avons décrite: au lieu de reposer sur un fonds érythémateux, d'où son nom de miliaire rouge, elle n'est entourée par aucune aréole, la peau conserve sa couleur naturelle, d'où le nom de miliaire blanche. Dans toutes les épidémies, du reste, on a constaté l'existence de l'élément ataxo-adynamique. « Les faits de guérison rapide sont rares, dit M. Grisolle; il est beaucoup plus commun de voir la maladie revêtir un caractère fâcheux ; en général, la gravité du mal tient à la prédominance des accidents nerveux: ainsi, la céphalalgie est atroce, il y a du délire, du coma, des convulsions, des contractures, des soubresauts et des syncopes ; mais les malades se plaignent surtout de l'épigastralgie et de la constriction thoracique...... Il est des individus chez lesquels le caractère grave de la maladie se révèle bien moins par la prédominance d'un seul symptôme, que par un ensemble d'accidents fâcheux: ainsi, le pouls s'accélère et faiblit, les sueurs se suppriment, la peau devient aride et brûlante, l'éruption pâlit et s'affaisse ; la langue se sèche ; il survient enfin un état de subdélirium, présage presque certain d'une mort prochaine[1]. »

Les causes sont complètement inconnues ; on ne peut saisir que quelques-unes des conditions qui favorisent le développement des diverses complications,

[1] Grisolle, *loc. cit.*, tom. I, pag. 113.

mais la cause réelle de l'épidémie nous échappe complètement.

Quant au traitement, c'est celui de toutes les maladies ataxo-adynamiques. L'expérience a prouvé que les toniques unis aux antispasmodiques réussissaient le plus souvent ; des saignées modérées pourront être pratiquées, s'il existe une complication inflammatoire. Enfin, le sulfate de quinine détruit sûrement la complication rémittente, mais ne peut rien contre la maladie elle-même.

Fièvre puerpérale.

Esquissons rapidement les principaux traits de la fièvre puerpérale, afin de légitimer la place que nous lui accordons dans notre étude. Cette affection, sur la nature de laquelle on est encore loin de s'entendre, a eu le privilége de soulever de nombreuses discussions, parmi lesquelles nous devons signaler comme une des plus intéressantes celle qui, en 1856, sur l'initiative de M. Gerhardt, passionna pendant plusieurs mois l'Académie de médecine et la presse médicale [1]. Ce fut surtout sur la question de nature que le débat s'engagea. Pour les uns, médecins localisateurs par excellence, pour MM. Piorry,

[1] Voir les *Bulletins de l'Académie* de l'époque et les articles de MM. Pidoux, Béhier, Jacquemier, etc., insérés dans divers Journaux de médecine.

Hervez de Chégoin, Cruveilhier, Beau, Cazeaux, Bouillaud, Velpeau, J. Guérin, la fièvre puerpérale ne serait que le résultat d'une altération locale, sur la nature de laquelle chacun apporta, il est vrai, ses vues particulières. MM. Gerhardt, Depaul, Paul Dubois, admirent plutôt l'essentialité : peut-être ne la comprirent-ils pas de la même manière que nous la concevons à Montpellier ; mais enfin, pour eux, il y a dans la fièvre puerpérale une action générale produite sur l'économie vivante par des causes également générales ; la métro-péritonite n'est que secondaire. M. Trousseau qui, à l'Académie de médecine, avait assimilé la fièvre puerpérale à une fièvre traumatique, paraît plus éclectique dans ses Leçons de l'Hôtel-Dieu. Où est la vérité? M. Paul Dubois nous paraît être entré dans une bonne voie, lorsqu'il a distingué chez la femme en couches deux sortes d'accidents : les premiers, qui sont les plus fréquents, sont des accidents à forme bilieuse ou inflammatoire ; les seconds constituent la fièvre puerpérale proprement dite. Déjà, Leroy avait fait une distinction semblable dans le fond, sinon dans la forme [1]. M. Anglada, dans ses Leçons, l'a encore mieux précisée [2]. La femme en couches, dit le professeur de Montpellier, est susceptible de contracter toutes les maladies ; elle est sujette aux fièvres saison-

[1] Leroy ; *Mémoire sur les fièvres aiguës*, pag. 37.
[2] Anglada ; *Leçons orales*, 1858-1859.

nières. La fièvre puerpérale, si bien étudiée par Doulcet en 1782, était probablement une fièvre bilieuse survenue chez des femmes en couches ; les succès de son traitement (l'ipécacuanha), par lequel il ne perdit que cinq malades sur deux cents, le prouvent, il nous semble, suffisamment [1]. La femme en couches est encore exposée aux accidents inflammatoires, qui se distinguent de la fièvre puerpérale par leur curabilité plus prompte et plus facile ; ce sont des localisations diverses sur l'utérus, les ovaires, le péritoine, localisations qui sont généralement le résultat d'accouchements laborieux, ayant nécessité des manœuvres fatigantes. Ces péritonites peuvent prendre certains caractères spéciaux, par suite de l'état particulier de la femme, mais elles ne constituent pas encore la fièvre puerpérale.

Celle-ci a une physionomie propre, que nous ne ferons qu'esquisser, renvoyant pour les détails de la description aux traités spéciaux d'accouchement. Elle débute par un frisson initial accompagné de pâleur, d'altération profonde des traits ; la respiration est accélérée, des douleurs vives existent dans l'abdomen ; il y a du météorisme, de la diarrhée, des vomissements. Le pouls est petit, très-fréquent, l'intelligence troublée, la sécrétion lactée supprimée, l'écoulement lochial tari, quelquefois plus abondant et

[1] *Mémoire sur la maladie qui a attaqué en différents temps les femmes en couches de l'Hôtel-Dieu de Paris, etc.*

fétide ; il y a en un mot un état typhoïde ou mieux ataxo-adynamique, dont les symptômes prennent plus d'intensité vers la fin de la maladie, qui se termine presque toujours malheureusement.

Les altérations anatomiques sont constituées par l'inflammation diffuse, la suppuration, la gangrène des organes génitaux ; les vaisseaux lymphatiques, les veines, le péritoine sont également atteints ; tous ces désordres sont du reste très-variables dans leur étendue et leur intensité.

Les causes de la fièvre puerpérale prouvent encore bien son essentialité : elles ne peuvent agir en effet que sur l'ensemble de l'organisme ; elles tendent toutes, en outre, ainsi que l'a prouvé notre ami et collègue M. Espagne, à débiliter l'organisme. La grossesse, l'accouchement, l'état de fille-mère, la durée du travail, l'encombrement, l'air confiné, les conditions météorologiques, etc., ont été particulièrement étudiées dans le travail de notre collègue.

La fièvre puerpérale demande avant tout l'emploi des toniques ; les évacuants sont également utiles dans quelques circonstances.

De toutes ces considérations, nous croyons pouvoir conclure que la fièvre puerpérale est une fièvre essentielle, foncièrement adynamique.

Auteurs à consulter. — Les différents auteurs que nous avons eu l'occasion de signaler à propos de chacune des diverses espèces de fièvres adynamiques que nous avons eu l'occasion d'étudier, seront consultés avec fruit. Pinel ; *Nosographie philosophique* (*Fièvre adynamique*). Alquié ; *Rapport sur la suette*, etc. (*Annales cliniques*). Cazeaux; *Traité d'accouchements*. Espagne ; *De la fièvre puerpérale*, etc.

GENRE II. — Fièvres spécifiques à quinquina.

Les fièvres spécifiques à quinquina sont des fièvres dont les effluves marécageux constituent la cause la plus ordinaire, dont les manifestations sont variables et dont le quinquina est le remède spécifique.

Pourquoi adoptons-nous la désignation de fièvres à quinquina, de préférence à toute autre ? Parce que l'affection que nous allons étudier peut se produire en dehors de l'action de l'effluve marécageux, et que dès-lors le nom de *fièvre paludéenne*, *marématique*, ne peut convenir à ces cas exceptionnels ; parce qu'elle se présente indifféremment sous les types intermittent, continu ou rémittent, et que dès-lors l'expression *fièvre intermittente* ne s'applique qu'à une espèce de ce genre ; tandis que, quelles que soient la cause et la forme de la maladie, le quinquina en est toujours le remède spécifique : c'est le seul fait qui demeure au milieu de toutes les variations de cette affection vraiment protéiforme.

Le genre des spécifiques à quinquina comprend cinq espèces différentes :

1º Les intermittentes avec leurs types divers ;

2º Les rémittentes ;

3º Les continues, sub-intrantes, sub-continues, continues d'emblée ;

4º Les pernicieuses, qui rentrent dans une des divisions précédentes par leur type, qui s'en distinguent par le danger immédiat dont elles s'accompagnent ;

5º Les fièvres larvées, qui s'éloignent par leurs symptômes de toutes les formes précédentes, qui s'en rapprochent par leur marche, qui se présentent enfin sans gravité.

Fièvres intermittentes.

Connues dès la plus haute antiquité, les fièvres intermittentes ont de tout temps fixé l'attention des médecins ; au milieu de travaux sans nombre entrepris sur ce sujet, on distingue ceux de Sydenham, Verlhof, Morton, Torti, Borsieri, Strack, etc. ; plus près de nous, ceux des médecins militaires, de MM. Boudin, Nepple, Maillot, Haspel, etc.

Les fièvres intermittentes sont des fièvres à quinquina caractérisées par des accès composés généralement de trois stades, apparaissant périodiquement et séparés par des temps de repos complet. Si nous voulions nous montrer difficile sur le choix des expressions, nous ferions remarquer que l'intermittence ne suffit pas à caractériser la marche propre aux fièvres que nous étudions, que dès-lors la dénomination de fièvres intermittentes devrait être modifiée : il y a en effet, dans les accès paludéens, plus que de l'intermittence, il y a surtout de la périodicité ; les attaques de l'épilepsie, de l'hystérie, sont intermittentes ; les accès de la fièvre à quinquina sont périodiques ; mais la science médicale est assez surchargée de noms, pour que nous ne venions encore compliquer son vocabulaire et changer une désignation dont la signification est du reste parfaitement comprise de chacun.

Étiologie. — La cause la plus générale des fièvres intermittentes est un miasme particulier qui s'échappe des marais, appelé depuis Lancisi *effluve marécageux.* On ne saurait nier l'existence de ce miasme, quoique nos sens soient impuissants à le saisir. Partout où il y a des marais, il y a des fièvres à quinquina ; il existe donc un rapport nécessaire entre ces deux termes. En quoi consiste l'effluve ? Quelle est sa nature intime ? Il est plus difficile de répondre à cette question, que les chimistes, malgré leurs efforts, n'ont encore pu élucider. En agitant la vase des marais, on a recueilli un gaz composé d'acide carbonique, d'azote, d'hydrogène sulfuré et protocarboné ; mais ces notions ne sont pas suffisantes, l'action d'aucun de ces gaz n'étant assimilable à celle de l'effluve marécageux ; il y a donc encore dans cette question une inconnue à dégager.

L'observation nous prouve que l'action de ce miasme est sollicitée par certaines conditions que nous devons maintenant faire connaître. Les saisons intermédiaires exercent une influence des plus grandes sur la production des fièvres intermittentes. Au printemps, les premiers rayons du soleil favorisent le dégagement des miasmes ; en automne, les pluies, en ramollissant le sol, produisent le même résultat; de plus, les alternatives de froid et de chaleur que l'on voit régner à ces époques de l'année, élèvent les miasmes dans l'atmosphère ou les précipitent sur la surface de la terre, et dans ce double mouvement ceux-ci exercent chaque fois leur action nuisible sur les habitants. L'heure de la journée agit de la même manière : le matin, quand le thermomètre s'élève, les effluves montent ; le soir, avec le refroidissement de l'air, ils redescendent.

Les fièvres intermittentes n'ont pas une égale gravité dans tous les climats ; l'observation a démontré qu'elles sont surtout dangereuses dans les pays chauds, tels que les marais Pontins ; qu'elles ont un pronostic moins sérieux dans les climats tempérés, la Sologne, la Bresse, le littoral de la Méditerranée ; qu'enfin elles sont moins fréquentes et bien moins graves dans des endroits très-froids : les effluves de la Sibérie n'exercent guère leur influence que pendant deux mois de l'année (Requin).

Les vents peuvent considérablement étendre l'action des miasmes paludéens; habituellement, elle ne s'étend pas au-delà de 300 à 500 mètres ; un vent impétueux peut entraîner l'effluve bien au-delà de cette distance :

on a parlé, par exemple, de vaisseaux qui ont pu être atteints, alors même qu'ils étaient déjà bien éloignés de tout rivage ; en 1826, la côte est d'Angleterre fut en proie à une épidémie qu'on expliqua par l'action des effluves apportés de Hollande par des vents soufflant dans cette direction.

L'habitude peut, jusqu'à un certain point, diminuer la susceptibilité des sujets, mais elle ne la détruit pas entièrement. Nous avons bien souvent remarqué que les individus nouvellement arrivés dans un pays marécageux, les habitants des Cévennes, par exemple, qui descendent dans nos campagnes à l'époque des vendanges, prennent plus facilement la fièvre intermittente ; mais nous avons également observé l'intoxication paludéenne chez des individus depuis longtemps acclimatés ; il existe même, chez eux, un facies particulier, souvent aussi des engorgements viscéraux qui quelquefois sont dus à l'existence de fièvres intermittentes antérieures, mais qui, dans certains cas, sont la conséquence de l'action continue de l'effluve.

La nature des marais doit être encore prise en sérieuse considération ; on sait que, de tous, les plus dangereux sont ceux qui sont constitués par le mélange des eaux douces et salées. M. Mêlier a donné de cette nocuité spéciale l'explication suivante : « Chaque être, dit-il, a ses conditions d'existence hors desquelles il languit et meurt ; aux poissons et à la multitude d'êtres animés qui vivent dans la mer, il faut de l'eau salée à un certain degré ; à ceux qui habitent les rivières, il faut de l'eau tout à fait douce, et l'on peut dire en thèse générale qu'ils ne sauraient s'accommoder ni les uns ni les autres d'un mélange qui a pour effet, si l'on peut ainsi dire, de les dépayser également. La même chose a lieu plus ou moins pour les végétaux. Il en résulte que le mélange en question ne tarde pas à se changer en un vaste dépôt dans lequel se décomposent par milliers les cadavres de ces êtres divers ; de là des miasmes et une cause puissante d'insalubrité[1]. » De plus, l'eau de mer, ajoute M. Mêlier, contient des sulfates ; au contact des matières organiques, ils sont transformés en sulfures, puis en hydrogène sulfuré, autre cause d'insalubrité ; les salutaires effets des travaux de séparation des eaux douces et salées, entrepris dans un but d'assainissement, prouvent mieux que tout raisonnement les dangers de ce mélange.

D'autres causes peuvent encore, mais avec moins de puissance, donner naissance aux fièvres intermittentes à quinquina. Toute eau stagnante a ce triste privilége, qu'elle doit à la présence d'animaux et de végétaux qui s'y décomposent ; les ruisseaux taris par la sécheresse de l'été, les eaux ménagères qui ne trouvent pas un écoulement suffisant, sont dans ce cas.

Plus rarement, on rencontre des fièvres intermit-

[1] Mélier ; *Rapport sur les marais salants*, 1847, pag. 82.

tentes dans les pays où se font des travaux de défrichement, où se remuent de grandes quantités de terre, pour l'établissement des chemins de fer par exemple. Les fièvres intermittentes, rares à Paris, ont régné épidemment en 1811, dans les quartiers du Temple, de la Villette et de Pantin, lorsqu'on creusa le canal Saint-Martin; en 1840, quand on éleva les fortifications qui entourent la capitale[1].

Quelques médecins ont cru que l'humidité pouvait suffire à la production des fièvres intermittentes; cette cause ne peut que favoriser l'action de l'effluve, par elle-même elle est impuissante. Parent-Duchâtelet a montré, en effet, que les débardeurs, qui vivent continuellement dans l'humidité, ne sont jamais atteints de fièvres d'accès. Nous en dirons autant de la chaleur, invoquée par M. Faure comme cause réellement efficiente. Quant à la suppression de la transpiration, admise par Fodéré, elle ne joue que le rôle de cause occasionnelle chez un individu déjà prédisposé.

L'effluve agit chez tous les sujets, indépendamment de leur tempérament, de leur constitution, de leur âge.

Les accès qui naissent à la suite de l'introduction d'une sonde dans le canal de l'urèthre ne peuvent être considérés comme des fièvres intermittentes vraies, assimilables à celles qui sont le produit d'une

[1] Trousseau, *loc. cit.*, tom. I, pag. 751.

affection paludéenne ; ils ne sont que le résultat d'une action réflexe dont nous saisissons parfaitement le mode de production.

Incubation de l'effluve marécageux. — M. Nepple admet que l'effluve doit exercer immédiatement son action ; M. Maillot cite au contraire des cas où la fièvre intermittente ne s'est développée que douze jours après le moment où le miasme a pu être absorbé. Nous avons toujours constaté une incubation, très-variable d'ailleurs dans sa durée ; nous ne l'avons cependant jamais vue atteindre la limite admise par M. Maillot.

Symptomatologie. — Les manifestations de la fièvre intermittente se font par accès plus ou moins éloignés ; leur début est souvent brusque, quelquefois il est précédé par les prodromes suivants : céphalalgie, anxiété, bâillements, pandiculations, pâleur, etc. L'accès en lui-même est composé de trois stades : frisson, chaleur et sueur.

1° Le frisson est plus ou moins violent ; ce n'est quelquefois qu'une sensation de froid, une horripilation (chair de poule); à un degré plus élevé, c'est un véritable frisson avec tremblement, claquement des dents ; les anciens, suivant son intensité, le distinguaient en *frigor, rigor* et *algor* ; presque toujours général, il n'affecte dans certains cas très-rares qu'une partie du corps. En même temps se produit une concentration générale des liquides vers l'intérieur ;

les téguments se décolorent, le corps diminue de volume, les anneaux des doigts tombent avec la plus grande facilité; les organes situés aux extrémités, le nez, les oreilles, les doigts, deviennent froids, bleuâtres. Des douleurs vagues parcourent tous les organes; il existe de l'oppression, une anxiété générale; le pouls est fréquent, petit, serré; les urines sont rares et claires; quelquefois il y a des vomissements, rarement des hémoptysies, dues au refoulement du sang vers les poumons. Malgré le froid ressenti par le malade, la chaleur thermométrique est élevée; elle peut monter jusqu'à 40 et 41 degrés, ainsi que l'ont prouvé les expériences de De Haën, Grimaud, et celles plus récentes de MM. Gavarret, Andral, Bouillaud, Monneret, Girbal[1], etc.; nous avons nous-même bien souvent fait la même observation. Le refroidissement n'est donc que superficiel, et la chaleur des parties profondes accusée par le thermomètre est réellement augmentée. La durée de ce stade peut n'être que de quelques minutes; elle atteint quelquefois cinq ou six heures; elle varie habituellement de demi-heure à une ou deux heures; c'est le stade le plus court et en même temps le plus pénible pour les malades, le seul souvent dont ils tiennent compte. Il peut enfin manquer; sa disparition présage habituellement la fin prochaine des accès.

2° A cet état de concentration succède une pé-

[1] Girbal, *loc. cit.*

riode de réaction ; le malade présente en ce moment à peu près tous les signes d'une fièvre inflammatoire. Le pouls prend de l'ampleur, de la résistance ; la face s'injecte, le corps se développe ; les doigts, qui laissaient échapper les anneaux, deviennent maintenant au contraire trop volumineux ; la chaleur augmente encore d'un degré, elle est vivement ressentie par le malade ; les urines sont rouges. Ce stade est le plus long et le plus constant ; il dure de une à quatre heures, il peut atteindre douze heures.

3° Arrive enfin la sueur, qui est la crise de l'accès. Elle est plus ou moins abondante : ce n'est quelquefois qu'une légère moiteur ; dans d'autres cas, ce sont des sueurs profuses qui débilitent les malades ; les urines laissent déposer un sédiment briqueté, composé d'acide urique et d'urates, preuve bien évidente de la combustion interstitielle des matières azotées pendant l'accès. Redenbacher a, du reste, constaté qu'il existait un rapport constant entre l'augmentation de la chaleur et la quantité d'urée excrétée [1]. En même temps, la fièvre se calme et le bien-être reparaît. Cette période dure de une à deux et même quatre heures. La longueur totale de l'accès varie entre une et dix-huit heures.

Après la sueur, tous les phénomènes morbides cessent ; le temps de repos, l'apyrexie, arrive. Le malade peut alors être tout à fait bien, ne ressentir

[1] Cité par Jaccoud, *loc. cit.*, pag. 86.

aucune fatigue, si les deux accès sont assez éloignés l'un de l'autre; il est, au contraire, encore brisé, courbaturé, si le temps de l'apyrexie est très-court.

Du type.—Le type est une forme particulière de la marche des maladies, et par conséquent ne peut avoir qu'une importance secondaire dans l'étude de la nature intime des états morbides. Des affections dissemblables revêtent, en effet, le même type; un seul et même état morbide peut, au contraire, se présenter sous les types les plus variés. Le type est intermittent, continu ou rémittent; le premier présente des variétés nombreuses, désignées sous les noms de type quotidien, tierce, quarte, double tierce, triple quarte, etc.

Le type quotidien est celui qui présente un accès tous les jours, apparaissant à la même heure et ayant des caractères toujours semblables. Dans le type tierce, il y a un jour de repos; dans le type quarte, il y en a deux. Ces types peuvent se combiner entre eux, et on aura ainsi des fièvres double tierce, double quarte, triple quarte. La fièvre double tierce est constituée par la réunion de deux tierces, de telle sorte que chaque jour présente un accès: la différence entre une fièvre double tierce et une fièvre quotidienne dépend de la manière dont se correspondent les accès. Dans celle-ci, les accès sont tous égaux; dans celle-là, au contraire, ceux des jours pairs sont semblables entre eux pour l'intensité, la forme, l'heure de leur apparition, et diffèrent de ceux des jours impairs, qui se correspondent entre eux.

Dans la double quarte, nous avons un accès pendant deux jours consécutifs, un jour de repos, et de nouveau deux accès : c'est, on le voit, la réunion de deux quartes ; l'accès du jeudi correspondra à celui du lundi, celui du vendredi à celui du mardi ; le samedi et le mercredi seront les jours apyrétiques. Ces jours peuvent, dans certains cas, être occupés par un accès ; nous avons alors le type triple quarte. La quotidienne doublée, la tierce doublée, présentent deux accès chaque jour ou tous les deux jours.

Ces diverses formes ne sont pas également fréquentes ; au premier rang, il faut placer les types élémentaires quotidien, tierce, et le double tierce, qui serait bien plus commun s'il n'était souvent confondu avec le type quotidien. Il est cependant facile de le reconnaître par un examen attentif de la forme de l'accès ; il arrive quelquefois, en outre, que le sulfate de quinine supprime une des deux fièvres tierces : la fièvre reprend alors son type élémentaire et n'apparaît plus que tous les deux jours. Le type quarte, et surtout les double quarte et triple quarte, sont beaucoup plus rares : sur 103 fièvres observées par nous pendant les mois de mars, avril, mai et juin 1860, dans le service de M. le professeur Dupré, 59 étaient quotidiennes ou doubles tierces, 31 tierces, 6 quartes, 5 irrégulières, 1 rémittente et 1 pernicieuse [1].

[1] Voir la note que nous avons insérée sur ce sujet dans le *Montpellier médical*, 1860, tom. V, pag. 250.

Quelques auteurs ont admis des types quintane, sextane, octane ; sur plus de mille fièvres que nous avons observées, nous n'en avons vu aucune revêtir ce type.

La gravité des fièvres intermittentes diffère suivant le type qu'elles affectent ; les fièvres quartes sont plus graves, plus longues et conduisent plus facilement à la cachexie. Une fièvre intermittente peut, du reste, pendant son cours, changer de type ; le médecin devra se féliciter des transformations d'une quarte en tierce ou en quotidienne ; il devra, au contraire, redouter le changement d'une tierce ou d'une quotidienne en quarte.

Durée. — Il est impossible d'établir une règle fixe relativement à la durée des fièvres intermittentes. Tel malade n'a que deux accès, tandis que tel autre voit la fièvre persister pendant des mois et même des années, en dépit des traitements les plus rationnels. Constatons toutefois que, dans ces cas, la fièvre intermittente laisse de grands temps de repos au sujet, et que, si elle persiste, ce n'est qu'au moyen de continuelles récidives.

Les *récidives* sont, en effet, très-fréquentes et leur guérison toujours difficile à obtenir. D'après quelles lois se fait ce retour de la fièvre intermittente? Werlhof prétendait que les accès revenaient dans les semaines qui correspondaient au type de la fièvre. Ainsi, une fièvre quotidienne reparaissait dans le courant de la semaine suivante, une fièvre tierce laissait au moins une semaine de repos : c'était là ce que Werlhof appelait les semaines paroxystiques ; l'observation ultérieure n'a pas confirmé l'opinion de Werlhof. Graves, suivant en cela l'exemple de Strack, établit la loi suivante : « La loi de périodicité des fièvres intermittentes, dit-il, ne domine pas seulement l'enchaînement et le mode de succession des paroxysmes, mais elle régit aussi les intervalles apyrétiques ; en d'autres termes, la même loi qui préside aux manifestations paroxystiques de la maladie tient sous sa dépendance les périodes pendant lesquelles il n'y a pas d'accès ; bien que latente alors, son influence n'en est pas moins réelle, seulement il se passe ici ce qui a lieu dans une horloge dont la sonnerie a été enlevée : la fin de chaque heure n'est plus annoncée par le signal ordinaire [1]. » Cette loi n'est pas générale ; un grand nombre de faits ne sauraient y rentrer. M. le professeur Dupré pose en principe que la fièvre ne récidive pas avant huit jours, mais qu'après cette limite on doit s'attendre à chaque instant à la voir ressusciter [2]. Les observations que nous avons faites dans le service de M. le professeur Dupré, notre expérience personnelle, justifient pleinement cette manière de voir ; nous verrons plus tard quelles en sont les déductions pratiques.

Les récidives, en se multipliant, créent dans l'éco-

[1] Graves, *loc. cit.*, tom. I, pag. 480.

[2] Dupré ; *Leçons orales*.

nomie une sorte d'habitude, qu'il devient très-difficile de déraciner; elles peuvent, en outre, conduire le malade à la cachexie appelée, à cause de l'affection qui la produit, cachexie paludéenne.

Cachexie paludéenne. — La cachexie paludéenne est une espèce d'anémie présentant des caractères particuliers qu'elle emprunte à la cause qui la produit. Cette définition nous montre que nous devons tout d'abord trouver dans la cachexie paludéenne les mêmes altérations du sang que dans l'anémie proprement dite: diminution des globules rouges qui de 127 peuvent descendre à 110, 90 et même 50; diminution de l'albumine, augmentation du sérum qui de 790 peut monter à 900; enfin, dans certains cas plus rares, diminution de la fibrine. Chacune de ces altérations donne lieu à des phénomènes particuliers. « Cet appauvrissement du sang, disent MM. Léonard et Folley[1], se traduit: pour les globules, par la débilitation de toute l'économie, par la décoloration de la peau et des muqueuses, et certains troubles de l'innervation; pour la fibrine, par les taches violacées de l'enveloppe cutanée, les épistaxis, le saignement scorbutique de la bouche, quelquefois la gangrène de ses parois, les douleurs musculaires dans les membres; pour l'albumine, par les bouffissures, les infiltrations séreuses qui, chez les

[1] *Recherches sur l'état du sang dans les maladies endémiques de l'Algérie.* (*Recueil des mémoires de médecine militaire*, tom. LX.)

individus épuisés par les fièvres intermittentes, terminent presque toujours la scène des désordres que nous venons d'énumérer. »

On peut encore rencontrer dans la cachexie paludéenne une autre altération à laquelle, dans ces derniers temps, on a donné le nom de *leucocythémie*, et caractérisée par l'augmentation des globules blancs du sang.

Suivant Moleschott, le rapport existant normalement entre les globules blancs et les rouges, est de 1 à 340 ; il peut descendre, dans la leucocythémie, de 1 à 20, et même, suivant M. Vidal, de 1 à 1 ; pour Virchow[1], il faut qu'il y ait en même temps diminution des globules rouges ; le sang, dans ces cas, change de couleur et peut même, dans certains points, ressembler à du pus. La maladie aboutit fatalement à la mort, en produisant, d'après l'auteur allemand, une diathèse hémorrhagique ; à l'autopsie, on trouve la rate et souvent les ganglions lymphatiques altérés, d'où les formes liénale et lymphatique. Il est difficile de se faire une opinion bien arrêtée sur un point encore aussi obscur d'hématologie, malgré les travaux déjà cités de Virchow, ceux de Bennett, de Magnus Huss, de MM. Vidal, Lancereau, Trousseau, etc. La physiologie de la rate est du reste trop peu connue pour qu'il soit possible d'en bien connaître la pathologie, aussi devons-nous suspendre sur la

[1] Virchow; *Pathologie cellulaire. Sang et lymphe.*

question de la leucocythémie toute conclusion définitive. Le seul fait que nous puissions constater ici, c'est l'existence même de cette lésion du sang dans le cours d'une affection qui s'accompagne constamment d'engorgement de la rate.

Les mêmes réflexions s'appliquent à la *mélanémie*, lésion constituée par la présence dans le sang de corpuscules pigmentaires, affectant diverses formes. Est-ce l'altération de la rate, comme le veut Frerichs, qu'il faut accuser de cette production anormale ? La lésion du sang est-elle survenue sous l'influence des perturbations nutritives profondes que détermine la cachexie palustre, ainsi que le croit M. Jaccoud[1] ? Nous pencherions vers cette dernière opinion, mais nous ne pouvons nous prononcer d'une manière définitive. Avec la mélanémie peuvent coexister des troubles différents qui, suivant l'organe qu'ils affectent plus particulièrement, constituent, d'après Frerichs, les formes hépatique, cérébrale, rénale ; dans une quatrième, les désordres locaux s'effacent devant les phénomènes plus généraux de l'anémie et de l'hydrémie.

La leucémie et la mélanémie ne s'observent que rarement ; il n'en est pas de même de l'aglobulie, qui au contraire est un fait constant. Concurremment avec l'aglobulie, existent les bruits de souffle que

[1] *Notes aux leçons de clinique médicale* de Graves, tom. I, pag. 474.

l'on entend spécialement sur le trajet des grosses artères, des carotides par exemple. Ces bruits sont uniques, intermittents ou continus, ou à double courant (bruit de diable) ; leur siége, différemment apprécié par Hope, Aran, M. Beau, etc., doit être placé dans les artères ; quant à leur cause, faut-il la chercher dans la modification du sang, dans l'état des parois artérielles ? La question est encore indécise ; il est toutefois plus probable que l'état du sang doit être seul accusé.

En dehors de ces faits, communs à toutes les anémies, il en est de particuliers à celle que nous étudions actuellement. Ainsi, la teinte de la peau est d'un jaune terreux qui se distingue des colorations plus ou moins jaunes de l'ictère, de la chlorose et de la cachexie cancéreuse. La rate est hypertrophiée ; ce fait est tellement fréquent que certains auteurs, M. Piorry en particulier, ont voulu en faire la cause prochaine de la fièvre intermittente. Nous montrerons bientôt la fausseté de cette théorie ; ce qui a pu lui donner quelque apparence de vérité, c'est que la congestion de la rate se produit de très-bonne heure, dès le premier accès, sous l'influence du mouvement de concentration qui précipite le sang vers les organes internes, et que, se répétant à chaque paroxysme, elle finit par modifier le tissu même de l'organe ; la rate, en effet, s'hypertrophie et s'indure. Elle peut ne pas dépasser le rebord costal ; la percussion seule, dans ce cas, peut faire reconnaître l'engorgement ;

plus souvent elle descend dans la fosse iliaque et peut même atteindre la crête iliaque. Indolore la plupart du temps, l'engorgement de la rate peut, dans certains cas, occasionner quelques douleurs, surtout pendant l'accès. Sydenham avait cru que la congestion splénique était un bon signe, principalement chez les enfants: « Il n'y a, dit-il, aucune espérance de les délivrer de la fièvre, jusqu'à ce que la région de l'abdomen, surtout vers la rate, ait commencé de se durcir et de se tuméfier [1]. » Il est parfaitement reconnu, au contraire, que cette altération est d'un fâcheux augure, et qu'il faut toujours, tant qu'elle persiste, craindre le retour des accès.

Le foie peut aussi être congestionné, hypertrophié même ; il l'est cependant moins fréquemment et moins profondément que la rate..

L'hydropisie est un des symptômes les plus saillants de la cachexie paludéenne. Elle est produite par l'altération du sang (diminution de l'albumine, augmentation de l'eau, hydrémie des Allemands). Elle est plus ou moins étendue ; ce n'est quelquefois qu'une ascite légère, dans la pathogénie de laquelle l'engorgement de la rate et du foie entre aussi pour une large part ; plus souvent l'ascite s'accompagne d'œdème des membres inférieurs, quelquefois enfin c'est une anasarque générale. Dans certains cas, l'épanchement se fait également dans d'autres cavités

[1] Sydenham; *Médecine pratique*, trad. Baumes, tom. I, pag. 93.

séreuses, dans l'intérieur des organes ; on a ainsi des hydrothorax, des œdèmes du poumon, des épanchements dans les ventricules du cerveau, etc.

En même temps existent des phénomènes communs à toutes les cachexies : faiblesse générale, paresse, troubles digestifs, anorexie, diarrhée, pouvant amener le ramollissement, l'ulcération et quelquefois même la mortification de la muqueuse intestinale[1], céphalalgie ou lourdeur de tête, faiblesse du pouls, etc.; enfin, des accès de fièvre apparaissent de temps en temps, mais d'une manière très-irrégulière; il n'y a plus de périodicité.

Complications.—La fièvre intermittente est presque toujours compliquée par des états morbides divers : inflammatoire, bilieux, muqueux, catarrhal, etc. Il faut bien se garder de regarder, avec Pinel, ces complications comme constituant le fond de la maladie, et l'exacerbation, l'accès, comme n'en étant que la manifestation ; chacune de ces affections peut, en effet, présenter des paroxysmes plus ou moins forts, mais ils n'ont rien de commun avec les accès si nettement accentués de la fièvre intermittente.

De toutes ces complications, les plus fréquentes dans nos contrées sont l'état bilieux et l'embarras gastrique simple, d'où la plus grande nécessité pour nous de l'emploi des vomitifs.

[1] Durand (de Lunel); *Traité dogmatique et pratique des fièvres intermittentes*. Paris, 1862.

Diagnostic. — Le diagnostic de la fièvre intermittente ne présente aucune difficulté; la connaissance de la cause qui lui a donné naissance, et surtout la forme de l'accès, empêchent de la confondre avec toute autre maladie. Les exacerbations de la fièvre catarrhale ne sont pas, en effet, aussi nettes, aussi tranchées; l'apyrexie n'est pas complète. Les accès de la fièvre hectique se distinguent surtout d'après la lésion organique qui les entretient. Peut-on prévoir le type qu'affectera la fièvre? Galien croyait pouvoir le reconnaître d'après l'intensité du frisson du premier accès; l'observation n'a pas confirmé cette opinion.

Pronostic. — La fièvre intermittente, sérieuse par elle-même, perd beaucoup de sa gravité, grâce au remède héroïque qu'on peut diriger contre elle. Toutefois, il ne faut pas perdre de vue que, malgré le quinquina, un grand nombre de fièvres intermittentes peuvent récidiver, surtout s'il est impossible au malade de quitter les lieux infectés, et qu'elles conduisent ainsi souvent à la cachexie. Au point de vue du pronostic, une distinction importante doit être établie entre les fièvres vernales et automnales. Les premières, dit Sydenham, doivent être abandonnées à elles-mêmes, ne réclament aucun traitement, puisque, ajoute-t-il, « personne, que je sache, n'en est mort[1] ». Les secondes, au contraire, sont beaucoup plus graves et plus tenaces: en automne, en effet, les maladies

[1] Sydenham, *loc. cit.*, tom. I, pag. 71.

s'accompagnent généralement d'un état d'asthénie qui imprime également aux fièvres intermittentes un cachet particulier. De plus, les fièvres automnales se présentent avec le type quarte, qui apporte toujours avec lui un pronostic plus fâcheux ; les fièvres vernales affectent, au contraire, les types tierce, double tierce ou quotidien : ce sont ces fièvres qui peuvent cesser spontanément, soit au septième accès, comme le voulait Hippocrate, soit plus tôt ou plus tard. Ce mode de solution de la maladie est assez fréquent ; sur les 103 fièvres dont nous avons eu occasion de parler, 53 ont cédé spontanément [1]. Le traitement par la salicine, la poudre de houx, l'olivier, l'écorce de marronnier d'Inde, et bien d'autres moyens aussi inoffensifs, ne sont-ils pas, du reste, des preuves manifestes de la puissance de la nature médicatrice dans les fièvres intermittentes ?

Traitement. — Ce sont les méthodes analytique et empirique qui nous guideront dans le traitement des fièvres intermittentes ; la méthode naturelle pourrait bien être employée dans quelques fièvres du printemps ; mais puisque nous possédons un remède assez efficace pour enrayer sûrement les accès, puisque ce remède ne présente aucun danger quand on l'emploie avec prudence, il nous paraît inutile d'attendre une guérison spontanée, qui pourrait, du reste, ne pas arriver.

[1] *Montpellier médical*, 1860, tom. V, pag. 250.

Trois indications doivent être établies dans le traitement des fièvres intermittentes :

1° Combattre les complications ;

2° Celles-ci détruites, attaquer directement la fièvre;

3° Éviter les récidives.

Les complications les plus fréquentes dans nos contrées, avons-nous dit, sont l'état bilieux et l'embarras gastrique simple ; aussi faisons-nous toujours précéder l'administration de la quinine par un vomitif, et nous agissons ainsi avec d'autant plus d'ardeur que le vomitif exerce également une action perturbatrice, et peut prévenir l'accès en empêchant la concentration qui constitue le premier stade.

2° La deuxième indication peut se décomposer en deux : *a* traitement de l'accès ; *b* traitement de l'affection.

a Le traitement de l'accès varie suivant les différents stades qui le composent. Dans le premier, on cherche à rappeler les mouvements à la peau au moyen des infusions de thé, de tilleul; on surcharge le malade de couvertures; on peut même, s'il y a lieu, promener des sinapismes sur la surface du corps. Dans le deuxième stade, il faut, au contraire, chercher à modérer l'intensité de la réaction : on découvrira le malade, on lui fera prendre des boissons calmantes, rafraîchissantes (limonade, orge, etc.). Enfin, pendant la sueur, il n'y a rien à faire qu'à empêcher le malade de s'exposer à un brusque refroidissement. Des moyens hygiéniques suffisent donc la plupart du temps; dans certains cas cependant, il peut survenir des accidents qui réclament des secours plus énergiques ; la période de frisson s'accompagne, en effet, quelquefois de vomissements, qu'on combattra par les potions antiémétiques de Rivière ou de De Haën. Dans le stade de chaleur, il peut se produire quelques symptômes de congestion vers la tête : on appliquera alors des révulsifs sur les extrémités inférieures, et même, s'il y a lieu, on pratiquera une légère saignée.

b L'affection paludéenne possède un spécifique, c'est-à-dire un agent qui s'adresse directement à elle, qui la détruit sûrement, sans nous dévoiler en aucune manière le mode de son action. Ce spécifique, c'est le quinquina, arbre de la famille des Rubiacées, tribu des Cinchonées, dont on connaît et on emploie plusieurs espèces. Le quinquina Calisaya est celui qui renferme le plus de quinine, alcaloïde découvert en 1820 par MM. Pelletier et Caventou. Nous n'avons pas à rappeler toutes les luttes qui accueillirent les premiers essais que l'on fit du quinquina ; aujourd'hui, ce remède a pris droit de cité dans la matière médicale, et nul ne saurait lui disputer ses propriétés spécifiques contre les fièvres que, par cette raison, nous avons appelées fièvres à quinquina.

Dans l'emploi du quinquina, il y a trois points à considérer : *a* les contre-indications ; *b* le mode d'administration ; *c* l'époque de l'administration.

a Les *contre-indications,* peu nombreuses du reste, s'effacent même dans certains cas ; dans la fièvre pernicieuse par exemple. Ici, en effet, il faut agir vite et ne pas se laisser détourner du but principal par des considérations de moindre importance. Dans les fièvres intermittentes au contraire, où l'indication n'est pas aussi pressante, il faut avoir égard à ces contre-indications. La première est fournie par l'irritation de la muqueuse digestive, que l'on reconnaît à la rougeur de la langue, à la sensibilité épigastrique et abdominale, etc.; le quinquina pourrait augmenter cet état, provoquer des vomissements, de la diarrhée. Dans ces cas-là, si toutefois la contre-indication n'est pas trop marquée, on peut encore prescrire le quinquina, à la condition de lui associer quelque préparation opiacée, et d'employer concurremment les moyens propres à combattre l'irritation de la muqueuse digestive (boissons tempérantes, cataplasmes sur le ventre, lavements émollients); si la susceptibilité de l'estomac était trop vive et que l'indication du quinquina ne fût pas trop pressante, on devrait au contraire avant tout chercher à détruire la complication.

On sait que le quinquina exerce une action spéciale sur les centres nerveux, qu'il produit de la surdité, des tintements d'oreille, une céphalalgie constrictive, quelquefois même du délire [1]. Certains sujets, par une idiosyncrasie qui leur est propre, et

[1] Trousseau et Pidoux; *Traité de thérapeutique et de matière médicale*, tom. II, pag. 336.

que l'expérience seule peut faire connaître, sont particulièrement influencés par le quinquina ; il faut alors donner le sulfate de quinine à petites doses et à intervalles aussi éloignés que possible, de manière à empêcher l'intoxication de se produire.

b. *Mode d'administration.* — Le sulfate de quinine est la préparation que l'on doit préférer ; il faut le donner en solution plutôt qu'en pilules, car il agit ainsi bien plus sûrement ; ce n'est que chez les personnes qui ont une trop grande répugnance pour le remède, et qui ne sont affectées que de fièvres intermittentes bénignes, qu'on consentira à employer la forme pilulaire. Le sulfate de quinine peut être aussi administré par la méthode endermique, quand la présence d'une irritation intense de la muqueuse digestive empêche de le donner par l'estomac, ou quand il faut agir sur plusieurs points à la fois, de manière à exercer une action rapide ; les lavements quiniques seront aussi employés dans les mêmes circonstances. Enfin, M. Manetti a trouvé une autre préparation qu'il a appelée éther quinique [1], et qui, absorbée par les voies respiratoires, paraît exercer une action avantageuse, ainsi que tendent à le démontrer les observations de MM. Eissen, Wurzian, Groh et Dupré [2].

Le sulfate de cinchonine jouit également de pro-

[1] *Gazetta medica Lombarda*, juillet 1859.

[2] *Montpellier médical*, 1859, tom. III, pag. 272.

priétés fébrifuges ; il résulte cependant des travaux de MM. Moutard-Martin [1] et Nonat [2], que son action est moins énergique que celle du sulfate de quinine, et qu'il est pour le moins aussi toxique que son congénère.

Citons enfin l'extrait alcoolique, faussement appelé résine de quinquina ; cette préparation, vulgairement employée à Montpellier, soit isolément, soit associée au sulfate, rend les services les plus éminents dans le traitement des fièvres intermittentes bénignes ou pernicieuses ; sa dose est de 4 à 6 grammes.

c. *Époque de l'administration du quinquina.* — Faut-il donner le spécifique immédiatement avant l'accès (Torti, Cullen)? ou la fin du paroxysme (Sydenham, Morton, etc.)? Faut-il encore, comme le veulent de nos jours un grand nombre de médecins, l'administrer dans l'intervalle des deux accès? La règle suivante nous paraît devoir être établie. Il faut donner le sulfate de quinine avant l'accès, de manière à ce qu'il ait le temps d'agir, mais non à un moment trop éloigné, car alors son action serait peut-être épuisée. Dans les fièvres quotidiennes, on doit donc commencer immédiatement après l'accès ; dans les tierces, on peut laisser quelques heures de repos au malade ; dans les quartes, enfin, on peut

[1] Voir le rapport de M. Bouchardat à l'Académie de médecine sur le travail de M. Moutard-Martin, et la discussion à laquelle il a donné lieu. (Séance du 27 mars 1860 et suiv.)

[2] *Gazette des hôpitaux*, 22 mai 1860.

attendre un ou deux jours. Soixante centigrammes à un gramme de sulfate de quinine, associés à 4 ou 6 grammes de résine de quinquina seront ainsi administrés dans les vingt-qutre heures ; les mêmes doses seront répétées le lendemain dans les quotidiennes et les tierces, le surlendemain dans les quartes ; enfin, on n'oubliera pas qu'un vomitif doit toujours précéder l'emploi du sulfate de quinine pour les motifs précédemment indiqués. Nous pouvons affirmer que bien peu de fièvres, si même il en existe, résisteront à cette méthode ; nous l'avons toujours vue réussir entre les mains de M. le professeur Dupré à l'Hôtel-Dieu Saint-Éloi, pendant que nous étions chef de clinique, et depuis lors nous l'avons toujours employée avec succès.

5° La troisième indication a pour but d'éviter les récidives ; on la remplit en administrant le sulfate de quinine à des intervalles déterminés. Nous avons déjà dit comment Strack, Werlhof, Graves, M. Dupré, avaient compris les semaines paroxystiques ; c'est d'après leurs vues particulières sur ce point que chacun de ces médecins réglait le mode d'administration du sulfate de quinine. La méthode que nous conseillons est encore celle de M. le professeur Dupré, celle que nous avons toujours vue réussir, soit dans son service, soit dans notre pratique particulière ; elle consiste à donner de nouveau le spécifique huit jours après la dernière prise, et à agir ainsi pendant trois semaines ; arrivé à ce moment, le malade peut se considérer comme à l'abri de toute rechute, si toutefois, bien entendu, il ne s'expose pas de nouveau à l'intoxication marématique.

Succédanés du quinquina. — Si le quinquina jouit aujourd'hui sans contestation de la vogue qu'il mérite, ce n'est pas cependant sans avoir vaillamment combattu : à toutes les époques, on a cherché à le remplacer dans la thérapeutique ; on voulait surtout trouver un remède qui, offrant les mêmes garanties, fût en même temps moins onéreux, plus facilement à la portée de tous les malades. M. Boudin a fait, dans ce but, de nombreux essais avec l'acide arsénieux, et il a cru, d'après le résultat de ses expériences, pouvoir accorder à ce médicament des propriétés supérieures à celles du sulfate de quinine [1]. M. Fuster, qui l'a expérimenté à Montpellier, a adopté les conclusions de M. Boudin [2]. De la lecture attentive de tous les documents publiés sur la matière, et d'après nos propres observations, faites dans le service de M. le professeur Fuster, nous croyons pouvoir conclure que l'acide arsénieux jouit, en effet, de la propriété d'arrêter les accès des fièvres paludéennes, propriété qu'il doit probablement à l'action perturbatrice qu'il exerce dans l'économie, et qui l'a fait

[1] *Traité des fièvres intermittentes, continues et rémittentes*, pag. 277.

[2] *Observations sur l'emploi de l'acide arsénieux dans le traitement des fièvres intermittentes paludéennes*, par M. Girbal. (*Gazette médicale de Paris*, 1852.)

employer dans le traitement d'un grand nombre de maladies : névralgies, névroses, etc. ; mais nous devons ajouter aussi que cette action n'est ni aussi certaine, ni aussi immédiate que celle du sulfate de quinine : sur 26 malades traités par M. Champouillon, 11 seulement furent guéris[1] ; nous avons vu souvent la maladie ne céder qu'au troisième, au quatrième et quelquefois au cinquième accès. Si donc on réfléchit à ces inconvénients, à l'effroi qu'inspire toujours ce remède aux malades, à l'intoxication, légère il est vrai, qui peut survenir, on n'hésitera pas à n'accorder à l'acide arsénieux que le second rang dans la thérapeutique des fièvres intermittentes, et à ne l'employer que dans les cas où le malade, déjà saturé de quinquina, est devenu, par le fait de l'habitude, rebelle à son action. La dose d'acide arsénieux varie de quelques milligrammes à un, deux, trois et cinq centigrammes.

Quant au sulfate de fer, à la salicine, à la poudre de houx, à l'olivier, à l'écorce de marronnier d'Inde, nous leur refusons toute propriété spécifique. Les amers: gentiane, quassia amara, columbo, etc., peuvent être employés dans les intermittentes printanières, dont elles aideront la solution spontanée ; ils agissent alors en combattant l'embarras gastrique qui accompagne ces fièvres.

En résumé, nous regardons le quinquina et ses

[1] *Gazette des hôpitaux*, 1850, pag. 156.

préparations, particulièrement le sulfate de quinine, comme le seul spécifique de l'affection que nous étudions. Est-il réellement spécifique? s'adresse-t-il à l'état morbide? Ou bien agit-il seulement comme antipériodique? Deux ordres de faits peuvent répondre à ces questions :

1° Le quinquina est utile non-seulement dans les fièvres intermittentes, mais aussi dans les continues et les rémittentes : donc il ne se borne pas à prévenir l'accès, qui n'est plus ici nettement caractérisé, et il faut admettre qu'il s'adresse à la cause, à l'affection, qu'il est spécifique ;

2° D'un autre côté, on ne peut nier l'efficacité relative du quinquina dans les accès de la fièvre hectique : il en diminue l'intensité, il les supprime même pendant un certain temps ; ici, il n'est plus spécifique, la cause n'est plus la même, en effet, que dans les cas précédents, c'est une lésion organique contre laquelle le quinquina est totalement impuissant ; il ne s'adresse qu'à une manifestation, il est antipériodique. Le quinquina réunit donc les deux propriétés spécifique et antipériodique, ainsi que l'ont admis MM. Trousseau et Pidoux [1].

Traitement de la cachexie paludéenne. — Nous avons établi que la cachexie paludéenne était une anémie produite par une cause particulière ; deux indications doivent donc être établies :

[1] *Traité de thérapeutique et matière médicale*, tom. II, pag. 425.

1° Soustraire le malade à cette cause ;

2° Rétablir les forces, rendre au sang ses éléments normaux.

Si, en effet, le malade n'abandonne pas la localité dans laquelle il a contracté les fièvres intermittentes, il ne doit pas espérer une guérison complète ; d'un autre côté, l'état de débilité profonde dans lequel il est tombé, réclame l'emploi de toniques puissants : un régime reconstituant, diverses préparations de quinquina (vins de quinquina, de Seguin, de quinium, décoction de quinquina, etc.), le fer, les amers, constitueront la base du traitement. L'hydrothérapie pourra être employée, à la condition que le sujet ne soit pas trop affaibli et que la réaction puisse s'établir.

Contre l'hydropisie on emploiera, concurremment avec les moyens ci-dessus indiqués, les diurétiques, la tisane de chiendent nitrée, des frictions avec la teinture de scille et de digitale, etc. ; si l'ascite est très-développée, on pratiquera la ponction. La diarrhée réclamera l'emploi des astringents ou des opiacés ; enfin, si de temps en temps apparaissaient encore quelques accès fébriles, on aurait de nouveau recours au sulfate de quinine.

Nature. — Des opinions bien différentes les unes des autres ont été émises sur cette question ; la plupart d'entre elles ont été savamment étudiées par M. Farrat dans sa thèse de concours [1] ; aussi ferons-

[1] Farrat; *Apprécier les travaux des médecins du* XIXe *siècle sur*

nous plus d'un emprunt au travail de notre confrère. Nous rencontrons d'abord la théorie de Broussais et de Mongellaz, pour qui les fièvres intermittentes sont des gastro-entérites périodiques. Cette gastro-entérite est-elle réelle? l'autopsie l'a-t-elle démontré? comment produirait-elle des effets intermittents? comment agirait le quinquina? Telles sont les objections que soulève aussitôt le simple énoncé de ce système. L'opinion de Brown, de Giannini, qui rapportent la fièvre intermittente à une asthénie essentielle, à une faiblesse du système artériel, ne saurait davantage être admise.

Le système de MM. Audouard et Piorry, dont nous avons déjà parlé, a eu plus de retentissement; il nous paraît aujourd'hui définitivement jugé. Des objections sans nombre ont été faites contre cette théorie; il nous suffira de rappeler: 1° que la fièvre intermittente peut exister sans engorgement de la rate; les ouvrages de M. Piorry en contiennent à eux seuls dix-sept cas[1]; 2° que l'hypertrophie de cet organe est surtout marquée dans la cachexie paludéenne, époque où l'on n'observe presque plus d'accès; 3° enfin, que la congestion de la rate se rencontre dans d'autres états morbides, la fièvre typhoïde par exemple.

la nature et le traitement des fièvres intermittentes. Montpellier, 1854.

[1] Cité par M. Bousquet, à l'Académie de médecine, séance du 17 mai 1860.

MM. Bretonneau et Boudin croient trouver dans l'état du sang la cause de la fièvre intermittente : qu'est cette altération? Les recherches de MM. Abeille, Gintrac [1], etc., ont démontré qu'il n'y avait rien de constant, de spécial dans les proportions que peuvent présenter les divers éléments du sang ; comme pour la fièvre typhoïde, ces altérations tiennent à des causes indépendantes de l'affection elle-même ; quant aux lésions que l'on rencontre dans la cachexie, elles trouvent une explication toute naturelle dans l'état d'anémie du sujet.

M. Bally, persuadé que les animaux n'ont pas de fièvre intermittente, rapporte cette immunité à leur position constamment horizontale. La fièvre intermittente chez l'homme ne serait que l'exagération des congestions alternatives qui se font dans la journée sur l'estomac, et pendant la nuit sur le cerveau. Mais on se demande alors pourquoi les fièvres intermittentes ne sont pas plus fréquentes ? Et, du reste, le fait sur lequel s'appuie cette théorie est faux : on a en effet observé des accès de fièvre intermittente chez les animaux [2].

On connaît l'expérience de M. Brachet, qui, se baignant chaque jour à la même heure dans le Rhône et se couchant immédiatement après, de manière à simuler les différents stades de la fièvre in-

[1] Cité par Farrat, pag. 68 et suiv.

[2] Farrat, *loc. cit.*, pag. 77.

termittente, vit, après avoir cessé son expérience, l'accès revenir à l'heure où ordinairement il se baignait dans le Rhône. L'habitude peut-elle suffire, comme le veut M. Brachet, pour expliquer la fièvre intermittente? mais où est l'habitude chez le fébricitant qui n'a fait que traverser les marais Pontins? Il faut bien ici admettre une action spéciale de l'effluve marécageux.

MM. Rayer, Nepple, Maillot, Alibert, etc., ont imaginé une altération indéterminée du système nerveux[1]; cette opinion n'a pas un sens assez précis pour qu'on puisse la discuter. Si l'on veut dire par là que les fièvres intermittentes se rapprochent des maladies nerveuses, nous l'admettons de grand cœur, le fait seul de l'intermittence suffit pour établir ces rapports; mais si l'on veut admettre que l'affection à quinquina est due à une lésion matérielle d'une portion quelconque du système nerveux, nous sommes obligé de repousser une pareille opinion. Les altérations anatomiques doivent avoir des effets continus et non intermittents. Nous ne nous demanderons même pas si la fièvre intermittente, comme le veulent quelques-uns, peut s'expliquer par la théorie de l'action réflexe: nous sommes surpris de trouver des opinions semblables chez des gens qui demandent avant tout de la précision dans les faits et dans les théories. Quoi de plus hypothétique que cet enchaî-

[1] Farrat, *loc. cit.*, pag. 47.

nement d'impressions et de réactions par lequel on veut donner une théorie positive de tous les phénomènes de l'accès? Nous admettrions sans peine que la chaleur fût la conséquence de l'impression de froid transmise à la moelle et portée ensuite aux nerfs vaso-moteurs; mais cette impression première produite par le frisson, d'où provient-elle? où est la cause qui la provoque, sinon l'affection inconnue dans son essence, que nous appelons affection à quinquina?

Nous avons dit que cet état morbide était inconnu dans son essence ; et, en effet, la fièvre intermittente est une fièvre essentielle et spécifique : essentielle, parce qu'aucune lésion organique ne peut nous en faire saisir la pathogénie ; spécifique, parce que notre intelligence ne peut pénétrer en rien la nature de la maladie ; spécifique encore, parce qu'elle possède une cause et surtout un traitement spécifiques. C'est là, nous le reconnaissons sans peine, un aveu de notre ignorance ; nous aimons mieux nous arrêter à point que nous lancer dans des hypothèses plus nuisibles qu'utiles aux intérêts de la science et de l'art.

Auteurs à consulter. — Boudin ; *Traité des fièvres intermittentes, continues et rémittentes*, et *Géographie médicale*. Briquet ; *Traité du quinquina, etc.* Dutroulau ; *Traité des maladies des Européens dans les pays chauds*. Farrat ; *Thèse de concours*, etc.

Fièvres rémittentes.

Nous avons déjà trouvé la rémittence dans un grand nombre de fièvres (fièvres catarrhale, bilieuse, etc.); la fièvre hectique nous présentera plus tard des exacerbations encore plus marquées ; ce ne sont pas là les fièvres dont nous voulons parler. Il s'agit maintenant de pyrexies qui ne sont qu'une forme de l'affection à quinquina, et que nous nommons fièvres rémittentes vraies, les autres états morbides constituant les fièvres rémittentes fausses.

D'une manière générale, on peut définir les fièvres rémittentes, que les anciens appelaient aussi composées, continues, proportionnelles ou continues, périodiques, continues en apparence (Sennert; *De febrib.*, lib. II, cap. 13), que les Grecs nommaient συνεχεις, et Morton continentes (*De feb. exercit.*, II, cap. 5), en détournant ce mot de son acception généralement reçue [1], on peut les définir, disons-nous «des fièvres continues avec exacerbations». Les fièvres rémittentes particulières dont nous voulons nous occuper maintenant sont «des fièvres continues à quinquina avec exacerbations».

A toutes les époques, on a observé des fièvres ré-

[1] Borsieri; *Instituts de médecine pratique*, trad. Chauffard, tom. I, pag. 442.

mittentes de nature marématique. Hippocrate (*Épid.*, sect. III, liv. III) les avait certainement connues ; les recherches de Torti, de Morgagni[1], et celles plus récentes de MM. Littré [2] et Boudin [3], ont mis ce fait hors de doute. Néanmoins, jusqu'à l'époque de l'introduction du quinquina dans la thérapeutique, ces observations étaient loin de présenter l'intérêt qu'elles ont offert depuis ; ce n'est, en effet, qu'à partir de 1638 que les médecins ont étudié avec soin les caractères de ces fièvres, pour les attaquer directement par leur spécifique. C'est pendant cette période que des observations nombreuses ont été faites en Italie par Torti, Lancisi, Ramazzini, Sarcone, Richa, Bianchi, etc.; en Allemagne, par De Haën, Storck, Strack, Hildenbrand ; en Angleterre, par Sydenham, Sims, Verlhof; en Hollande, par Rœderer et Wagler, Pringle ; en France, par Chirac, Retz, Leroy, Voulonne, Sénac, Baumes, etc. Les médecins militaires et ceux de la marine ont rappelé l'attention sur les fièvres rémittentes, qui, méconnues par Broussais, avaient été confondues avec toutes les autres pyrexies sous le nom de gastro-entérites ; et la science doit être reconnaissante à MM. Maillot, Nepple, Boudin, Laverane, Dutroulau, etc., de leurs excellentes re-

[1] Morgagni, 49e lettre, § 6.

[2] Hippocrate, trad. Littré : *Argument.*, tom. II, pag. 528.

[3] Boudin, *loc. cit.*, pag. 33.

cherches sur ce sujet ; des documents précieux sont contenus dans le *Traité* de M. Briquet sur le quinquina ; nous avons enfin nous-même publié sur ce sujet, en 1862, un travail auquel nous ferons plus d'un emprunt.

Étiologie. — Les fièvres rémittentes, ainsi que le démontrent les succès du traitement qu'on leur oppose, sont de la même nature que les fièvres intermittentes ; les mêmes causes, les effluves marécageux, devront donc leur donner naissance. Mais est-ce tout? Ce fait suffit-il pour bien apprécier l'étiologie des fièvres intermittentes? Ne devons-nous pas nous poser un autre problème, il est vrai plus difficile à résoudre? Ne devons-nous pas chercher à connaître les conditions qui font que l'affection à quinquina se manifeste avec le type rémittent plutôt que sous la forme intermittente? C'est évidemment là le point délicat de la question que nous devons cependant chercher à résoudre. Or, on sait, d'une part, que toute maladie est produite par l'influence de deux facteurs, un interne, l'autre externe ; on sait, de plus, que les fièvres rémittentes sont évidemment plus graves que les intermittentes simples ; on peut donc admettre que toutes les causes qui donneront plus d'activité à l'un ou l'autre de ces deux facteurs, pourront produire des fièvres rémittentes. M. Briquet, reproduisant l'opinion de M. Boudin, n'hésite pas à affirmer « qu'elles résultent d'une intoxication à plus forte dose que les intermittentes ordinaires [1] »: l'observation prouve, en effet, que les fièvres rémittentes règnent surtout à la fin de l'été, en automne, quand les eaux plus stagnantes et plus basses permettent à l'effluve de se développer avec plus d'énergie. Ce fait, constaté par tous les auteurs anciens, a, de nos jours, été vérifié par les médecins d'Afrique et les praticiens de Montpellier [2]. On sait également que les miasmes des marais exercent principalement leur action au lever et au coucher du soleil; aussi ne sera t-on pas étonné de trouver dans Pringle que les fièvres qu'il observait en 1742, 1743 et 1745 en Flandre et en Allemagne, atteignaient surtout les soldats qui, « obligés de sortir le matin, traversaient les prairies, couvertes à cette heure-là d'un épais brouillard [3]. »

Toutefois, ce serait mal comprendre les conditions étiologiques de toute affection morbide, que d'admettre que les influences externes, quelque grande que soit leur activité, puissent suffire au développement de la maladie; sans la disposition interne, elles sont impuissantes, et c'est surtout à ce dernier facteur qu'il faut s'adresser pour expliquer la production des fièvres rémittentes. Ces conditions internes ne sont

[1] Briquet; *Traité thérapeutique du quinquina et de ses préparations*. Paris, 1853, pag. 343.

[2] Voir les comptes-rendus de MM. Caizergues, Bourrely, Ressiguier, Girbal, etc., insérés dans divers recueils de notre ville.

[3] Pringle, *loc. cit.*, tom. II, pag. 268.

pas toujours faciles à saisir. Baumes parle « d'un mauvais régime, de travaux immodérés, de passions tristes et surtout de la présence de mauvais sucs dans les premières voies, comme causes prédisposantes[1]. » Retz, observant que l'épidémie de Rochefort sévissait surtout chez les sujets nouvellement arrivés dans la ville, accuse uniquement « les changements qui se font dans l'économie animale des étrangers[2] ». Lancisi reconnaît à son tour que, quoiqu'il faille toujours, dans la production des fièvres rémittentes, invoquer l'action des effluves marécageux, il existe aussi d'autres causes qu'il ne faut pas négliger : que l'épidémie attaquait de préférence les sujets qui d'habitude se nourrissaient mal et avaient été antérieurement atteints de quelque maladie des viscères[3]. » Rœderer et Wagler ont aussi montré l'action d'un mauvais régime[4], et Quarin a professé la même opinion que les médecins de Gœttingue[5]. En résumé, on peut dire que toutes les causes qui débilitent le système vivant ou changent brusquement son mode

[1] Baumes; *Traité des fièvres rémittentes*. Montpellier, 1821, tom. I, pag. 81.

[2] Retz; *Observations sur les maladies qui règnent à Rochefort*, 1re part., sect. I.

[3] Lancisi; *Opera medica. De noxiis paludum effluviis*, lib. II, epidem. I, chap. v, pag. 158.

[4] Rœderer et Wagler; *Traité de la maladie muqueuse de Gœttingue*, édit. Delahaye, pag. 290.

[5] Quarin; *Methodus medendarum febrium*, 1762, pag. 131.

d'être, le disposent, par cela même, à ressentir plus vivement l'action des miasmes paludéens.

Les différentes causes que nous venons d'étudier donnent, en général, naissance à des fièvres rémittentes d'emblée; mais dans d'autres circonstances, la fièvre, intermittente d'abord, ne passe que plus tard à l'état rémittent; ce changement est presque toujours produit par les vices du traitement. Nous avons vu, en effet, que les fièvres intermittentes s'imprègnent habituellement des caractères de la constitution médicale régnante : inflammatoire, bilieuse, catarrhale ou autre, et nous avons dit qu'il fallait tout d'abord attaquer cette complication, si l'on voulait plus tard combattre avec succès l'élément spécifique. Si l'on néglige cette précaution, c'est en vain qu'on usera largement du quinquina; la fièvre changera de type et de caractère. Quarin [1], Hildenbrand [2], en ont cité des exemples frappants.

Symptomatologie. — Quelques auteurs ont voulu reconnaître aux fièvres rémittentes des symptômes particuliers qui servissent à les distinguer des autres pyrexies. C'est ainsi que M. Grisolle parle d'un état de langueur, d'oppression à la région précordiale et d'une douleur derrière le cou, observée, dit-il, par Hippocrate, et constatée également de nos jours par

[1] Quarin, *loc. cit.*, pag. 132.

[2] Hildenbrand; *Médecine pratique*, constitution des mois de juin, juillet et août 1807.

M. Wining dans le Bengale, comme symptômes du début des fièvres rémittentes. Plus tard, la maladie serait caractérisée par la tension à l'épigastre et aux hypochondres, la sécheresse de la langue, l'inappétence, la constipation ou la diarrhée[1], etc. Avant M. Grisolle, Baumes avait également voulu assigner aux fièvres rémittentes une symptomatologie spéciale[2]; mais les résultats auxquels ils sont parvenus l'un et l'autre sont loin d'être satisfaisants. L'affection à quinquina est, en effet, trop mobile; elle existe trop rarement à l'état simple et isolé, pour qu'on puisse en tracer un tableau fidèle; aussi trouve-t-on, chez les auteurs qui ont voulu entreprendre ce travail, des oppositions continuelles. On a encore rapporté aux fièvres rémittentes des symptômes communs à toutes les pyrexies, tels que la sécheresse de la langue, la diarrhée, le délire, etc., symptômes qui ne dépendent nullement de la nature de la fièvre, mais des complications qui surgissent à la fin des maladies du côté des voies digestives ou du système nerveux. M. Robert Latour, après avoir établi que la chaleur animale est surtout augmentée dans les fièvres essentielles, qu'elle peut s'y élever jusqu'à 40 ou 41 degrés, tandis que dans les fièvres secondaires à l'inflammation elle ne dépasse pas 39, en conclut que toutes les fois que l'on observe cette élévation anor-

[1] Grisolle, *loc. cit.*, tom. I, pag. 144.
[2] Baumes, *loc. cit.*, tom. I, pag. 37.

male de la température, il faudra songer à l'existence d'une fièvre essentielle, alors même que concurremment se manifesterait une inflammation ; en procédant ensuite par exclusion, si l'on ne constate les caractères, ni d'une fièvre typhoïde, ni d'une pyrexie éruptive, ni d'une fièvre rhumatismale, on devra admettre l'existence d'une fièvre à cachet intermittent, que l'intermittence se soit déjà dessinée passagèrement, ou qu'elle ait fait absolument défaut [1]. Malgré l'importance de ce caractère, il ne peut nous suffire ; il nous faut des signes plus précis, appartenant plus exclusivement à l'affection paludéenne.

Une fièvre rémittente simple ne doit se composer que des symptômes constitutifs d'un accès de fièvre intermittente, plus accentués et plus étendus. Au frisson succède la chaleur, suivie ou non de sueur, et toujours l'accès est assez long pour que le second commence avant que le premier ait fini. Chaque stade s'accompagne des mêmes phénomènes que l'on constate dans une fièvre intermittente : céphalalgie, soif, agitation, etc. Mais la fièvre rémittente reste rarement à cet état de simplicité ; généralement elle est associée à un autre état morbide, presque toujours celui de la constitution médicale régnante, ou bien elle porte son action sur tel ou tel organe, et sa symptomatologie est alors compliquée par les phénomènes propres à chacune des maladies ainsi pro-

[1] *Union médicale*, 1862, pag. 275.

duites : pneumonie, pleurésie, etc. Si en même temps elle s'accompagne d'un danger immédiat, elle est dite pernicieuse.

Nous avons dit que les fièvres rémittentes subissaient presque toujours l'influence de la constitution médicale régnante. En 1758, Lautter observait à Luxembourg des fièvres qui portaient l'empreinte de l'affection inflammatoire ; l'année suivante la constitution avait changé, et les fièvres prenaient l'aspect des pyrexies à génie putride ou adynamique[1]. Les fièvres observées par Hildenbrand à Vienne présentaient au contraire tous les symptômes d'un état bilieux[2]. Pringle[3], De Haën[4], Torti[5], etc., avaient fait des observations du même genre. Pour nous, nous avons toujours vu les fièvres à génie rémittent se présenter sous les traits des affections catarrhale ou bilieuse, qui sont les affections dominantes de nos contrées. Dans tous ces cas, la rémittence constitue le fait principal, et le quinquina met fin à la maladie, quand celle-ci, bien entendu, a été dégagée de toute complication. D'autres fois, au contraire, ainsi que

[1] Lautter ; *Historia medica biennalis morborum ruralium qui a verno tempore anni 1757, usque ad finem hyemis anni 1761 Luxemburgi*, etc.

[2] Hildenbrand, *loc. cit.*

[3] Pringle, *loc. cit.*, tom. I, pag. 272.

[4] De Haën ; *Ratio medendi*. Parisiis, 1767, tom. V, chap. VI, pag. 272.

[5] Torti ; *Therapeutice specialis*, etc. Leodii, 1821, tom. I, liv. II, chap. I, pag. 397.

nous l'avons vu, l'élément rémittent complique d'autres maladies, la fièvre typhoïde par exemple, et le spécifique ne fait que dégager la maladie d'une complication.

L'étude symptomatique n'est donc pas pour nous très-féconde en enseignements pratiques, et si nous voulons avoir les éléments d'un bon diagnostic, c'est ailleurs qu'il faudra les chercher : la marche de la maladie nous satisfera davantage. A ce point de vue, deux faits principaux doivent être notés :

1° La transformation des fièvres intermittentes en rémittentes, et la terminaison de ces dernières par des accès de fièvre intermittente ;

2° Les exacerbations que l'on constate dans le cours de la maladie. Étudions chacun de ces faits en particulier.

1° La transformation d'une fièvre intermittente en rémittente, notée par la plupart des auteurs, par M. Dutroulau en particulier[1], peut s'opérer dans des temps différents de la maladie : Lancisi[2] l'a observée au cinquième et septième accès ; Quarin[3] au quatrième. En général, les fièvres qui doivent plus tard devenir continues ou rémittentes affectent dans le début les types tierce, double tierce ou quotidien ; Bianchi a vu cependant des quartes subir cette trans-

[1] Dutroulau, *loc. cit.*, pag. 157.

[2] Lancisi, *loc. cit.*, liv. II, epid. I, chap. V, pag. 158, et epid. II, chap. IV, pag. 191.

[3] Quarin, *loc. cit.*, pag. 133.

formation[1]. Celle-ci peut s'opérer de deux manières: ou bien les accès empiètent les uns sur les autres, le second commençant avant que le premier soit terminé: ce sont les fièvres sub-intrantes; ou bien les accès s'allongent, la période de chaleur se prolongeant au-delà du temps normal: ce sont les subcontinues. Il n'est pas rare non plus de voir la fièvre primitivement rémittente devenir intermittente; ce fait a été signalé par tous les auteurs comme présageant une heureuse solution.

2° Le second fait que nous ayons à considérer, c'est l'exacerbation ou paroxysme. Avec quels caractères se présente cette exacerbation? Peut-on la distinguer de celles qui se présentent dans des fièvres de nature non marématique? Nous avons déjà plusieurs fois indiqué les signes distinctifs des exacerbations à quinquina; c'est ici le lieu de les rappeler avec plus d'insistance. M. Briquet pose les conditions suivantes: Il faut, dit-il: « 1° que l'exacerbation soit notable, et que les accidents qui la composent apparaissent brusquement et arrivent rapidement à leur plus haut degré; 2° qu'après une certaine durée, ils décroissent assez rapidement; 3° qu'ils débutent par un frisson ou un sentiment de froid, suivis de chaleur et se terminant par la sueur; 4° enfin, que la rémission soit très-marquée et que tous les accidents de l'exacerbation soient dissipés pendant qu'elle a lieu[2]. »

[1] Bianchi; *Historia hepatica*, tom. I, part. III, pag. 751.

[2] Briquet, *loc. cit.*, pag. 341.

Assurément, ces signes ont une importance que nous sommes loin de vouloir leur refuser; mais ils ne peuvent avoir la valeur exclusive que leur accorde M. Briquet. Quel est le médecin qui n'a pas retrouvé tous ces caractères dans les paroxysmes de fièvres non marématiques, la fièvre hectique par exemple ? Et quel praticien aussi n'a pas constaté l'absence de ces mêmes signes dans des fièvres à quinquina ? C'est ainsi que Voulonne affirme que dans ces fièvres « la recrudescence n'est pas toujours marquée par le frisson, la sueur ne finissant pas non plus l'accès précédent[1]. » Les observations de Baumes[2], Stoll[3], Storck[4], Rosen[5], etc., les nôtres propres, confirment les assertions de Voulonne. La période de concentration, au lieu d'être aussi nettement caractérisée que le veut M. Briquet, ne se fait au contraire souvent remarquer que par des symptômes très-fugaces, et par suite très-difficiles à saisir. Ce sera « un refroidissement léger, fugitif, même partiel, une décoloration remarquable, la concentration du pouls, le retour d'un symptôme particulier, comme la toux, une douleur de tête, une pesanteur aux jambes, etc., à l'heure de l'accès[6]. » « Les seuls caractères qu'on

[1] Voulonne, *loc. cit.*, pag. 69.

[2] Baumes, *loc. cit.*, tom. I, pag. 40.

[3] Stoll; *Ratio medendi.*

[4] Storck; *Annus medicus*, 1758-1759.

[5] Rosen; *Traité des maladies des enfants*, trad. Lefèvre. Paris, 1778.

[6] Goudareau; *Notes au traité de P. Frank*, tom. I, pag. 30.

observe dans un grand nombre de cas, dit encore Voulonne, sont les suivants : la peau qui s'assouplissait prend un tissu plus serré ; la chaleur qui s'adoucissait par degrés tombe brusquement ; le visage pâlit ; les sécrétions qui acquéraient quelque liberté se troublent ou se suspendent de nouveau ; l'urine de briquetée devient claire, la langue d'humide devient sèche ou visqueuse ; le malade éprouve une inquiétude particulière, des tiraillements dans les muscles, des engourdissements dans les articulations, souvent la soif, quelquefois une toux sèche ; le pouls surtout, qui était souple et vaste, s'enveloppe rapidement, et devient petit, profond, serré[1]. » A ce tableau si saisissant de vérité, nous n'avons rien à ajouter ; nous insisterons seulement sur la valeur séméiotique des urines. Dans toute fièvre continue ou rémittente à quinquina, l'urine, claire et limpide pendant la période de concentration, devient rouge au moment de l'expansion, et dépose à la fin du paroxysme un sédiment briqueté. Morton plaçait ce signe au nombre des quatre caractères pathognomoniques des fièvres rémittentes spécifiques[2], et dans leur *Cours de fièvres* Grimaud[3] et Grant[4] lui ont accordé la plus grande valeur. Si nous n'avons pu admettre l'utilité constante

[1] Voulonne, *loc. cit.*, pag. 60.

[2] Morton ; *Opera medica*, tom. I. — *De feb. continentis signis diagnosticis*, pag. 110.

[3] Grimaud ; *Cours de fièvres*, tom. IV, pag. 329.

[4] Grant, *loc. cit.*, tom. I, pag. 18.

des caractères symptomatologiques établis par M. Briquet, nous nous rangeons complètement à son opinion sur le mode d'invasion et de disparition des paroxysmes. Tandis, en effet, que les exacerbations des rémittentes fausses arrivent lentement, mettent plus ou moins de temps à se produire, sont assez longues dans leur durée ; dans les rémittentes vraies, au contraire, tout dénote une marche plus rapide et plus accentuée ; les alternatives de bien et de mal ont lieu dans des temps toujours très-courts.

Un signe non moins important, c'est l'heure à laquelle se présente l'exacerbation. Nous avons vu que les fièvres catarrhale, bilieuse, etc., avaient leurs paroxysmes à des moments de la journée précis et déterminés à l'avance ; dans les fièvres spécifiques, rien de pareil : l'exacerbation peut arriver à toute heure du jour.

Enfin, le dernier fait sur lequel nous ayons à appeler l'attention, c'est la périodicité. Dans leur marche, les fièvres rémittentes peuvent affecter différents types ; les plus communs sont les quotidien et double tierce ; le tierce est moins fréquent ; quant au quarte, il est tellement rare que quelques auteurs, MM. Trousseau et Pidoux entre autres, ont nié son existence [1] ; Baumes cependant n'hésitait pas à l'admettre [2]. Les

[1] Trousseau et Pidoux ; *Traité de thérapeutique et matière médicale*, tom. II, pag. 353.

[2] Baumes, *loc. cit.*, tom. I, pag. 358.

anciens imposaient différents noms à ces fièvres, suivant leur type : l'amphimérine était la rémittente quotidienne ; la tritœophie était la tierce, et la tétartrophie, la quarte. Quant à l'hémitritée, que l'on rencontre à chaque pas dans les ouvrages de nos pères, il est difficile de connaître la signification précise attachée à cette expression : pour les uns, c'est une tritœophie simple (Hippocrate, d'après Littré, tom. II, pag. 568) ; pour d'autres, ce serait une tierce unie à une intermittente quotidienne (Galien) ; pour Celse, une tritœophie dont les accès se prolongeraient.

Anatomie pathologique. — En dehors des lésions d'organes qui se montrent à titre de complications ou de localisations de la maladie, on trouve toujours un engorgement de la rate ; c'est même là un élément précieux pour le diagnostic.

Diagnostic. — La connaissance des conditions dans lesquelles a vécu le sujet, l'étude de la marche de la maladie, suffisent en général pour établir le diagnostic. Dans le cas où il resterait encore du doute dans l'esprit, on devrait avoir recours à l'essai thérapeutique. Or, si la fièvre est réellement de nature marématique, le quinquina enrayera brusquement les accidents ; si la rémittence est fausse, le spécifique aura bien une action, mais elle ne sera pas aussi prompte, et, suivant les expressions de Voulonne, la nature du relâche ne sera plus aussi franche. Dans quelques cas cependant, le sulfate de quinine agit différemment : au lieu de produire, comme dans le cas précédent, une amélioration notable, il paraît au contraire amener une aggravation de la maladie, en donnant plus de force aux symptômes qui constituent le paroxysme ; ceux-ci deviennent plus accentués, par suite la rémittence se dessine mieux, la maladie a une allure plus franche. Il faut être prévenu de ce mode particulier d'action du quinquina, pour ne pas abandonner un remède qui doit être le salut du malade.

Pronostic. — L'affection morbide, dangereuse par elle-même, perd beaucoup de sa gravité par la puissance du remède qu'on peut diriger contre elle ; ce n'est que dans les cas où une complication quelconque masque la rémittence ou empêche l'action du spécifique, que l'on peut concevoir des craintes sérieuses.

Traitement. — Nous avons montré les fièvres rémittentes :

1° Comme étant souvent associées à un autre état morbide, inflammatoire, bilieux, catarrhal, etc. ;

2° Comme étant une expression de cette affection à faces multiples que nous appelons affection à quinquina. De là, deux indications principales :

1° Détruire l'élément concomitant ;

2° Attaquer l'élément rémittent.

On sait de quelle manière doit être remplie la première indication ; nous ferons seulement remarquer que, tant qu'elle subsiste, le quinquina reste sans action, peut même être nuisible.

Quant à la seconde indication, le quinquina seul peut la remplir ; ce que nous avons dit, dans le chapitre précédent, de son mode d'administration, de ses contre-indications, peut également s'appliquer au traitement des fièvres rémittentes. Nous devons cependant faire observer que, le danger étant ici plus immédiat et plus grand, on ne devra pas avoir autant d'égard pour les contre-indications, et qu'il sera nécessaire d'augmenter un peu les doses du sulfate de quinine et de la résine de quinquina. On ne devra jamais donner moins d'un gramme de sulfate, on pourra même dépasser cette dose ; six grammes de résine seront souvent nécessaires.

Fièvres continues.

L'existence de fièvres continues curables par le quinquina est un fait aujourd'hui admis par tous les médecins. Torti en faisait sa huitième espèce de fièvres pernicieuses : « elle n'est pas accompagnée, disait-il, d'un symptôme marquant ; mais tous les accidents étrangers à sa nature qui l'accompagnent sont graves ; ce sont ceux qui appartiennent aux fièvres aiguës et malignes[1] ». Toutefois, c'est encore

[1] Torti, *loc. cit.*, liv. III, chap. I, pag. 396.

aux médecins militaires que revient en grande partie l'honneur d'avoir démontré l'existence de fièvres continues à quinquina. « Les fièvres paludéennes peuvent-elles, sans cesser de rester essentielles, revêtir le type continu ? Telle est, dit M. Boudin, la question que nous nous posions, il y a quinze ans, et que nous avons résolue par l'affirmative. Le problème est d'une haute importance scientifique et pratique. En effet, si les fièvres dont il s'agit peuvent à la fois se présenter sous le type continu et céder à la médication spécifique, il est évident : 1° que l'appellation générique de fièvre intermittente et la dénomination de médication antipériodique deviennent désormais impropres ; 2° que le médecin européen, transporté dans les pays chauds, hésitera moins à recourir à la médication spécifique, en présence du type continu. Écoutez sur la question du type continu des fièvres paludéennes le langage de quelques auteurs ; il est curieux à plus d'un titre : A Rome, dit Bally, les médecins appelés en été près d'un malade agitent cette question : Est-ce ou non une fièvre à quinquina ? Si l'intermittence constituait le fonds de la maladie, l'expérience n'aurait jamais donné aux médecins qui pratiquent dans les lieux marécageux l'idée qu'une fièvre dont les symptômes sont continus peut cependant avoir le fonds des fièvres à quinquina, car j'aimerais mieux employer cette dernière dénomination que d'appeler intermittente une affection qui peut ne l'être pas. » « J'ai vu souvent, dit ailleurs M. Boudin, des malades qui, examinés à toute heure du jour, ne présentaient aucune rémission[1]. » M. Nepple ajoute : « Lorsque l'été est brûlant, les fièvres rémittentes ne paraissent en Bresse qu'à la fin du mois d'août. Dans les trois ou quatre premiers jours, on croirait avoir affaire à une fièvre continue grave. Mais bientôt, soit spontanément, soit plutôt à la suite d'évacuations sanguines, le type rémittent se prononcera[2]. » M. Maillot dit encore : « Dans la fièvre subcontinue de Torti, on voit plus ou moins distinctement les accès s'enjamber, et la fièvre tendre progressivement à la continuité. Dans les fièvres pseudo-continues, ce n'est plus la même marche. Dès le début, elles simulent tout à fait une affection réellement continue. Livrées à elles-mêmes, ou traitées par les antiphlogistiques seulement, tantôt après quelques jours de durée, elles deviennent nettement rémittentes ou intermittentes, tantôt elles deviennent typhoïdes, tantôt enfin elles révèlent leur nature par l'explosion subite d'accidents que nous savons appartenir exclusivement aux fièvres intermittentes pernicieuses[3].» Enfin, M. Laverane, dans ses Documents pour servir à l'histoire des maladies

[1] Boudin; *Traité de géographie et de statistique médicales*, pag. 523.

[2] Nepple; *Traité des fièvres rémittentes et intermittentes*. Paris, 1835, pag. 130.

[3] Maillot; *Traité des fièvres, ou irritations cérébro-spinales*, etc. Paris, 1836, pag. 15.

du nord de l'Afrique, n'est pas moins explicite[1]. Nos observations confirment pleinement les opinions des savants médecins que nous venons de citer : plus d'une fois nous avons vu des fièvres continues guéries radicalement par le quinquina. Toutefois, ces fièvres ne sont pas aussi fréquentes que les fièvres rémittentes et surtout que les intermittentes. Ainsi, M. Raoul, qui a observé sur la côte ouest d'Afrique l'affection à quinquina sous ses trois formes : continue, rémittente et franchement intermittente, a constaté les rapports très-différents de 12 pour la première, 66 pour la seconde, et 611 pour la troisième [2].

Étiologie. — Tout ce que nous avons dit de l'étiologie des fièvres rémittentes peut parfaitement ici trouver sa place ; nous n'avons rien à ajouter, rien à retrancher.

Symptomatologie. — La fièvre peut être continue d'emblée ; elle peut être aussi, comme nous l'avons vu dans l'étude des rémittentes, subcontinue ou sub-intrante. Quant à la symptomatologie de la fièvre continue, elle est encore très-obscure ; cette pyrexie peut en effet se présenter sous les traits des diverses affections dominantes de la saison ; en outre, elle n'a pas cette exacerbation périodique qui nous a été

[1] Inséré dans le 52e volume des *Mémoires de médecine, chirurgie et pharmacie militaires.*

[2] *Gazette médicale*, 1858, pag. 793.

d'un si grand secours pour reconnaître les fièvres rémittentes. Il nous est donc impossible de tracer un tableau de cette forme de l'affection à quinquina.

Diagnostic. — Très-difficile, il s'établit d'après l'étude des causes, la marche de la maladie, l'existence de fièvres intermittentes antérieures et leur transformation en fièvres continues, et enfin d'après les résultats fournis par l'essai thérapeutique.

Pronostic. — Les fièvres continues présentent plus de danger que les formes de l'affection à quinquina précédemment étudiées, par suite des difficultés plus grandes que présente leur diagnostic, et des erreurs auxquelles peut être consécutivement entraîné le médecin.

Traitement. — Il est identique à celui des fièvres rémittentes.

Auteurs à consulter. — Boudin ; *Traité de géographie et de statistique médic. Traité des fièvres intermittentes, continues et rémittentes.* Nepple ; *Traité des fièvres rémittentes et intermittentes.* Maillot ; *Traité des fièvres ou irritations cérébro-spinales.* Dutroulau ; *Traité des maladies des Européens dans les pays chauds.* Laverane ; *Documents pour servir à l'histoire des maladies du nord de l'Afrique.* Briquet ; *Traité du quinquina.*

Fièvres pernicieuses.

La fièvre pernicieuse ou accès malin est une fièvre à quinquina caractérisée surtout par le danger immédiat dont elle s'accompagne. Cette définition nous parait suffisante : les termes « fièvre à quinquina » indiquent le genre auquel appartient la fièvre pernicieuse; et en disant qu'elle s'accompagne d'un danger immédiat, nous la distinguons de toutes ses congénères, fièvres intermittente, rémittente, continue et larvée.

Étiologie. — Les causes sont les mêmes que celles des continues et des rémittentes ; d'une part, intensité plus grande de l'effluve paludéen, prouvée par ce fait que les fièvres pernicieuses ne s'observent que très-rarement en dehors des pays décidément marécageux ; d'un autre côté, disposition interne particulière, favorisée souvent par la faiblesse du sujet : c'est en effet surtout chez les individus détériorés par la misère, les excès, par des fièvres intermittentes antérieures, qu'apparaissent les fièvres pernicieuses. Elles surviennent souvent d'emblée, justifiant ainsi le mot de Tissot : « la malignité est un chien qui mord sans aboyer » ; quelquefois cependant elles sont précédées par des accès de fièvre intermittente simple ; d'après les chirurgiens de marine, ce fait serait même le plus fréquent dans les colonies.

Symptomatologie. — La fièvre pernicieuse, avons-nous dit, est une fièvre à quinquina prenant la forme pernicieuse, c'est-à-dire s'adjoignant un élément qui est l'indice d'une impression profonde portée sur les forces de la vie, d'une destruction radicale de toutes les synergies vitales ; aussi, ce qui la caractérise, c'est la promptitude de sa marche, c'est l'imminence du danger qui l'accompagne.

Le début a toujours lieu d'une manière brusque, instantanée ; si la fièvre pernicieuse a été précédée d'accès intermittents, au lieu de voir apparaître, à l'heure du paroxysme, les phénomènes habituels (frisson, puis chaleur et sueur), on voit survenir tout à coup des symptômes insolites, délire, dyspnée extrême, etc. S'il n'a pas existé antérieurement de fièvre intermittente, c'est au milieu de la santé la plus parfaite que l'accès surprend le malade : dernièrement nous avons vu un homme pris subitement au milieu de la rue ; la marche de la maladie, l'efficacité du quinquina, que, de concert avec notre collègue M. Moutet, nous administrâmes immédiatement au malade, nous montrèrent bien que nous ne nous étions pas trompés dans notre diagnostic.

Le mode du début est donc un caractère commun à toutes les formes que peut revêtir la fièvre pernicieuse ; mais à partir de ce moment, il n'y a plus rien de constant dans la marche et la symptomatologie de l'accès malin, presque toutes les maladies auxquelles sont exposés chacun des organes contenus dans les trois grandes cavités splanchniques pouvant servir de manifestation à la fièvre pernicieuse ; aussi une classification des formes de l'accès malin est-elle à peu près aussi difficile qu'une classification nosologique. Torti avait établi deux classes : celle des *comitatæ* et celle des *solitariæ* ; celle-ci était constituée par une seule espèce que nous avons déjà étudiée, la fièvre subcontinue ; les *comitatæ* (accompagnées d'un symptôme particulier) étaient au nombre de sept : la cholérique ou dysentérique, l'atrabilaire, la cardialgique, la diaphorétique, qui formaient les colliquatives ; et la syncopale, l'algide et la léthargique, qui étaient les coagulatives[1]. On reconnut bientôt que cette liste était incomplète, et Alibert ajouta aux sept espèces de Torti : la soporeuse, la délirante, la péripneumonique, la néphritique, l'épileptique, la convulsive, la céphalalgique, la dyspnéique, l'hydrophobique. On le voit, ce n'est là qu'une énumération, et non une classification fondée sur une base quelconque. M. Maillot, le premier, étudia les fièvres pernicieuses suivant que leur action porte : 1° sur le système cérébro-spinal (formes comateuse, délirante, tétanique, épileptique, hydrophobique, cataleptique, convulsive et paralytique); 2° sur la cavité thoracique (formes syncopale, car-

[1] Torti, *loc. cit.*, liv. III, chap. I, pag. 374.

ditique, pneumonique, pleurétique); 3° sur la cavité abdominale (formes gastralgique, cholérique, ictérique, hépatique, splénique, dysentérique, péritonique [1]). Malgré ses imperfections, cette classification est utile comme pouvant faciliter l'étude des diverses manifestations de la fièvre pernicieuse ; elle est toutefois encore incomplète, il faut ajouter aux fièvres admises par M. Maillot les formes constituées par l'exagération d'un des stades de l'accès ordinaire, les fièvres algide, ardente, diaphorétique, et encore, après toutes ces rectifications, ne sommes-nous pas assuré de l'exactitude de notre énumération. La classification de M. Monneret, quoique plus complète peut-être, nous a paru un peu confuse ; aussi ne l'avons-nous pas suivie [2].

Ne pouvant maintenant donner une description détaillée de chacune de ces formes, il nous suffira de prendre quelques exemples, parmi les plus fréquemment observés, pour faire comprendre la marche des fièvres pernicieuses.

La fièvre algide est caractérisée par un froid intense et général, accompagné de la petitesse, l'irrégularité, l'inégalité et la fréquence du pouls ; la voix est éteinte ; la face prend un aspect cadavéreux ; tout dénote un trouble extrême, qui se calme peu à peu pour reparaître bientôt, si le quinquina ne vient pas arrêter le cours de la maladie.

[1] Maillot, *loc. cit.*, pag. 28.

[2] Monneret; *Programme*, etc., 1861, pag. 52.

Dans la fièvre diaphorétique, une des plus insidieuses, les deux premiers stades ne présentent rien de particulier ; ils sont suivis d'une sueur profuse qui épuise le malade ; dès-lors, le pouls faiblit à chaque instant ; une sensation très-pénible de froid s'empare du fébricitant, tourmenté en outre par une anxiété, une angoisse extrêmes.

Le symptôme dominant de la fièvre délirante est un délire furieux, tel que plusieurs hommes sont nécessaires pour maintenir le malade, qui s'agite sans cesse, est en proie à une exaltation des plus grandes ; le pouls est généralement fort et tendu, la chaleur assez vive, la face injectée et recouverte de sueur ; une saignée dans ces cas est souvent nécessaire. Ces accidents peuvent emporter en quelques heures le malade, souvent aussi ils se calment spontanément ou grâce à l'intervention de l'art. Ce repos n'est malheureusement pas de longue durée ; tous les symptômes reparaissent bientôt plus terribles que jamais.

Dans la fièvre pneumonique, une congestion intense et rapide se fait sur le poumon, et immédiatement existent tous les signes d'une véritable pneumonie ; la douleur est encore plus vive que dans les pneumonies simples, la dyspnée plus intense, l'anxiété plus grande ; l'auscultation permet d'entendre les râles caractéristiques.

La fièvre dysentérique est caractérisée par des douleurs très-vives, un ténesme des plus pénibles,

les déjections si connues de la dysenterie, et des symptômes généraux très-graves, traits tirés, grippés; pouls petit, profond, etc.

Si l'on ajoute la fièvre pernicieuse apoplectique, dont les caractères sont connus de chacun, on aura à peu près les formes les plus communes de l'accès malin.

Dans toutes ces différentes formes, l'examen attentif des divers temps de l'accès fera souvent reconnaître l'existence de quelque symptôme rappelant les trois stades du paroyxsme de la fièvre intermittente simple ; c'est ainsi que nous avons vu, dans la forme délirante, le délire, qui pour nous remplace la période d'expansion, de chaleur, être précédé d'un état syncopal, analogue évidemment au temps de concentration, au frisson.

La mort peut arriver dans le premier accès; cependant, dans la plupart des cas, elle n'est pas aussi prompte : il y a une rémission, peu en rapport avec l'intensité des phénomènes précédents, et bien faite pour éveiller les soupçons du médecin. Tous les accidents, en effet, quelque grande qu'ait été leur violence, se calment ; le délire cesse pour faire place à une prostration, suite inévitable de la fatigue occasionnée par les efforts qu'a dû faire le malade pendant l'accès; la congestion pulmonaire disparaît, et avec elle la dyspnée, la douleur. Mais le médecin prudent doit se tenir sur ses gardes : il semble en effet que la maladie se recueille et rassemble ses forces pour livrer au sujet un assaut plus terrible. Quelques heures après, et suivant une périodicité parfaite, tous les symptômes de l'accès reparaissent avec plus d'intensité que jamais. Si la mort n'arrive pas dans cet accès, il survient un nouveau calme, moins complet que le précédent, et suivi d'un nouvel accès. Le malade doit infailliblement périr au troisième ou au quatrième accès. Les fièvres pernicieuses se présentent presque toujours sous le type quotidien, rarement tierce, jamais quarte.

Anatomie pathologique. — La congestion de la rate existe souvent dans les fièvres pernicieuses ; le raptùs sanguin a même été, dans certains cas, si violent qu'il a causé une rupture de l'organe, d'où hémorrhagie interne promptement mortelle. On trouve aussi à l'autopsie des altérations diverses dans les organes qui ont été le siége de la localisation.

Diagnostic. — Les principaux éléments du diagnostic, souvent difficile du reste à établir, sont : l'étiologie (lieux, conditions dans lesquelles la maladie s'est développée), l'existence de fièvres intermittentes antérieures, la soudaineté de l'invasion ; plus tard, la périodicité des accès, le calme qui les suit sans proportion aucune avec l'intensité des symptômes précédemment existants, l'examen des urines dont on connaît les caractères, enfin l'essai thérapeutique.

Pronostic. — Nous n'avons pas besoin d'insister pour montrer toute la gravité d'un accès pernicieux ;

tout au plus est-elle tempérée par l'efficacité si souvent constatée de la médication qu'on peut opposer à la maladie.

Néanmoins, malgré le quinquina, la mortalité est encore très-grande : elle est de un sur cinq en Algérie (Maillot), de un sur deux dans la Bresse (Nepple).

Traitement. — Tous les efforts de la thérapeutique doivent être dirigés contre l'élément spécifique qui tient tous les phénomènes sous sa dépendance. Toutefois, quand on est appelé dès le début auprès du malade, il faut auparavant songer à remédier aux accidents que détermine en ce moment l'accès ; on doit se rappeler que le sujet peut être enlevé dans ce premier paroxysme, et par conséquent il est urgent de combattre la forme particulière qu'a prise l'affection. De là, deux indications : 1° traiter la forme, la manifestation de l'accès malin ; 2° dès qu'un moment de calme est arrivé, combattre l'affection.

1° Traiter la forme, c'est faire de la médecine symptomatique ; mais cette indication a son importance momentanée, et il ne faut pas la négliger. Les moyens varieront nécessairement suivant la forme de l'accès ; les stimulants, les cordiaux, les toniques, seront employés dans la forme algide ; les antiphlogistiques au contraire seront indiqués dans les formes apoplectique, pneumonique, etc. Rappelons cependant que la fièvre pernicieuse, par sa nature intime, repousse les émissions sanguines, et que par conséquent il faudra toujours en être très-sobre et ne pratiquer jamais la saignée sans avoir la précaution de tenir les doigts sur l'artère, de manière à bien apprécier l'état du pouls.

2° Les diverses préparations de quinquina que nous avons déjà fait connaître, seront employées pour remplir la seconde indication ; il faut ici donner de fortes doses : on fera prendre au malade une potion contenant 1 gram. 50 de sulfate de quinine et 6 gr. de résine de quinquina ; en même temps, on fera des frictions avec la pommade quinique, on donnera des lavements composés encore avec le sulfate de quinine, de manière à saturer le malade. On ne doit pas craindre de produire une intoxication ; le danger est pressant, il faut le conjurer.

Auteurs à consulter. — Torti ; *Therapeutice specialis.* Alibert ; *Traité des fièvres pernicieuses.* Guinier ; *De la fièvre intermittente pernicieuse*, etc., et les auteurs précédemment cités dans l'étude des fièvres continues et rémittentes.

Fièvres larvées.

On dit qu'une maladie est larvée, quand elle se manifeste par des expressions morbides qui la dissimulent ; elle prend un masque, elle emprunte les caractères d'autres états morbides. Les diathèses surtout présentent cette singulière propriété : ainsi, la goutte portant son action sur les viscères est larvée ;

le rhumatisme donnant lieu à des névralgies est larvé ; la syphilis produisant des névroses, des paralysies, est encore larvée. Ces faits nous montrent le peu d'importance qu'il faut attacher aux symptômes, si fugaces, si mobiles par leur nature ; on voit qu'en se laissant guider uniquement par eux, on courrait le risque de s'égarer ; ce n'est qu'en consultant toutes les données de l'observation qu'on peut arriver à la véritable notion de la maladie.

La fièvre intermittente se larve également ; l'accès malin est évidemment une fièvre larvée ; mais, à cause de la nature de l'impression qu'il produit, à cause de la gravité qu'il présente, on en a fait avec raison une classe à part, on lui a donné une désignation particulière, et on a réservé la dénomination de fièvres larvées aux manifestations bénignes et apyrétiques de l'affection à quinquina.

Étiologie. — Dire que les fièvres larvées sont encore des expressions de l'affection à quinquina, c'est reconnaître que les conditions dans lesquelles elles se développent doivent être celles que nous avons déjà étudiées dans les chapitres précédents; d'un autre côté, s'il est vrai que ces fièvres constituent une manifestation toujours bénigne de l'affection paludéenne, il faut admettre que leurs causes doivent avoir moins de puissance. L'observation prouve en effet que les fièvres larvées se montrent dans toutes les saisons, et non pas seulement aux époques de l'année où l'effluve se développe avec le plus d'intensité; qu'elles apparaissent dans tous les pays à fièvres intermittentes, et non pas uniquement, comme les pernicieuses, dans les endroits les plus marématiques. Les fièvres larvées se manifestant surtout par des névralgies, atteignent spécialement les sujets nerveux, qui sont par conséquent plus disposés à réaliser sous la forme névralgique l'impression reçue.

Symptomatologie.—La fièvre larvée peut emprunter des masques divers, mais c'est sous la forme névralgique qu'elle se manifeste le plus communément; les nerfs de la cinquième paire sont leur siége d'élection. On peut souvent retrouver dans ces névralgies les traits d'une fièvre toute locale. M. Trousseau cite dans sa *Clinique* [1], et les observations de ce genre sont nombreuses, l'exemple d'une jeune femme qui fut prise d'une névralgie faciale affectant plus particulièrement l'œil; cet organe devenait à chaque accès le siége d'une congestion très-vive, et laissait couler d'abondantes larmes. Dans ces cas, la douleur remplace le frisson, la congestion est évidemment le résultat de l'action des filets vaso-moteurs lésés en même temps que les filets sensitifs [2], et par conséquent peut être assimilée à la congestion générale, à la chaleur, à l'accélération du pouls, phénomènes

[1] Trousseau, *loc. cit.*, tom. II, pag. 767.

[3] Voir le mémoire de M. Cahen, inséré dans les *Archives générales de médecine*, octobre 1863, pag. 488.

que nous avons vus être manifestement sous l'influence des nerfs vaso-moteurs répandus dans tout l'organisme [1] ; enfin, le larmoiement, encore dû à l'action du même ordre de nerfs, trouve son analogue dans la sueur, qui termine un accès normal. Nous devons cependant ajouter que l'accès local est souvent incomplet, comme on le constate aussi du reste quelquefois dans les fièvres intermittentes vraies, et que la douleur seule peut exister. Ces névralgies reviennent périodiquement, affectent les types tierce, quotidien, double-tierce, plus rarement quarte. Le calme est complet dans l'intervalle des accès. Comme toutes les névralgies, les fièvres larvées sont du reste apyrétiques ; la scène se passe uniquement sur le point affecté.

Des migraines, des hoquets, des toux spasmodiques, des attaques d'asthme, des flux périodiques, soit muqueux, soit sanguins (Trousseau), du côté de l'utérus, des fosses nasales, de l'intestin, peuvent encore se présenter sous les traits d'une fièvre larvée, dont les manifestations, du reste, sont variées à l'infini. Delpech et M. Bouisson ont cité des faits d'hémorrhagie périodique chez les opérés.

La terminaison des fièvres larvées est toujours heureuse ; la guérison peut se faire attendre, mais la maladie finit toujours par céder au quinquina.

Diagnostic. — Nous ne pouvons que répéter ce

[1] Voir le chapitre sur la *fièvre en général.*

que nous avons déjà dit si souvent : c'est à la triple source de l'étiologie, de la marche et du traitement qu'il faut puiser les éléments du diagnostic.

Pronostic. — De toutes les formes de l'affection à quinquina, la fièvre larvée est certainement la plus bénigne.

Traitement. — Les indications que présentent les fièvres larvées sont identiques à celles des fièvres pernicieuses ; il faut :

1° Calmer le symptôme ;

2° Attaquer l'élément spécifique. La névralgie étant la forme la plus fréquente, c'est aux préparations opiacées *intus et extra* qu'on devra avoir recours. Le sulfate de quinine doit être ici employé à faibles doses ; on peut dans ces cas le donner en pilules, associé à l'extrait gommeux d'opium.

Nature. — Après tout ce nous avons dit, il est inutile d'insister, pour montrer que les fièvres larvées ne sont qu'une des nombreuses manifestations de l'affection à quinquina. C. Medicus établissait leur identité sur cinq preuves :

1° Les symptômes qui se montrent sans fièvre, se montrent souvent dans les fièvres de mauvais caractère. Ce fait n'a que peu de valeur, mais les autres preuves nous paraissent concluantes ; ce sont :

2° La fièvre larvée peut alterner avec une intermittente vraie ;

3° Les deux maladies sont périodiques ;

4° Elles présentent chacune le sédiment briqueté des urines ;

5° Le traitement est identique [1].

Auteurs à consulter. — C. Medicus ; *Traité des maladies périodiques sans fièvre.* Trousseau ; *Clinique médicale.* Girbal ; *Des maladies latentes et larvées.* (Thèse de concours.)

[1] Casimir Medicus ; *Traite des maladies périodiques sans fièvre.*

GENRE III. — Fièvres éruptives.

Considérations générales.

L'expression *fièvre éruptive* contient deux idées représentées par deux termes différents : la fièvre, dont nous avons suffisamment expliqué la nature, et l'éruption, mot qui a une signification précise et qui peut se dispenser de toute définition. Mais nous suffit-il de savoir que les fièvres éruptives sont des maladies qui présentent de la fièvre et une éruption ? Évidemment non, il nous faut surtout connaître le rapport qui relie ces deux faits.

Une bonne classification dermatologique ne doit être, dit M. Bazin, que l'empreinte sur le tégument du cadre nosologique [1] ; et, en effet, un grand nombre de fièvres, de diathèses, d'autres états morbides, impressionnent aussi bien la peau que les autres tissus de l'organisme ; nous avons trouvé des éruptions dans les fièvres typhoïde et miliaire, dans le typhus, dans la peste, etc. ; les diathèses scrofuleuse, syphilitique, dartreuse, comptent aussi divers exanthèmes parmi leurs manifestations. Le rapport qui existe

[1] Bazin ; *Leçons sur les affections cutanées de nature arthritique et dartreuse*, pag. 21.

entre l'éruption et l'état interne qui la produit est-il le même dans ces différents cas et dans les fièvres éruptives ? C'est ce que nous allons examiner.

Tout d'abord, nous devons établir une distinction entre les fièvres éruptives et les maladies de la peau proprement dites : ces dernières sont, pour la plupart, l'expression de diathèses diverses ; par conséquent, comme la cause qui les produit, elles sont chroniques, ne disparaissent que pour reparaître plus tard, laissant toujours le sujet sous leur influence ; la fièvre éruptive, au contraire, est une affection transitoire, qui s'épuise dans une première atteinte. Les dermatoses ont des causes connues et appréciables ; elles sont héréditaires ou produites par l'oubli des lois de l'hygiène ; les fièvres exanthématiques sont innées, inévitables. Enfin, les dermatoses sont généralement apyrétiques ; les fièvres éruptives s'accompagnent toujours de fièvre.

Dans la fièvre typhoïde, dans la suette, nous trouvons aussi des éruptions qui disparaissent avec l'affection qui leur avait donné naissance ; transitoires comme leur cause, elles n'attaquent la plupart du temps l'individu qu'une fois dans le cours de sa vie ; elles sont aiguës et fébriles. A ces divers points de vue, elles paraissent réunir les conditions nécessaires pour être rangées parmi les fièvres éruptives ; cependant, encore ici, nous trouvons de grandes différences entre les deux genres d'exanthèmes : les taches rosées, les pétéchies, la miliaire, ne sont, en effet, qu'un épiphénomène particulier apparaissant dans le cours de la maladie et n'ayant aucune influence sur la marche de la fièvre.

Dans les fièvres éruptives, les rapports de la fièvre et de l'éruption sont tout différents : nous voyons d'abord un mouvement fébrile qui persiste pendant quelques jours ; puis apparaît l'exanthème, et dès-lors la fièvre cesse, les phénomènes généraux s'apaisent, le calme se rétablit, de telle sorte qu'on pourrait dire que la fièvre n'existait que pour produire l'exanthème, et que, dès que celui-ci s'est entièrement développé, elle n'a plus eu de raison d'être. Nous n'irons pas toutefois jusque-là, nous ne dirons pas que le mouvement fébrile avait pour but de préparer l'éruption ; mais nous dirons qu'en présence du travail intérieur nécessité par la préparation de l'efflorescence, le système vivant ne pouvait rester impassible, qu'il devait opérer une réaction, et que la fièvre existait parce que le travail éruptif se préparait. C'est de cette manière seulement, ainsi que nous le dirons plus tard, que nous pouvons comprendre les fièvres synergiques, au premier rang desquelles on doit certainement placer les fièvres éruptives. L'éruption est donc critique de la fièvre, ou mieux du trouble général de l'organisme accompagné de fièvre ; c'est là le grand caractère des pyrexies exanthématiques, caractère qui les distingue de tous les états fébriles avec éruption.

Nous ne saurions donc admettre les expressions de

phlegmasies exanthémateuses (Sauvages), dermatoses exanthémateuses (Alibert), qui ne font aucune part à l'élément fièvre, ce fait si important dans l'histoire des pyrexies éruptives. Borsieri les appelle maladies exanthématiques fébriles, et refuse de les ranger dans la classe des fièvres, parce que, dit-il, cette fièvre n'est point essentielle de sa nature, et ne s'associe pas constamment aux maladies exanthématiques[1]. Ceci est vrai pour quelques-uns des exanthèmes de Borsieri, l'érysipèle par exemple, mais ne l'est pas pour les fièvres éruptives vraies. La fièvre n'est nullement symptomatique de l'exanthème, puisqu'elle le précède ; elle n'est pas plus symptomatique d'une lésion de l'agrégat ; il y a un trouble général produit en vue de l'éruption qui se prépare ; le système circulatoire prend sa part dans ce mouvement général ; l'affection qui produit la fièvre et qui est désignée par elle, est donc primitive, essentielle. Il est si vrai que ce trouble général, dont la fièvre est le fait principal, prédominant, occupe la première place, que si, des deux termes, l'un vient à manquer, c'est non la fièvre, mais l'éruption. L'existence de varioles sans éruption (*variolæ sine variolis*), de rougeoles sans éruption (*rubeolæ sine rubeolis*), est un fait admis sans contestation possible, depuis Sydenham ; le travail intérieur peut, en effet, ne pas aboutir, et la fièvre éruptive n'en a pas moins existé.

[1] Borsieri; *Instituts de médecine pratique.*

Par conséquent, dans la dénomination de la maladie, c'est à la fièvre que l'on doit accorder la première place ; les expressions *fièvres éruptives*, *pyrexies exanthémateuses*, doivent seules être admises.

La définition de la fièvre éruptive devient maintenant facile : c'est une fièvre primitive, suivie d'une éruption spécifique et critique. Les fièvres éruptives possèdent bien d'autres caractères, dont on ne saurait nier l'importance, mais qui ne sont nullement nécessaires, et qui par conséquent ne peuvent entrer dans une définition. Ces caractères sont : l'immunité, la contagion et l'épidémicité.

L'immunité est un fait à peu près constant : la plupart des sujets qui ont été affectés une première fois d'une fièvre éruptive sont, par cela même, à l'abri d'une nouvelle atteinte ; il est cependant des individus qui ont jusqu'à deux et même trois fois une variole, une rougeole, une scarlatine. De plus, le même caractère appartient à la fièvre typhoïde, il n'est donc pas spécifique.

La contagion est une propriété encore plus générale des fièvres éruptives ; par contagion, nous entendons, avec M. le professeur Anglada : «la transmission d'une affection morbide de l'individu malade à un ou plusieurs individus, par l'intermédiaire d'un principe matériel qui, étant le produit d'une élaboration morbide spécifique, provoque chez ceux qu'il atteint, d'une manière médiate ou immédiate, pourvu qu'ils soient convenablement prédisposés, une maladie semblable à celle dont il provient[1]. » La contagion appartient plus spécialement à certaines maladies au premier rang desquelles il faut placer les fièvres éruptives ; mais il ne faut pas oublier qu'elle constitue un fait contingent, non nécessaire, qu'elle peut appartenir exceptionnellement à quelques affections morbides, de même qu'elle peut faire défaut à celles dont elle est la propriété habituelle. La contagion, n'étant donc pas un fait spécial aux fièvres éruptives, ne sert nullement à les caractériser.

Enfin l'épidémicité, qui marche si souvent de pair avec la contagion, peut se rencontrer dans les fièvres éruptives, mais celles-ci sont aussi très-souvent sporadiques.

Nombre des fièvres éruptives. — Combien de fièvres éruptives faut-il admettre ? Les opinions sont partagées sur ce point. Les uns, qui définissent les pyrexies exanthématiques : des fièvres suivies d'éruption, admettent dans ce cadre, outre la variole, la rougeole et la scarlatine, l'érysipèle, le zona, l'urticaire, etc.; et cependant, dans ces dernières maladies, l'éruption n'est pas critique de la fièvre. De plus, les caractères secondaires des fièvres éruptives, la contagion, l'immunité, l'épidémicité, manquent à ces affections ; enfin, les mêmes éruptions se rencontrent dans des circonstances où l'on ne peut avoir

[1] Anglada ; *Traité de la contagion*, tom. I, pag. 12.

aucune idée de les assimiler aux fièvres éruptives [1]. Pour ces divers motifs, nous les rejetons de la classe que nous étudions en ce moment; d'un autre côté, reconnaissant qu'on ne saurait les assimiler aux maladies chroniques de la peau, nous en faisons un groupe à part que nous étudierons sous le nom de fièvres pseudo-exanthématiques, et auquel on pourrait également appliquer la désignation que Borsieri proposait pour toutes les fièvres éruptives : *maladies exanthématiques fébriles*. Pour nous, nous ne reconnaissons qu'à la variole, à la rougeole et à la scarlatine le droit d'être rangées dans la classe des pxrexies exanthématiques; la varicelle, dont nous discuterons plus tard la nature, peut être mise à côté de la variole et de la varioloïde ; la roséole trouve sa place entre la rougeole et la scarlatine.

CARACTÈRES GÉNÉRAUX DES FIÈVRES ÉRUPTIVES. —

[1] M. Jaumes place bien à côté de la variole, de la rougeole et de la scarlatine, les éruptions érysipélateuse, miliaire, ortiée, le pemphigus, les pétéchies, l'érythème, l'eczéma, l'echtyma aigu spontanés; mais tous ces exanthèmes sont confondus par lui sous la même dénomination de maladies éruptives aiguës. On ne peut refuser à M. Jaumes le droit de désigner ainsi ces éruptions, qui sont toutes, en effet, des maladies aiguës; mais nous croyons aussi que certaines d'entre elles possèdent quelques caractères particuliers qui doivent les faire regarder comme un genre distinct dans la classe des maladies éruptives aiguës, ce sont les véritables fièvres éruptives. (Jaumes; *Les maladies éruptives aiguës sont-elles des affections essentielles?* etc. Thèse de concours. Montpellier, 1848, pag. 14.)

Étiologie. — Dans la production d'une fièvre éruptive, il faut généralement reconnaître l'action des deux facteurs interne et externe. La disposition individuelle est à peu près commune à tous les hommes, surtout pour la variole et la rougeole; cette disposition est favorisée dans son développement par l'âge de l'individu, la saison, etc.; elle ne se manifeste du reste à nous par aucun signe qui puisse la faire reconnaître. Cette aptitude individuelle demande souvent pour entrer en action la coopération du second facteur; mais souvent aussi elle peut suffire au développement de la maladie; ce n'est plus alors simplement une aptitude, c'est une véritable disposition, qui n'attend que la plus légère occasion, et non l'action puissante du virus, pour faire la maladie. La spontanéité possible des fièvres éruptives est en effet un principe qu'il faut admettre : chacun a observé des faits dans lesquels on ne peut reconnaître l'influence de la contagion, et du reste l'origine première des maladies éruptives est parfaitement connue, et nous sommes bien obligé dès-lors d'admettre que le premier homme qui a été atteint de variole, de rougeole ou de scarlatine, ne l'avait encore reçue de personne.

Le virus, facteur externe, est solide, liquide ou halitueux; ce n'est que dans la variole qu'il se présente sous ces trois états; dans la rougeole et la scarlatine, il n'est qu'halitueux, et peut être liquide, s'il est vrai que les larmes puissent inoculer la maladie.

Quand nous disons que le virus est solide, liquide ou halitueux, il est bien entendu que nous ne voulons parler que de la matière qui le renferme ; quant au principe contagieux lui-même, il est invisible, intangible, et n'est connu que par ses effets. Il est facile de voir, d'après ce que nous disons de la contagion halitueuse, ou par l'intermédiaire de l'air, que la transmission des maladies n'exige pas toujours le contact de l'individu sain avec le sujet malade. Faut-il dire, avec quelques médecins, que dans ces cas il n'y a pas contagion ? Mais si le contact n'a pas lieu entre les deux sujets, il est encore plus intime entre l'individu sain et le virus, qui est transporté par la respiration jusque dans les dernières ramifications bronchiques ; la contagion, par conséquent, n'en est pas moins évidente.

Symptomatologie. — Toute fièvre éruptive a au moins cinq périodes à parcourir : 1° L'*incubation*, préparation de l'efflorescence (Morton), stade de contagion (De Haën), temps de fermentation (Sydenham), d'ébullition, d'effervescence, est le temps qui sépare le moment où le système vivant a été impressionné par la cause morbide, et celui de l'apparition des premiers symptômes ; cette période ne se manifeste à nous par aucun phénomène, c'est pour ainsi dire une époque de recueillement, l'économie se prépare à faire la maladie. Cette période ne peut être bien appréciée que lorsqu'il y a eu inoculation ou contagion évidente.

2° Avec l'*invasion*, appelée aussi temps de séparation, état de contagion, fièvre d'éruption, la maladie commence, les premiers phénomènes apparaissent ; c'est le moment du travail intérieur nécessité par la préparation de l'éruption ; on peut dès cette période distinguer quelle sera la fièvre éruptive à laquelle on aura affaire : chacune d'elles, en effet, se reconnaît à des symptômes spéciaux. 3° En troisième lieu, apparaît l'*éruption*, qui met fin aux phénomènes précédents, qui est critique de la fièvre d'invasion. Chaque exanthème a des caractères spécifiques que nous étudierons. Dans la variole, il existe une autre période, dite de suppuration, ou fièvre secondaire, produite par la suppuration des innombrables pustules qui recouvrent la surface du corps. 4° La *desquamation* ou *dessiccation* est le temps pendant lequel l'éruption disparaît, et la peau reprend peu à peu son aspect normal. 5° Enfin, nous ajoutons une dernière période, la *convalescence*. Si en effet, dans la plupart des maladies, la convalescence est l'époque du retour graduel vers la santé, dans les fièvres éruptives sa marche est souvent embarrassée par l'apparition de phénomènes plus ou moins graves ; aussi faut-il se garder d'abandonner le sujet à cette période de la maladie, c'est au contraire le moment où il a encore plus particulièrement besoin de surveillance.

Nous ne parlons pas du *diagnostic* et du *pronostic* des fièvres éruptives, qui seront étudiés quand nous ferons l'histoire particulière de chaque espèce.

Traitement. — Quant au traitement, il est inspiré par la connaissance de la nature de la maladie : or, les fièvres éruptives sont des maladies nécessaires, qui doivent fatalement évoluer, il est impossible de chercher à arrêter leur marche ; par conséquent, ce sont les principes de la méthode naturelle qui doivent guider le médecin.

Nature des fièvres éruptives. — La lésion de la peau, la phlegmasie cutanée, nous l'avons vu, n'est qu'un élément secondaire, qui n'apparaît que consécutivement à la fièvre d'invasion ; on ne peut donc placer les pyrexies exanthémateuses parmi les maladies de la peau. D'un autre côté, il n'y a aucune altération du sang qui soit spéciale aux fièvres éruptives ; leur cause prochaine ne réside donc pas dans une lésion quelconque des solides ou des liquides. Les fièvres éruptives sont des affections fébriles essentielles ; elles sont de plus spécifiques, spécifiques par leur cause, le virus, qui ne saurait produire autre chose qu'une maladie semblable à celle dont il provient ; spécifiques par leurs symptômes, qui présentent une physionomie tout à fait particulière.

Variole.

La variole (de *varus*, pustule) est aussi connue sous le nom de *petite-vérole*, d'après ses analogies extérieures avec l'épidémie de syphilis du XVe siècle; Rabelais l'a appelée picote (auions les faces guartées.... Lung y auoyt la *picote*, l'aultre la vérolle, l'aultre la rougeolle, etc. liure IV, chap. LII), et ce nom a été conservé dans nos campagnes du Midi pour désigner, non-seulement la variole, mais aussi la clavelée, le cow-pox et la vaccine.

La variole est une maladie nouvelle; Grégoire de Tours, Marius d'Avenches en 580, Aaron d'Alexandrie quelques années plus tard, sont les premiers à en faire mention sous les noms de *dysentericus morbus*, *valetudines variæ*, *malignæ cum pustulis et vesicis*. Lors de cette première apparition, la variole présenta tous les traits des maladies nouvelles, épidémicité et gravité insolite. Le médecin Rhazès, ou Abou-Beckr-al-Razi, surnommé le Galien arabe, donna de la variole, vers la fin du IXe siècle ou le commencement du Xe, une description plus scientifique, malgré de grandes imperfections. Sydenham mérite une mention toute particulière pour les efforts qu'il fit dans le but de réformer le traitement incendiaire de ses prédécesseurs; après lui, Borsieri, Morton, tous les épidémiographes, nous ont laissé des descriptions plus ou moins exactes; parmi les modernes, M. Rayer, dans son *Traité des maladies de la peau*, a consacré à la variole un article des plus intéressants.

La variole est une fièvre éruptive à exanthème pustuleux; cette définition, malgré sa brièveté, nous paraît suffisante, puisqu'elle distingue la petite-vérole de toute autre maladie.

Étiologie. — Il existe, pour la variole, une prédisposition générale, que la vaccine détruit totalement ou en partie. Avant la vaccine, la variole atteignait les jeunes enfants ; aujourd'hui ce n'est que plus tard qu'elle se montre; elle peut même attaquer les vieillards. Il paraît aussi que le fœtus est quelquefois affecté dans le sein de sa mère; Borsieri cite plusieurs faits de ce genre empruntés à Ludwig, Murray, Mead [1], etc. En 1842, M. Gérardin a présenté à l'Académie de médecine le cadavre d'un enfant nouveau-né couvert de pustules varioliques [2]. La variole, comme toutes les fièvres éruptives, se montre spécialement au printemps ; aussi Sydenham les compare-t-il à ces oiseaux que l'on voit revenir périodiquement à cette époque de l'année. Le virus varioleux peut se présenter sous les trois états solide, liquide et gazeux. Au temps de l'inoculation, on employait les croûtes, plus souvent le pus contenu dans les pustules ; aujourd'hui cette méthode est abandonnée, et la transmission ne s'opère plus que par l'intermédiaire de l'air. Le virus conserve très-longtemps son action, il survit au malade ; il est cependant difficile d'admettre les faits cités par Vicq d'Azyr, P. Frank [3], d'après lesquels des cadavres

[1] Borsieri ; *Instituts de médecine pratique.*

[2] Cité par Requin, tom. III, pag. 317.

[3] *Ibid.*, tom. III, pag. 316.

exhumés après un, dix et même trente ans, auraient encore pu communiquer la maladie. Le virus peut s'attacher aux pièces de literie, aux vêtements, etc.

Symptomatologie. — La variole présente six périodes : l'incubation, l'invasion, l'éruption, la suppuration, la desquamation et la convalescence.

1° L'*incubation* ne se manifeste à nous par aucun symptôme ; l'esprit la conçoit, les sens ne peuvent la démontrer; sa durée varie entre six et huit jours.

2° *Invasion.* — Dans cette période, la fièvre se déclare, précédée par tous les prodromes des fièvres graves: malaise, anxiété, céphalalgie, inappétence, etc. Elle présente les principaux traits des fièvres catarrhales ; cet aspect peut toutefois être modifié, sous l'influence de la constitution médicale régnante. Elle débute le soir par un frisson assez violent, suivi d'une chaleur généralement vive; les malades sont brisés, ressentent des douleurs dans tout le corps, localisées plus spécialement dans les *lombes*, et acquérant en ce point une intensité très-grande; il existe une céphalalgie très-vive, un malaise général: la fièvre est très-accentuée; enfin il y a des *nausées* et quelquefois des *vomissements*; la langue est blanche, l'appétit est perdu. Chez les enfants, on observe quelquefois des convulsions; ce symptôme n'est cependant pas très-fréquent, puisque MM. Rilliet et Barthez ne l'ont jamais constaté [1] ; dans tous les

[1] Rilliet et Barthez; *Traité des maladies des enfants*, tom. III, pag. 14.

cas, il est loin de présenter la gravité qu'il a dans d'autres circonstances.

Quelquefois, la période d'invasion s'accompagne de phénomènes plus graves : la fièvre devient beaucoup plus vive ; l'agitation est très-grande ; il y a de l'insomnie, du délire et autres symptômes nerveux. Généralement cette aggravation des symptômes présage une variole confluente ; Borsieri cite cependant des cas de variole discrète et maligne [1]. Cette période dure trois jours environ.

3° *Éruption.* — Le quatrième jour, souvent le troisième dans les varioles confluentes, l'éruption commence à paraître, et dès-lors les symptômes généraux s'apaisent peu à peu, pour cesser complètement dès que le travail est terminé, surtout dans les varioles discrètes. L'éruption est discrète ou confluente : dans le premier cas, des pustules disséminées se montrent sur la surface du corps ; dans le second, elles se réunissent de manière à former de larges vessies variables par leur forme et leurs dimensions. L'éruption débute par la face et envahit consécutivement le tronc et les membres. On voit d'abord apparaître de petites taches rouges, au centre desquelles se montre bientôt une papule. Le second jour, la papule s'entoure d'une aréole rouge, et le troisième elle se transforme en une vésicule présentant à son sommet une légère dépression

[1] Borsieri, *loc. cit.*

circulaire. Dans les varioles confluentes, cette disposition ne s'aperçoit que difficilement, les vésicules se confondant les unes avec les autres et se présentant en quelques endroits, à la face par exemple, sous l'aspect d'une large pellicule blanchâtre uniforme. L'éruption est particulièrement serrée à la face, qui dès ce moment commence à se tuméfier ; en même temps apparaît un ptyalisme assez abondant. L'éruption peut aussi envahir les muqueuses buccale, pharyngée, laryngée; la présence de pustules en ces points détermine de la dysphagie, de la raucité de la voix, etc. Constatons enfin que l'exanthème peut manquer ; ainsi que nous l'avons dit, le travail préparatoire n'aboutit pas toujours ; il suffit, pour se convaincre de la réalité de ce fait, de lire les observations de Sydenham [1].

4° *Suppuration*. — Du huitième au onzième jour, le liquide séreux contenu dans les vésicules se trouble, s'épaissit, se transforme en pus, et en même temps les pustules augmentent de volume. La fièvre reparaît ; ce n'est plus maintenant une fièvre primitive, elle est secondaire, symptomatique de la production de pus ; chaque pustule peut être en effet assimilée à un petit abcès. Les intervalles des pustules deviennent rouges et se tuméfient ; le gonflement est surtout marqué au visage, plus encore aux paupières qui recouvrent complètement les yeux ; les

[1] Sydenham; *Fièvre continue des années 1667, 1668, et d'une partie de 1669*, tom. I, pag. 177.

mains et les pieds se tuméfient immédiatement après le visage ; le malade exhale à ce moment une odeur fétide. Cette période est la plus grave : c'est alors qu'apparaissent les complications, que se font les métastases sur les organes importants, l'encéphale, le poumon, que l'urine contient de l'albumine, etc. La durée de ce stade est de trois jours à peu près.

5o *Desquamation.* — Les pustules s'affaissent ou se crèvent ; le pus se concrète à la surface de la peau, où il forme des croûtes que remplace d'abord une coloration violacée, qui disparaît elle-même et laisse à sa place des traces indélébiles. Toutes les pustules ne produisent cependant pas des cicatrices, la réparation peut se faire d'une manière complète et parfaite. Tout est à peu près terminé vers le vingtième jour.

6o *Convalescence.* — La convalescence de la variole est souvent entravée par divers accidents qui tirent la plupart leur origine de la grande quantité de pus produite dans l'économie. On dirait en effet qu'il y a eu une espèce d'habitude créée, et que pendant quelque temps l'organisme est pour ainsi dire obligé de faire du pus. C'est ainsi que l'on voit survenir des furoncles, des abcès nombreux, et quelquefois même tous les symptômes de l'état faussement appelé diathèse purulente, abcès métastatiques, diarrhée colliquative, vomissements, anxiété, délire, petitesse et inégalité du pouls, etc.; cet état conduit à peu près inévitablement à la mort.

Des otorrhées purulentes avec carie du rocher, des ophthalmies suite de la présence des pustules sur l'organe oculaire, des diarrhées opiniâtres liées à des ulcérations intestinales : telles sont encore les suites plus ou moins fréquentes de la variole. Ce sont spécialement les petites-véroles confluentes, celles où la production de pus a été abondante, qui présentent ces phénomèmes; la convalescence des discrètes est plus régulière.

Structure de la pustule. — L'éruption débute, ainsi que nous l'avons vu, par une papule ; à ce moment, l'épiderme est déjà ramolli, séparé du derme; puis se forment une vésicule, et enfin la pustule caractéristique. La pustule est surtout remplie par une production concrète plutôt que par du pus, qui n'y existe qu'en très-petite quantité. Sous l'épiderme on trouve, en effet, une fausse membrane d'un blanc mat, d'un millimètre d'épaisseur, ayant la forme d'un cône tronqué, déprimé à son centre, d'où provient l'apparence extérieure de la pustule. Quant à la dépression de la fausse membrane, elle est due à la présence d'un filament cellulaire implanté à son centre. Le derme est érodé, ulcéré ; c'est à cette ulcération qu'est due la formation de cicatrices indélébiles. La pustule variolique est en outre divisée en plusieurs compartiments ; elle ne se vide jamais par une seule piqûre. Les formes et la structure des pustules qui siégent sur les muqueuses buccale, pharyngée, laryngée, oculaire, rectale, sont les mêmes; leur marche est peut-être plus rapide.

Anatomie pathologique. — La variole n'a aucune altération qui lui soit propre; les lésions que l'on rencontre à l'autopsie sont le résultat des complications qui ont existé pendant la vie.

Complications. — La variole, à sa période d'invasion, peut être compliquée par la plupart des états morbides que nous avons étudiés, inflammatoire, bilieux, etc. L'élément intermittent peut également se montrer dans les pays marécageux. Dans certains cas, on observe un défaut de forces, de synergie, qui empêche l'éruption de se faire; les boutons ont de la peine à sortir, le gonflement du visage et des mains ne se fait pas; cet état est grave, parce qu'il peut produire des phlegmasies d'organes importants, le travail extérieur se portant alors à l'intérieur. Dans d'autres circonstances, l'éruption est arrêtée par une complication phlegmasique; il faut savoir distinguer ce cas du précédent: ici, une inflammation s'est produite, attire à elle tous les mouvements, l'éruption ne peut dès-lors se faire. Dans le premier cas au contraire, la phlegmasie s'était produite parce que l'éruption avait été entravée dans son développement.

La présence de pustules sur certains points constitue souvent une véritable complication; il nous suffira de citer les pustules placées sur l'œil, où elles peuvent occasionner les désordres les plus graves, tels que des perforations de la cornée avec leurs conséquences, ou au moins des opacités qui gênent considérablement la vue.

L'éruption peut aussi présenter des caractères anormaux, dont la plupart sont dus généralement à l'existence concomitante d'un état ataxo-adynamique. Ainsi, une rougeur vive, semblable à la rougeur érysipélateuse, ou bien des pétéchies, peuvent exister entre les pustules, qui deviennent elles-mêmes souvent sanguinolentes ; dans ces cas, on observe simultanément de la diarrhée, des hémorrhagies internes et externes qui contribuent à affaiblir le malade. Les varioles noires, telles que Haller les a observées en 1735, et Sydenham en 1670, 1671 et 1672, rentrent dans cette catégorie. Les pustules peuvent encore prendre un aspect cristallin, corné, dû à la présence dans leur cavité d'un liquide clair, transparent, ou produit même par la vacuité complète de cette cavité. Ces diverses apparences sont toujours l'indice d'une situation fâcheuse. Nous étudierons plus tard les modifications apportées dans la marche de la variole par la présence d'une éruption rubéoleuse ou scarlatineuse.

Pendant la dessiccation, on peut voir, ainsi que nous l'avons dit, les pustules s'affaisser, se flétrir tout à coup : c'est le prélude d'une infection purulente commençante ; on voit bientôt après, en effet, se déclarer les symptômes qui caractérisent cet état.

La variole peut en revanche exercer une heureuse

influence sur la marche de certaines maladies; les éruptions cutanées en particulier, sont avantageusement modifiées par l'exanthème varioleux.

Récidives. — L'immunité est un fait général, mais non constant ; aussi voit-on des individus avoir deux et même trois atteintes de variole, d'après Borsieri. Dans ces cas, la seconde maladie n'est habituellement pas complète; c'est une variole tronquée, une varioloïde.

Diagnostic. — Dans la première période de toute fièvre éruptive, il faut toujours se tenir sur ses gardes, jusqu'à ce que la maladie soit mieux caractérisée; la plupart des fièvres catarrhale, bilieuse, inflammatoire, typhoïde même, peuvent en effet, dans certaines circonstances, se présenter avec les apparences de la variole. Toutefois, l'existence de nausées, de vomissements, de douleurs vives dans les lombes, pourra faire songer à une variole, surtout si le sujet n'a pas été vacciné, ou mieux encore s'il a eu quelques rapports avec un varioleux. Plus tard, quand l'éruption spécifique aura apparu, on ne pourra plus conserver aucun doute.

Pronostic. — Nous devons établir à ce point de vue une distinction entre les varioles discrètes et confluentes : ces dernières sont bien plus graves que les autres. Si l'éruption se développe avec peine, si des localisations sur les organes internes se produisent, si la complication adynamique avec ses différents caractères apparaît, le pronostic devient beaucoup plus sérieux.

Traitement. — Trois indications principales nous paraissent devoir être déduites de l'étude que nous venons de faire : 1° Si l'affection est simple, évolue normalement, la surveiller, faire de l'expectation ; 2° Débarrasser la maladie des complications qui peuvent en entraver la marche ; 3° Traiter quelques symptômes qui pourraient, si on n'en arrêtait le développement, occasionner des accidents sérieux.

1° C'est par la méthode naturelle qu'on remplit la première indication. Dans l'invasion, on se contentera de donner quelques boissons chaudes pour pousser à la peau, d'appliquer des cataplasmes émollients pour calmer la céphalalgie, détourner les mouvements qui se portent vers la tête, les attirer à l'extérieur. Au moment de l'éruption, on cherchera une température plus douce, on découvrira légèrement les malades, on laissera entrer l'air dans leur chambre ; Sydenham même les faisait lever [1], à tort croyons-nous, car on pourrait ainsi arrêter l'éruption ; on emploiera aussi quelques boissons rafraîchissantes. Enfin, au moment de la dessiccation, on donnera un purgatif, dans le but de prévenir la formation des abcès.

2° Les états inflammatoire, bilieux, muqueux, catharral, en venant compliquer la variole, peuvent

[1] Sydenham ; *Lettre à Guillaume Cole*, tom. II, pag. 12.

empêcher la marche favorable de l'éruption; aussi est-il très-important de les combattre dès qu'ils se présentent. Le défaut de forces, de synergie, l'état ataxo-adynamique, retardent aussi souvent la sortie de l'exanthème, c'est alors qu'il faut avoir recours aux toniques et excitants diffusibles; dans toute autre circonstance, ces moyens seraient plutôt nuisibles qu'utiles. Si, comme on le faisait souvent autrefois, on voulait pousser quand même à la peau, « les efforts que l'on ferait ne réussiraient pas davantage que si, voulant faire sortir d'une maison spacieuse une grande troupe de gens qui s'y seraient renfermés, on les obligeait, en leur causant quelque frayeur terrible, de courir tous à la fois du côté de la porte, car la presse serait si grande qu'ils s'embarrasseraient les uns les autres et se fermeraient mutuellement le passage[1]. » Dans les cas d'ataxo-adynamie seulement, on devra donc employer les toniques (bouillon, vin, préparations de quinquina), les excitants diffusibles, (acétate d'ammoniaque), les antispasmodiques (camphre, musc, etc.), les sinapismes, les vésicatoires; Sydenham recommande également, surtout si le délire prédomine, les préparations opiacées. Si l'on craint le développement d'une infection purulente, les toniques seront encore indiqués, mais on devra concurremment faire usage des purgatifs et surtout des acides minéraux; on aura

[1] Sydenham, *loc. cit.*, pag. 21.

également le soin d'ouvrir les abcès. Enfin, les inflammations locales réclameront le traitement qui leur est approprié, suivant la nature de l'affection générale qui les produit.

3° Les pustules mal placées doivent éveiller l'attention du praticien ; au visage, elles peuvent laisser des cicatrices qu'il est bon de prévenir. Aussi, de tout temps, a-t-on cherché à les faire avorter, et Van Swiéten déjà recommandait dans ce but les préparations mercurielles : « *In ipso variolarum morbo profuisse mercurium dulcem testantur medici, ut.... vel nullæ omnino nascerentur, vel saltem quam paucissimæ*[1]. » M. Serres, et plus tard M. Briquet, ont employé avec succès l'emplâtre de Vigo étendu sur chaque côté de la face. Cette méthode est préférable à la cautérisation des pustules par le nitrate d'argent, opération douloureuse qui ne doit être pratiquée que lorsqu'on veut enrayer le cours d'une pustule isolée, placée sur l'œil, par exemple. On commence alors par percer la pustule, on enfonce ensuite le crayon de nitrate. Contre la démangeaison qui accompagne la dessiccation, démangeaison telle que les malades, ne pouvant la supporter, arrachent les croûtes et produisent ainsi des cicatrices plus profondes, on emploiera les onctions huileuses, les lotions calmantes, les poudres de riz, d'amidon, les fécules, etc.

[1] Van-Swiéten ; *Commentaires sur Boerhaave*, § 1392.

Nous étudierons plus loin le traitement préventif de la variole.

Auteurs à consulter. — Sydenham ; *Médecine pratique.* Morton ; *Opera medica.* Borsieri ; *Instituts de médecine pratique.* Rayer ; *Maladies de la peau.* Rilliet et Barthez ; *Traité des maladies des enfants.*

Varioloïde.

La varioloïde, appelée aussi variole mitigée, modifiée, tronquée, variole des vaccinés, varicelle pustuleuse, doit son nom à Thomson (d'Édimbourg) ; cette expression, du reste, est mauvaise, car la varioloïde a plus que les apparences de la variole, elle en a tout à fait la nature ; aussi aimerions-nous mieux, si nous ne voulions nous conformer à l'usage, employer la dénomination de variole tronquée. Ces deux termes nous suffisent, en effet, pour définir la varioloïde, qui n'est autre chose qu'une petite-vérole arrêtée brusquement dans sa marche, une petite-vérole tronquée.

Il est aisé de prouver l'identité de nature des deux maladies, par les résultats des inoculations ou des transmissions médiates ; on peut, en effet, prendre indistinctement le pus de la variole ou de la varioloïde, et on obtiendra également une variole ou une varioloïde, suivant la prédisposition du sujet ; de même, la petite-vérole peut transmettre la varioloïde par contagion médiate, et réciproquement. La ressemblance complète des symptômes dans les premiers temps des deux maladies est encore une preuve des rapports intimes qui les unissent. Si le mot varioloïde est nouveau, le fait est ancien ; Van-Swiéten, Borsieri, parlent de varioloïde, et de leur temps déjà on en avait même observé des épidémies ; nous devons cependant ajouter que les cas de petite-vérole tronquée se sont considérablement multipliés depuis la découverte de la vacine.

Étiologie. — La cause externe est la même pour la variole et la varioloïde : un seul virus produit, en effet, les deux maladies. La cause interne est toute différente ; l'aptitude du sujet est, en effet, très-affaiblie ; cette modification est due à l'action de la vaccine ou à l'existence d'une variole antécédente.

Symptomatologie. — La varioloïde ne présente que quatre périodes à étudier : il n'y a pas, en effet, de suppuration, et la convalescence est si franche, si bénigne, qu'il devient inutile d'en faire une période particulière.

L'incubation est la même que pour la variole.

Les symptômes de l'invasion sont encore identiques ; on peut même, en dépit de la bénignité de la maladie, observer des phénomènes d'une grande gravité : délire, convulsions, etc.

L'éruption commence le troisième ou le quatrième jour ; elle peut être discrète ou confluente ; le plus souvent cependant les boutons sont disséminés. L'exanthème commence par la face et se généralise bien vite ; il débute par une tache rouge, celle-ci prend bientôt l'aspect d'une papule qui s'aplatit, s'ombilique vers le sixième jour ; une vésicule se forme, contenant un liquide séreux qui se trouble vers le septième ou le huitième jour. Jusque-là, on le voit, la marche de l'éruption est identique à celle de la variole ; mais, à partir de ce moment, tout change ; le bouton ne prend pas un plus grand développement, il ne s'entoure pas d'aréole rouge, les vésicules se sèchent, se rident et sont remplacées par des petites saillies dures, cornées, qui se résolvent lentement et laissent à leur place des taches violacées.

Le derme n'a pas été entamé ; aussi n'y a-t-il jamais de cicatrices, à moins qu'un bouton n'ait subi par hasard son entier développement. Dans la varioloïde, on n'observe ni la salivation ni l'odeur propre à la petite-vérole ; la face ne présente que très-peu de gonflement ; enfin, il n'y a jamais de fièvre secondaire, puisqu'il n'y a pas de suppuration.

Vers le onzième jour, tout est terminé ; la convalescence s'établit immédiatement, n'est traversée par aucun obstacle. On le voit, la varioloïde est bien réellement une variole arrêtée, tronquée.

Complications. — Elles sont rares ; tout au plus observe-t-on celles qui sont dues à l'influence de la constitution médicale.

Diagnostic. — Au début, on doit se laisser guider par les principes que nous avons exposés à propos de la variole ; ne pas se hâter de se prononcer, n'émettre que des présomptions qu'on affirmera d'autant plus que le malade aura été exposé à la contagion, qu'il régnera une épidémie de variole, que les symptômes principaux de la petite-vérole seront plus accentués. Dans tous les cas il sera impossible, d'après le seul examen du sujet, de savoir si l'on aura affaire à une variole ou une varioloïde ; les anamnestiques seuls pourront nous éclairer : la varioloïde n'existe guère en effet que chez les individus vaccinés ou précédemment atteints de variole, et encore MM. Gendrin, Grisolle[1], ont-ils observé des cas de varioloïde primitive. Plus tard, le diagnostic ne présente plus de difficultés.

Pronostic. — Il est sans gravité, puisque la période la plus pénible, celle de suppuration, fait défaut.

Traitement. — Il présente deux indications : laisser agir la nature, combattre les légères complications inflammatoire, catarrhale, bilieuse, qui peuvent exister. On connaît les moyens de remplir ces indications.

Auteurs à consulter. — Thomson ; *An account on the varioloïd epidemie which has lately prevailed in Edinburgh*. Londres, 1820. Bousquet ; *Traité de la vaccine et des éruptions varioleuses ou varioliformes.*

[1] Grisolle, *loc. cit.*, tom. I, pag. 95.

Varicelle.

La varicelle, petite-vérole volante, variolette, vérette, a été regardée par les uns, F. Bérard et Lavit[1], Requin[2], comme le dernier diminutif de l'intoxication variolique; par les autres, M. Trousseau[3] en particulier, comme une affection tout à fait distincte. Étudions d'abord la marche de la maladie; nous nous prononcerons ensuite sur sa nature.

Étiologie. — Il existe une prédisposition interne qui n'est détruite, ni par la vaccine, ni par une atteinte antérieure de variole; cette prédisposition est commune à presque tous les sujets; il y a en outre un virus: la varicelle est en effet contagieuse, quoique à un moindre degré que la variole et la varioloïde.

Symptomatologie. — Après une incubation dont il est difficile de préciser la durée, les premiers symptômes apparaissent; c'est d'abord une fièvre dont les caractères se rapprochent beaucoup de ceux des affections catarrhales, accompagnée de céphalalgie, de malaise, quelquefois même de nausées et de vomissements; il n'y a que très-rarement des douleurs lombaires. Après vingt-quatre ou trente-six heures,

[1] F. Bérard et Lavit; *Essai sur les anomalies de la variole et de la varicelle*. Montpellier, 1828.

[2] Requin, *loc. cit.*, tom. III, pag. 425.

[3] Trousseau, *loc. cit.*, tom. I, pag. 130.

l'éruption paraît ; elle est toujours discrète, elle débute par des taches rouges ressemblant aux taches rosées de la fièvre typhoïde ; le lendemain, elles soulèvent l'épiderme, de manière à former des vésicules ou des bulles.

La fièvre cesse habituellement alors ; M. Trousseau l'a cependant vue reparaître et produire une seconde éruption [1].

L'exanthème peut, dans certains cas, devenir pustuleux, d'où les deux variétés décrites par les Anglais sous le nom de *chicken pox* et de *swine pox ;* ces pustules ne prennent pas ordinairement la forme ombiliquée du bouton varioleux ; quelquefois cependant on peut en trouver qui présentent la plus grande analogie avec l'éruption variolique. Deux ou trois jours suffisent à l'évolution de cet exanthème, des croûtes se forment, tombent rapidement ; la maladie a évolué dans l'espace de cinq, six ou huit jours. Il n'y a pas de convalescence ; le malade se rétablit immédiatement.

Diagnostic. — La brièveté, la bénignité de la période d'invasion distinguent à cette époque la varicelle de la varioloïde et la variole ; le diagnostic ne peut du reste être établi avec précision qu'au moment de l'éruption ; nous verrons plus loin en quoi l'exanthème de la varicelle diffère de l'eczéma ou du pemphigus aigu.

[1] Trousseau, *loc. cit.*, tom. I, pag. 131.

Pronostic. — Il ne présente aucune gravité.

Traitement. — Il consiste uniquement à surveiller la marche de la maladie ; quelques soins hygiéniques, une diète modérée, le séjour au lit, quelques boissons émollientes, suffiront dans la plupart des cas.

Nature. — La varicelle est une fièvre éruptive, nul ne saurait le contester : mais la varicelle est-elle identique par sa nature à la variole ? C'est là un point plus difficile à établir. Les uns répondent négativement, établissant leur opinion sur ce que les caractères des deux éruptions sont différents ; sur ce que la varicelle se développe souvent chez les enfants nouvellement vaccinés ; sur ce que les deux exanthèmes peuvent marcher simultanément (fait de M. Delpech) ; sur ce que la varicelle, contrairement à la varioloïde, ne donne jamais la variole et ne peut en tenir lieu ; sur ce que la varicelle peut régner isolément, tandis que la varioloïde ne règne jamais épidémiquement sans être accompagnée de cas de variole. (Trousseau.)

A cela, les partisans de l'identité peuvent répondre : d'abord, que le fait signalé par M. Trousseau n'est pas constamment vrai ; en 1816, Bérard et Lavit observèrent à Montpellier une épidémie de variole qui avait été précédée par de nombreux cas de varicelle [1] ; que les deux maladies ont certains caractères qui les rapprochent, qu'on peut même

[1] F. Bérard et Lavit, *loc. cit.*

voir au milieu des vésicules de la varicelle quelques pustules varioliques ; enfin, que si la varicelle ne met pas à l'abri de la variole, c'est tout simplement parce que l'impression qu'elle produit est légère et n'est pas suffisante, par conséquent, pour détruire chez le sujet l'aptitude varioleuse. Il est donc difficile de se faire une opinion bien précise ; mais ce que l'on peut affirmer, c'est que si la varicelle n'est pas de la même famille que la variole, elle appartient au moins à une branche très-rapprochée.

Auteurs à consulter. — Bérard et Lavit ; *Essai sur les anomalies de la variole et de la varicelle.* Delpech ; *Histoire d'une épidémie de varicelle*, *et considérations sur la nature de cette maladie.* (*Journal de médecine* de M. Trousseau, janvier et février 1840.) Requin ; *Pathologie médicale.*

Vaccine.

La vaccine est une maladie de la vache appelée *cow-pox*, transmise artificiellement à l'homme, et créant chez lui une immunité pour la petite-vérole.

Il était dans la nature de la vaccine de susciter des discussions continuelles : à son origine, on dut se demander si la vaccine possédait bien réellement les propriétés qu'elle prétendait s'arroger ; plus tard, ce fut la question des revaccinations qui passionna les esprits ; enfin, de nos jours, nous venons d'assister à une discussion des plus intéressantes sur la nature de la vaccine.

Historique. — Avant la découverte de Jenner, on avait songé à préserver l'humanité des atteintes si terribles de la variole, et dans ce but on avait pensé à l'inoculation directe de la maladie, qui pendant longtemps a constitué, en effet, le traitement préventif de la petite-vérole. L'inoculation ne pouvait avoir évidemment pour but d'empêcher le développement de la variole, puisqu'elle la transmettait ; elle voulait simplement en atténuer les effets. La première idée de l'inoculation appartient-elle aux Chinois ou aux habitants de la Circassie ? La question est difficile à juger ; quoi qu'il en soit, il est certain que cette pratique parvint vers la fin du XVIIe siècle à Constantinople ; qu'en 1718, lady Montaigu, femme de l'ambassadeur anglais, fit inoculer son fils ; qu'en 1722, sur l'invitation de leur compatriote, le Collége des chirurgiens de Londres fit inoculer avec succès six criminels condamnés à mort, et que dès ce moment la pratique de l'inoculation se répandit rapidement en Angleterre. Il n'en fut pas de même sur le continent, où elle ne parvint à s'établir qu'après de grandes contestations. En 1770, il n'y avait eu encore à Montpellier que six inoculations, et il fallut toute la verve de Voltaire pour répandre une institution qui pouvait cependant, à cette époque, rendre de si grands services. Il est inutile d'insister aujourd'hui sur la manière dont on pratiquait l'opération, sur ses conséquences habituelles ; ces questions n'ont plus pour nous qu'un intérêt historique, depuis que la vaccine a pris la place de l'inoculation.

M. le docteur Michéa a publié, dans l'*Union médicale* de 1847, un article tendant à prouver que la vaccine était connue et pratiquée dès la plus haute antiquité dans les Indes ; M. de Humboldt a revendiqué le même honneur pour les habitants du nouveau Monde ; enfin, on a voulu attribuer à un ministre protestant, Rabaut-Pommier, l'honneur de la découverte de la vaccine. Rabaut, dit-on, ayant, en 1761, eu l'idée de l'identité de la variole de la vache et de celle de l'homme, pensa qu'il serait bon d'inoculer à l'homme le pus de la picote des vaches ; il aurait fait part de cette opinion à un médecin anglais, qui l'aurait ensuite transmise à Jenner. Admettons que le fait soit exact, il n'en est pas moins vrai que, sans les efforts persévérants du médecin anglais, l'idée de Rabaut serait restée stérile, et que, par conséquent, toute la gloire de la découverte de la vaccine revient incontestablement à Jenner.

Jenner, qui pratiquait à Berkeley, petite ville du comté de Glocester, ayant entendu dire que les gens occupés à traire les vaches n'étaient jamais atteints de variole, eut ainsi l'idée d'inoculer à l'homme le pus pris sur les mamelles des vaches ; il fit ensuite des expériences contradictoires, inocula aux mêmes sujets le pus varioleux, et vit que l'opération n'était suivie d'aucun effet ; après de longues études, il publia le résultat de ses recherches. La pratique de la vaccine fut vite popularisée en Angleterre ; elle fut importée en France par le duc de Larochefoucauld ; sous son inspiration, un comité se forma, qui appela l'Anglais Voodville ; celui-ci pratiqua un grand nombre de vaccinations. L'élan fut ainsi donné, et la découverte de Jenner se répandit promptement en France et en Europe. Le nouveau Monde dut l'importation de la vaccine à Charles IV d'Espagne, qui envoya dans ce but un de ses médecins dans toutes les possessions de la couronne espagnole.

La question de l'efficacité de la vaccine est aujourd'hui jugée, en dépit des attaques sans cesse renouvelées de quelques hommes assez aveugles pour méconnaître les bienfaits de cette précieuse découverte. La rareté bien plus grande des épidémies, leur moindre intensité, le pouvoir que l'on a d'en arrêter la marche par les revaccinations, la proportion bien moins grande des varioles dans les pays où les revaccinations sont en usage : voilà autant de preuves qui sont venues confirmer les expériences de Jenner et de Woodville sur l'impossibilité d'inoculer la variole aux sujets vaccinés.

Origines du vaccin. — La vaccine est une maladie de la vache transmise à l'homme. Les bêtes à laine sont également sujettes à un exanthème qui a les plus grandes analogies avec la variole de l'homme ; cette affection, appelée claveau, clavelée, est caractérisée par des boutons qui se montrent aux ars antérieurs et postérieurs, à la surface interne des avant-bras et des cuisses, autour de la bouche et des yeux. La marche, les complications et la terminaison de la maladie sont absolument les mêmes que celle de la variole de l'homme ; comme celle-ci, elle ne sévit qu'une fois sur le même individu et elle est éminemment contagieuse[1].

Le cow-pox est caractérisé par une éruption de boutons pustuleux, déprimés à leur centre, qui apparaissent sur les trayons des vaches, et qui contiennent le virus vaccin. Y a-t-il identité entre le cow-pox, le claveau, les eaux aux jambes et la variole ? Nous aurons plus tard l'occasion de discuter cette question.

Le cow-pox n'est pas une affection aussi rare qu'on avait pu le craindre dans les premiers temps qui suivirent la découverte de Jenner ; depuis lors, on l'a retrouvé en 1812 à Berlin, en 1816 dans le duché de Brunswick, en 1836 à Passy, en 1845 dans le département d'Eure-et-Loir. Le cow-pox règne principalement au printemps ; il sévit plus particulièrement sur les petits troupeaux, chez les jeunes vaches qui viennent de mettre bas.

Le vaccin est le liquide contenu dans les pustules du cow-pox ; c'est un liquide clair, limpide, quelquefois un peu jaunâtre, légèrement visqueux, se desséchant promptement.

Manuel opératoire. — On peut vacciner de bras

[1] *Dictionnaire de Nysten*, édit. Littré et Robin.

à bras ; on perce alors avec la lancette la pustule vaccinale, et on porte le vaccin sur l'enfant que l'on veut vacciner ; si l'on n'a pas un enfant à sa disposition, on prend le vaccin sur la plaque, ou dans le tube capillaire dans lequel on le conserve ; s'il est déjà sec, on l'humecte avec une goutte d'eau, et on l'inocule : pour cela, on tend la peau du bras de l'enfant, et on introduit légèrement sous l'épiderme la lancette chargée de virus. L'opération se pratique à la partie externe du bras ; on a la précaution de faire trois piqûres, non pour augmenter l'immunité du sujet (l'action ne se mesure pas à la quantité de virus absorbée), mais pour avoir plus de certitude dans les résultats de l'opération, toutes les piqûres pouvant ne pas aboutir, et pour augmenter les sources du virus. M. Trousseau conseille de pratiquer l'opération sur les *nœvi materni*, s'il en existe ; elle aura ainsi, dit-il, le double effet de vacciner l'enfant et de combattre son infirmité[1]. L'absorption est très-prompte ; on a cherché à l'empêcher en appliquant des ventouses immédiatement après l'opération ; elle n'en a pas moins eu lieu.

Il faut vacciner le plus tôt possible ; tout au plus peut-on, après la naissance de l'enfant, attendre le temps nécessaire pour arriver aux saisons les plus favorables, c'est-à-dire au printemps et à l'automne.

Effets de l'inoculation. — Nous résumons comme

[1] Trousseau ; *Clinique médicale*, tom. I, pag. 114.

il suit la description que M. Bousquet donne de la vaccine vraie [1] : « Le premier, le deuxième et le troisième jour de l'opération, on n'aperçoit rien; du troisième au quatrième jour, un peu plus tôt en été, un peu plus tard en hiver, on constate sur chaque piqûre un point rouge plus sensible au toucher qu'à la vue, et en effet, le doigt distingue très-nettement un petit engorgement; le cinquième jour, ce bouton se prononce davantage, mais il est encore impossible de reconnaître sa nature. Au sixième jour, il prend des caractères spécifiques, il s'élargit, s'aplatit, se creuse légèrement au centre, et prend une teinte blanchâtre tirant un peu sur le bleu, laquelle joue le reflet de l'argent ou de la nacre. En même temps, la base s'entoure d'un petit cercle rouge encore très-circonscrit, mais qui s'étend chaque jour davantage. Le septième et le huitième jour, mêmes symptômes avec un peu plus de développement. La pustule, alors dans toute sa vigueur, se présente aussi avec tous les traits qui la distinguent : large d'une à deux lignes, d'un blanc légèrement azuré, entourée d'une aréole rouge et plus ou moins étendue, déprimée dans son centre et terminée par des bords durs, saillants, plus élevés que le reste de la surface. Le neuvième et le dixième jour, tout cet appareil de symptômes acquiert encore plus d'intensité, mais le changement le plus remarquable se passe dans l'a-

[1] Bousquet; *Traité de la vaccine*, etc., pag. 171.

réole, dont la couleur plus vive, plus vermeille, disparaît plus difficilement à la pression du doigt et s'étend jusqu'à neuf ou dix lignes en tous sens. Les parties sous-jacentes sont engorgées, et cet engorgement est proportionné à l'intensité et à l'étendue de l'aréole. C'est aussi à cette époque que le vacciné éprouve de la démangeaison aux pustules, de la douleur avec une légère tuméfaction aux glandes axillaires ; assez souvent il survient une fièvre légère.

»Le onzième jour, le reflet argenté du bouton s'altère et se brunit ; l'aréole se rétrécit, pâlit et jaunit ; enfin, à dater du douzième ou du treizième jour, le bouton se dessèche et se transforme en une croûte dure, noirâtre, qui tombe du vingtième au vingt-cinquième jour, en laissant à sa place une cicatrice indélébile et tellement caractéristique, qu'avec un peu d'habitude il est presque toujours facile d'en reconnaître l'origine. La cicatrice vaccinale est ronde, profonde, gaufrée, traversée de rayons et parsemée d'une foule de petits points noirs qui répondent sans doute aux cellules dont les boutons sont garnis à l'intérieur.

»Le bouton vaccinal a son siége dans le corps de la peau ; il est divisé en une foule de petites chambres ou cellules bien séparées les unes des autres, et remplies par le liquide vaccinal. Les cellules ne communiquent pas ensemble ; les cloisons se dirigent toutes de la circonférence au centre, où elles se réunissent et se confondent sous une bride commune, dont l'adhérence avec l'épiderme épaissi forme la dépression centrale. Plus tard, le pus se mêle au vaccin; toutes les digues sont rompues, et finalement la pustule s'abcède. »

La marche de la vaccine n'est pas toujours aussi régulière ; quelquefois l'évolution est retardée, les pustules sont moins développées, l'aréole inflammatoire n'est pas aussi étendue ; c'est à la qualité du virus, soit qu'il ait été pris chez un sujet peu vigoureux, soit qu'il n'ait pas encore acquis ou qu'il ait déjà perdu ses propriétés, qu'il faut rapporter ces modifications.

On voit quelquefois des éruptions secondaires et générales se produire consécutivement au développement de la pustule d'insertion ; la fièvre vaccinale, dans ces cas, peut fort bien être assimilée à la fièvre d'invasion qui précède l'éruption de la variole, et même on peut se demander si l'on ne devrait pas, quand il n'y a pas d'exanthème secondaire, la considérer comme une fièvre sans éruption, assimilable aux *variolæ sine variolis*. M. Trousseau nie tout rapprochement entre ces éruptions et la vaccine, et les range parmi les exanthèmes qu'il appelle sudoraux ; nous voulons bien admettre que l'on puisse interpréter ainsi quelques faits, mais il n'en est pas moins vrai qu'il existe dans certains cas des éruptions secondaires véritablement vaccinales. Au moment même où nous écrivons ces lignes, on nous apporte un enfant, âgé de dix-huit mois, présentant des boutons de vaccine disséminés sur toute la surface du corps.

Fausse vaccine. — L'inoculation du virus vaccin ne produit pas toujours les effets que nous venons de décrire ; dans certains cas les pustules, qui se présentaient d'abord avec tous les caractères du bouton vaccinal, avortent brusquement vers le septième jour; d'autres fois même, l'éruption présente encore moins d'analogies avec celle de la vaccine vraie, elle est constituée par une pustule apparaissant le premier ou le deuxième jour, conique, n'offrant ni l'éclat argenté, ni la dépression centrale du bouton vaccinal ; elle n'est pas enfin divisée en plusieurs compartiments. Quelques médecins, M. Requin entre autres, ont appelé la première de ces éruptions *vaccinoïde*, réservant le nom de *vaccinelle* pour la seconde. Aucune de ces deux éruptions n'a d'action préservatrice.

Traitement. — La vaccine ne demande aucun traitement ; tout au plus appliquera-t-on quelques cataplasmes, si les symptômes inflammatoires sont trop intenses, et soumettra-t-on l'enfant à une diète modérée, si la fièvre se déclare.

A quelle époque la vaccine préserve-t-elle de la variole? — M. Bousquet pense que la vaccine a acquis toute sa puissance dès le commencement de l'apparition des pustules [1]; d'autres lui refusent toute action jusqu'au neuvième ou dixième jour, moment où apparaît le léger mouvement fébrile dont nous avons parlé ; enfin, M. Steinbrenner croit que la préservation n'est complète que vers le quinzième ou le seizième jour. Les expériences faites par M. Bousquet nous paraissent juger la question : c'est au cinquième jour que la vaccine peut réellement préserver de la variole ; c'est là également l'opinion de MM. Trousseau [2], Rilliet et Barthez [3], etc. A partir de ce moment, on peut en effet inoculer la variole ou la vaccine ; l'opération est sans résultat. « Si, dans les premiers jours au contraire de la vaccination, dit M. Trousseau, l'économie se trouve sous l'influence du virus variolique, qu'elle l'ait reçu par contagion ou inoculation, vaccin et variole naissent et se développent simultanément sans s'influencer en aucune manière. Les expériences de Voodville ne laissent aucun doute à cet égard, et M. Bousquet rapporte que le professeur Leroux a vu un bouton de vaccine comme implanté au centre d'un bouton varioleux. Il inocula séparément les deux virus : le vaccin donna la vaccine avec tous ses avantages ; le virus variolique communiqua la variole avec tous ses dangers [4]. »

A quelle époque peut-on prendre le virus vaccin

[1] Bousquet, *loc. cit.*, pag. 529.
[2] Trousseau, *loc. cit.*, tom. I, pag. 111.
[3] Rilliet et Barthez, *loc. cit.*, tom. III, pag. 116.
[4] Trousseau, *loc. cit.*, tom. I, pag. 111.

dans le bouton vaccinal?—Dès que la pustule apparaît, elle contient du vaccin ; cependant il n'a peut-être pas encore toute sa puissance ; en outre, il est très-difficile en ce moment de le recueillir, aussi faut-il attendre le sixième ou le septième jour ; plusieurs médecins renvoient même au huitième jour. Cette pratique est mauvaise, car déjà le virus commence à être mêlé au pus et à perdre une partie de son action. Le vaccin doit être recueilli chez un enfant vigoureux ; les sujets dont la constitution est débilitée ne peuvent transmettre qu'un virus également appauvri.

Le vaccin peut-il transmettre la syphilis? Il est impossible aujourd'hui de nier le fait : la science possède de nombreuses observations, parmi lesquelles il nous suffira de signaler l'épidémie de Rivalta, de Crémone, observée par Cerioli (1821), les faits de M. Ceccaldi (1845), du vétérinaire allemand B.... (1850), de M. Trousseau (1862), et de M. Devergie (1865). La transmission se fait-elle par le virus ou seulement par l'intermédiaire du sang? D'après les travaux de M. Viennois, la dernière opinion paraît plus probable [1].

Le vaccin craint la lumière, la chaleur ; il s'altère par le temps ; aussi le renferme-t-on dans des plaques de verre recouvertes de papier de plomb.

[1] *Examen des opinions émises récemment* par M. Ricord *à l'Hôtel-Dieu de Paris*. (*Gazette des hôpitaux*, 1862, nos 35, 38, 41, 48, 50, 51, 53.)

Quelle est la durée de l'action préservatrice du vaccin? Revaccination. — A l'origine, on élevait déjà des doutes sur la permanence de l'action du vaccin ; Jenner, cependant, avait inoculé sans succès le virus varioleux à des sujets qui avaient eu le cow-pox, l'un vingt-trois ans, l'autre vingt-sept ans, le troisième cinquante ans auparavant (Trousseau) ; mais, depuis Jenner, le vaccin a évidemment dégénéré, ainsi que le prouvent les expériences de M. Bousquet ; aussi sa puissance préservatrice est-elle promptement épuisée. Il a donc fallu songer à replacer le sujet sous l'influence du vaccin, à le revacciner. A quelle époque faut-il faire cette seconde opération? Les uns l'ont conseillée à 10 ans, d'autres à 15, d'autres à 20, ou 25. Ainsi que le fait justement remarquer M. Trousseau, on ne peut, à cet égard, affirmer rien d'absolu : ayant revacciné trois enfants de sa fille, le professeur de Paris a vu la vaccine légitime se reproduire trois ans après une première vaccination, chez l'aînée âgée alors de moins de 7 ans, et chez le second âgé de 5 ans et demi ; tandis que chez le dernier, qui n'avait pas 4 ans, la vaccine n'a pas pris lorsqu'il tenta de la lui inoculer pour la seconde fois[1]. Nous croyons qu'il serait imprudent d'attendre plus de dix ans pour revacciner. L'utilité des revaccinations est aujourd'hui bien prouvée, et l'on s'étonne même qu'en 1838 l'Académie de mé-

[1] Trousseau, *loc. cit.*, pag. 121.

decine ait pu se prononcer contre cette pratique. L'expérience a démontré que dans les pays comme la Prusse, où les revaccinations sont depuis longtemps en usage, les petites-véroles sont bien moins fréquentes et bien moins meurtrières; les revaccinations sont du reste aujourd'hui adoptées pour l'armée française. Cette opération ne présente aucun danger : si à Toulouse on a observé, il y a quelques années, chez des soldats, certains accidents, en particulier des lymphangites, il faut en accuser plutôt le défaut de toutes précautions hygiéniques que l'opération elle-même.

On a aussi, pour parer aux inconvénients de la dégénérescence du vaccin, cherché à le régénérer ; on a pour cela porté le virus sur la vache, mais elle l'a rendu tel qu'on le lui avait donné. M. Trousseau a essayé de l'inoculer à des enfants très-robustes, et il lui a paru qu'après un certain nombre de générations, le virus produisait de plus belles pustules, de même que les graines végétales produisent des espèces de plus en plus belles, à mesure qu'on les confie à des terrains meilleurs. M. Trousseau reconnaît lui-même, du reste, que ses essais auraient besoin d'être généralisés [1]. On peut donc dire que les expériences faites pour régénérer le vaccin n'ont pas encore amené de grands résultats ; la seule ressource qui nous reste, c'est la revaccination.

[1] Trousseau, *loc. cit.*, pag. 117.

Nature de la vaccine. — La vaccine peut évidemment être assimilée aux fièvres éruptives ; elle présente, en effet, la même marche que l'inoculation variolique, avec laquelle elle a les plus grands rapports. D'un autre côté, le virus vaccin est spécifique, comme tous les virus, et, par conséquent, il nous est interdit de pénétrer sa nature intime. Tout n'est pas dit cependant quand on a établi ces deux faits, et une question bien digne d'intérêt se présente encore à nous. La vaccine est-elle d'une nature identique à celle de la variole, de la clavelée, des eaux aux jambes? et les différences qu'on constate dans les éruptions tiendraient-elles seulement à la diversité des espèces qui les présentent, au mode d'inoculation? Ou bien la vaccine serait-elle une maladie distincte quant au fond, et incompatible par sa nature avec la variole? L'Académie de médecine a récemment discuté cette question, qui doit à notre tour nous occuper.

A priori, l'esprit serait évidemment moins choqué par la première opinion : on concevrait facilement que la vaccine mît à l'abri de la petite-vérole, si elle était elle-même une forme de cette espèce morbide; tandis qu'il est plus difficile d'admettre entre les deux affections une incompatibilité à laquelle les études pathologiques ne nous ont guère habitués. Quelle est, en effet, l'affection qui a le privilége de mettre l'homme à l'abri d'un autre état morbide? Seules, la vaccine et la variole pourraient constamment s'exclure. Mais nous devons, dans les sciences d'observation, nous garder de nous laisser guider par les vues de l'esprit ; examinons donc les faits.

Jenner regardait déjà le cow-pox comme identique à la maladie du cheval connue sous le nom de *grease*, eaux aux jambes. Sacco put inoculer le virus équin, non-seulement à des vaches, mais aussi à des enfants ; enfin, en 1856, M. Pichot, du département d'Eure-et-Loir, observa une véritable vaccine sur les mains d'un maréchal-ferrant qui avait dû, quelques jours auparavant, ferrer un cheval atteint d'eaux aux jambes. M. Pichot, M. Maunoury, produisirent une véritable vaccine chez des enfants auxquels ils inoculèrent le pus recueilli sur les boutons du malade. Ainsi donc, il ne peut y avoir aucun doute sur ce point : le grease et le cow-pox sont identiques, cette dernière maladie peut provenir de la première ; reconnaissons aussi toutefois que le plus souvent le cow-pox naît spontanément.

En 1860, M. Lafosse observa sur des chevaux, à Rieumes, près de Toulouse, une maladie pustuleuse par l'inoculation de laquelle il put transmettre et le cow-pox à la vache, et la vaccine à l'homme ; cette maladie coïncida avec une épidémie de petites-véroles. Il fut difficile à cette époque de s'entendre sur le caractère de cette maladie ; mais plus tard, au mois de mai 1863, un cheval fut amené à l'école d'Alfort pour une maladie qualifiée de stomatite aphtheuse, et caractérisée, suivant M. Bouley, par la présence dans la bouche d'une multitude infinie de petites ampoules sans dépression. M. Bouley fit inoculer à une vache le liquide contenu dans ces vésicules, il obtint le cow-pox ; inoculé à des enfants, à des élèves, le même virus produisit des pustules vaccinales. Plus tard, M. Bouley observa chez des chevaux des pustules cutanées coexistant avec les vésicules de la bouche. M. Depaul, après avoir minutieusement étudié le fait, fut convaincu que cette maladie n'était qu'une forme de la maladie pustuleuse du cheval (*horse-pox*), et il établit que le grease, les eaux aux jambes, la maladie de Rieumes et les faits d'Alfort étaient une seule et même maladie, identique à la variole de l'homme. Les symptômes généraux, la marche de l'éruption, étaient en effet les mêmes que dans la variole. Quant aux pustules, si elles présentaient quelques différences, on pouvait les expliquer, disait M. Depaul, par la structure de la peau qui, garnie chez le cheval de poils très-serrés, ne se prêtait pas au développement complet de l'éruption. Comme conclusion générale, M. Depaul posait le principe de l'identité de la variole et de la vaccine. Tels sont les principaux faits de la discussion à laquelle l'Académie de médecine s'est livrée récemment ; nous omettons à dessein l'exposition de toutes les opinions personnelles qui ont pu être émises, et qui ne sont pas d'une utilité immédiate dans la question. Les points principaux sur lesquels a porté le débat sont les suivants : on a beaucoup insisté sur les différences des éruptions vaccinale et varioleuse, sur la bénignité de l'une et les dangers de l'autre, sur le caractère épidémique de la première et non-épidémique de la seconde, sur la faculté qu'a la variole de produire un exanthème secondaire, alors que l'éruption vaccinale reste généralement limitée aux points d'insertion. Pour nous, comme pour M. Depaul, ces divergences dans les caractères des exanthèmes peuvent s'expliquer par le passage du virus sur des espèces différentes ; nous constatons en outre qu'elles ne détruisent en rien la valeur des expériences que nous avons rappelées, et qui prouvent l'identité du cow-pox, du horse-pox et de la vaccine, puisque ces maladies peuvent être produites les unes par les autres. On a beaucoup reproché à M. Depaul de n'avoir pas fait de contre-épreuve, de n'avoir pas inoculé le pus de la variole à la vache, pour voir s'il donnerait lieu à un véritable cow-pox. L'objection a certainement de la valeur; mais ce que n'a pu faire M. Depaul, d'autres l'ont fait avant lui: le docteur Gassner (de Gunsburg), Thielé (de Kasan), Ritter (de Munich), Cely (d'Alesbury), ont inoculé avec succès le pus variolique et ont obtenu le véritable cow-pox [1]. Si les succès sont encore peu nombreux, si l'on a échoué souvent dans ces tentatives, c'est qu'on n'a pas pris les précautions nécessaires pour réussir : on sait que le cow-pox a besoin de certaines conditions pour se développer ; il faut

[1] Trousseau, *Clinique médicale*, tom. I, pag. 103.

donc, pour les inoculations, se mettre dans ces mêmes conditions favorables, ce qu'on a souvent négligé de faire. Du reste, en matière de contagion, un fait positif a une bien plus grande valeur que les faits négatifs. Pour nous donc, tout en reconnaissant que la démonstration n'est peut-être pas encore aussi complète qu'on pourrait le désirer, nous n'hésitons pas à admettre l'identité de la variole, de la vaccine, du cow-pox, de la clavelée et du horse-pox. Est-ce une raison pour conclure, comme on a voulu le faire, qu'il ne faut plus vacciner; que cette opération si utile, si précieuse, doit être abandonnée et remplacée par l'inoculation variolique? Si notre doctrine devait nous amener fatalement à une pratique semblable, nous n'hésiterions pas à l'abandonner immédiatement. Mais pourquoi reviendrait-on à l'inoculation? Le virus vaccin, il est vrai, est semblable au virus varioleux; mais il est aussi mitigé, adouci par son passage sur la vache, et, inoculé à l'homme, il ne présente plus les dangers du virus primitif. Les causes restent les mêmes, mais les manifestations changent à cause de la différence de nature des organismes.

Dangers prétendus de la vaccine. — Comme toute bonne institution, la vaccine a dû avoir ses détracteurs; M. Henri Carnot, le premier, l'accusa de produire une plus grande mortalité chez les jeunes gens; depuis, ces attaques se sont souvent répétées; M. Verdé-Delisle les a résumées dans un livre intitulé : *De la dégénérescence physique et morale de l'espèce humaine par le vaccin.* « L'espèce humaine, dit-il, dégénère. Aux puissantes races des siècles passés a succédé une génération petite, maigre, chétive, chauve, myope, dont le caractère est triste, l'imagination chétive, l'esprit pauvre. La génération actuelle est en proie à des maladies nouvelles, et nombre d'anciennes sont devenues beaucoup plus fréquentes, plus graves, plus meurtrières. Les facultés intellectuelles ont subi les conséquences de cette désorganisation. Il y a un mal radical que personne ne voit, que personne ne veut voir. Remontons enfin à l'origine : la cause unique de ce désastre multiple, c'est le vaccin. » Quant aux maladies provoquées par la funeste pratique de la vaccine, ce sont : la fièvre typhoïde, le croup, la phthisie, la scrofule, la paralysie, l'asthme, le catarrhe, la pleurésie, la pneumonie, les anévrysmes, la manie du suicide, etc. M. le professeur Anglada a déjà réfuté comme elles devaient l'être, ces déplorables idées [1]. S'il nous fallait à notre tour discuter sérieusement de semblables opinions, nous montrerions que toutes les maladies dont parle M. Verdé-Delisle, la fièvre typhoïde même, ont existé bien antérieurement à la vaccine; qu'elles ne sont ni plus fréquentes ni plus meurtrières; que notre position pathologique n'est pas plus mauvaise que celle de nos pères.

[1] Anglada; *De la prétendue dégénérescence physique et morale déterminée par le vaccin.*

Quant à la dégénérescence intellectuelle, il n'est pas bien certain qu'elle existe, et, dans tous les cas, elle reconnaîtrait des causes multiples, sur lesquelles nous ne pouvons insister ici. La dégénérescence physique, qu'on ne peut mettre en doute, est le résultat de conditions diverses, parmi lesquelles nous pouvons citer : 1° les grandes guerres de la République et de l'Empire, qui, en moissonnant les hommes robustes, d'une taille élevée, n'ont laissé qu'à des êtres chétifs le soin de propager leur race ; 2° les mariages consanguins, dont on exagère peut-être aujourd'hui l'importance, mais dont on ne saurait nier la funeste influence ; 3° la syphilis, souvent méconnue à la faveur des travestissements qu'elle prend ; 4° enfin les progrès de la civilisation et de la médecine, qui permettent aux faibles de se développer, aux valétudinaires de propager leur existence. Les Spartiates soumettaient leurs enfants à un régime auquel les plus forts seuls pouvaient résister ; aujourd'hui, au contraire, nous savons approprier les divers agents de l'hygiène à chaque tempérament, à chaque constitution ; mais très-souvent nos efforts ne sont couronnés que d'un demi-succès, et nous parvenons tout au plus à faire vivre des individus voués sans notre secours à une mort certaine ; la santé, la vigueur leur manquent complètement : quels descendants peut-on attendre d'êtres pareils ! La vaccine est donc bien innocente du délit qu'on lui reproche, et la science, comme l'humanité, doit être encore reconnaissante à Jenner de son admirable découverte.

Auteurs à consulter. — Bousquet ; *Traité de la vaccine*, etc. Steinbrenner ; *Traité de la vaccine.* Trousseau ; *Clinique médicale. Bulletins de l'Académie de médecine pour la discussion sur la nature de la vaccine.*

Rougeole.

La rougeole, appelée aussi *morbilli* (petite peste) par Rhazès, *rubeola* par Sauvages, fièvre morbilleuse, *blacciæ*, mot que l'on ne trouve que dans quelques vieilles traductions de livres arabes ; confondue par Morton avec la scarlatine, par Rhazès avec la variole ; la rougeole est une fièvre éruptive, caractérisée dans la période d'invasion par une affection catarrhale localisée principalement sur la conjonctive, la pituitaire et les voies respiratoires, et par une éruption de petites taches rouges, la plupart papuleuses, qui disparaissent ordinairement vers le huitième jour de la maladie par une desquamation furfuracée.

La rougeole est une maladie nouvelle ; elle paraît être contemporaine de la variole. Elle a été décrite par Rhazès ; plus tard, elle a été mieux étudiée par Sydenham, Morton, Rosen, Borsieri ; de nos jours, MM. Rayer, Rilliet et Barthez en ont donné d'excellentes descriptions.

Étiologie. — La rougeole atteint surtout les enfants, quels que soient leur tempérament, leur constitution ; elle se montre plus spécialement au printemps ; elle est enfin contagieuse, souvent épidémique. La rougeole conserve sa propriété contagieuse pendant tout le cours de la maladie, jusqu'à la terminaison complète de la desquamation. Le virus est halitueux ; quelques expériences de Home en 1758 et de Speranza en 1822, de Monro, de Looke, de Katona, citées par M. Grisolle, sembleraient prouver que la rougeole peut aussi être inoculée, soit par le sang recueilli par une incision sur les plaques rubéoleuses, soit par l'humeur lacrymale et la salive [1] ; la science n'a cependant pas encore dit son dernier mot sur ce point. La rougeole, comme toutes les fièvres éruptives, crée une immunité, mais non absolue, chez les sujets qu'elle a attaqués une première fois.

Symptomatologie. — 1° *Incubation.* — Cette période dure habituellement six ou sept jours ; déjà vers la fin de ce stade existent des signes de catarrhe et en particulier de la toux, qui peuvent être considérés comme les prodromes de la maladie.

2° *Invasion.* — Elle est caractérisée par une fièvre accompagnée de tous les symptômes de l'affection catarrhale : larmoiement, coryza, toux généralement retentissante, appelée toux férine ; la langue

[1] Grisolle, *loc. cit.*, tom. I, pag. 101.

est blanche, large; il y a de l'inappétence, de la soif, presque toujours de la constipation ; le mouvement fébrile lui-même a tout à fait l'allure de celui que présentent les affections catarrhales; il débute le soir, a chaque jour, au même moment de la journée, des exacerbations plus ou moins marquées ; chez les enfants dont le système nerveux est développé, il existe souvent aussi du délire ou des convulsions ; quelquefois de graves complications surgissent du côté des organes respiratoires; nous les étudierons plus tard. Cette période a une durée plus longue que dans les autres fièvres éruptives; elle persiste pendant au moins trois jours, souvent pendant quatre ou cinq, quelquefois même sept ou huit ; Borsieri avait remarqué que la longueur de l'incubation était d'un fâcheux augure; Sydenham, dans l'épidémie de 1674, avait fait la même observation [1], et nous-même, dans l'épidémie dont nous avons donné la relation [2], nous avons constaté les mêmes résultats.

3° *Éruption* — Elle débute par la face, elle est constituée par de petites taches rouges, légèrement élevées au-dessus de la peau, disparaissant par la pression et laissant presque toujours entre elles des intervalles de peau saine; leur forme n'a rien de bien régulier. Quelquefois ces taches papuleuses se

[1] Sydenham; *Médecine pratique*, tom. I, pag. 279.

[2] *Du catarrhe bronchique capillaire aigu dans ses rapports avec la rougeole*. (*Montpellier médical*, 1859, tom. III, pag. 97.)

réunissent, de manière à former de larges plaques à la surface desquelles on sent des inégalités. Dans certains cas, on observe une proéminence plus grande des papules ; la rougeole est alors dite boutonnée. L'éruption envahit dans l'espace de vingt-quatre heures toute la surface du corps.

Si la rougeole est simple, la fièvre cesse dès que l'éruption est complète ; cependant, comme les symptômes de catarrhe persistent pendant cette période, le mouvement fébrile continue souvent avec eux. Les yeux restent en effet larmoyants ; les paupières sont rouges, particulièrement vers leur bord libre ; les conjonctives sont injectées, les narines sont sèches et gonflées ; il y a de l'enchifrènement ; la toux persiste, conséquence de l'hyperémie laryngée ou bronchique, appelée par M. Monneret *énanthème rubéoleux*[1]. La durée de cette période est généralement de quatre jours.

4° *Desquamation.* — Les taches pâlissent peu à peu ; elles peuvent disparaître ainsi sans desquamation; le plus souvent cependant l'épiderme tombe en écailles, en lamelles furfuracées.

5° La *convalescence* est généralement longue, pénible ; elle est presque toujours entravée par la persistance de la toux, qui fatigue, épuise le malade; elle s'accompagne souvent d'une expectoration semblable aux crachats nummulaires, ronds, épais, blan-

[1] Monneret; *Programme*, etc., année 1864.

châtres de la phthisie ; enfin, si l'enfant est prédisposé, une tuberculisation pulmonaire pourra même survenir. Suivant MM. Rilliet et Barthez, la tuberculisation peut se déclarer sous deux formes différentes : « Dans le premier cas, l'enfant contracte la fièvre éruptive au milieu de la meilleure santé ; l'exanthème est normal ou anormal ; la fièvre cependant persiste intense et violente aussi bien que la toux. Loin de se terminer par guérison, la maladie augmente ; il survient des signes de pneumonie, ou ces signes manquent presque complètement, ou bien même l'enfant prend une apparence typhoïde ; il meurt au bout de quarante à cinquante jours, et l'autopsie démontre une tuberculisation le plus ordinairement générale, mais à forme aiguë. Dans le second cas, ce n'est que pendant la convalescence que la tuberculisation se déclare ; l'enfant maigrit, la toux persiste, la fièvre reparaît tous les soirs ; l'enfant meurt avec tous les signes d'une phthisie pulmonaire confirmée [1]. »

Dans la convalescence, on constate encore l'inflammation du bord libre des paupières avec ulcération et chute des cils, des engorgements ganglionnaires, quelquefois une diarrhée opiniâtre, plus rarement une anasarque avec albuminurie.

D'une autre part, la rougeole exerce une heureuse influence sur les maladies chroniques de la peau ;

[1] Rilliet et Barthez ; *Traité des maladies des enfants*, tom. III, pag. 287.

c'est là un fait constaté par Alibert, M. Rayer, MM. Rilliet et Barthez, et par tous les dermatologistes ; elle modifie aussi avantageusement des névroses diverses, chorée, incontinence d'urine, etc.

Variétés. — On admet des rougeoles sans catarrhe ; ce sont les rougeoles les plus bénignes, dans lesquelles manquent les symptômes généraux. Nous ne sommes pas du reste bien certain qu'on n'ait pas pris pour de prétendues rougeoles sans catarrhe de véritables roséoles ; quant à nous, nous n'avons jamais observé de faits semblables. Dans d'autres circonstances, c'est l'éruption qui fait défaut ; l'existence de rougeoles sans éruption a été démontrée par Sydenham ; les observations de Guersant, Chomel, M. Rayer, MM. Rilliet et Barthez, etc., ont confirmé son opinion.

Enfin, on a cité des anomalies dans les caractères ou la marche de l'éruption : tel est le cas dont parle M. Réveillé-Parise d'une rougeole dont l'éruption était encore dans toute sa vigueur dix jours après son apparition [1].

Complications. — Comme la variole, la rougeole peut être influencée par la constitution médicale ; elle peut ainsi être compliquée par les états bilieux, inflammatoire, etc. ; l'élément ataxo-adynamique vient aussi quelquefois embarrasser sa marche ; en dehors des caractères propres à ce dernier état, la rougeole

[1] Cité par Rilliet et Barthez, tom. III, pag. 249.

présente alors des phénomènes particuliers : l'éruption prend une teinte livide, vineuse, noirâtre, ou présente dans l'intervalle des taches rubéoliques, de véritables pétéchies : ce sont les rougeoles noires ; elles coïncident souvent avec des hémorrhagies internes ou externes. La diphthérie peut aussi se montrer chez les enfants. Nous citerons encore l'entérite ou le catarrhe des intestins, qui atteint environ le quart des enfants, les inflammations des divers organes sur lesquels se font les localisations catarrhales habituelles de la rougeole ; les plus fréquentes sont : la bronchite simple, la pneumonie, surtout la pneumonie lobulaire et la pleurésie. La bronchite capillaire est une complication beaucoup plus rare, par suite moins étudiée ; aussi nous y arrêterons-nous plus longtemps, renvoyant pour l'étude des autres maladies au Traité de MM. Rilliet et Barthez.

MM. Galet[1], en 1829, à Montpellier; Michel Lévy, en 1846, à Metz [2], Rilliet en 1847, à Genève[3], et Trousseau, en 1859, à Paris[4], ont observé des épidémies de rougeole avec bronchite capillaire ; généralement dans ces cas, les accidents pulmonaires débutaient presque toujours après une disparition trop brusque de l'exanthème, de telle sorte qu'on pouvait alors les attribuer à une métastase, ou bien, l'éruption ne se

1 Galet; Thèses de Montpellier, 1829.

2 Michel Lévy; *Gazette médicale*, 1847, nos 19, 20, 21.

3 Rilliet; *Gazette médicale*, 1848, nos 2, 3, 6, 8.

4 Trousseau ; *Gazette des hôpitaux*, 11 janvier 1855.

faisant que très-mal, ils paraissaient, en quelque sorte, la suppléer. Nous avons observé une épidémie dont la relation se trouve dans le *Montpellier médical*[1], et dans laquelle la bronchite se déclarait dès la période d'invasion et augmentait d'intensité à mesure que la maladie avançait, l'éruption du reste se faisant régulièrement. Nous résumons ici nos observations. La maladie débutait en général le soir, par un frisson alternant avec des bouffées de chaleur; bientôt apparaissaient une céphalalgie plus ou moins vive, du malaise, de la fatigue ; les symptômes de catarrhe, qui s'étaient déjà montrés dans la période prodromique, prenaient de l'accroissement; chez la plupart des malades, nous avons en même temps observé une angine ; chez quelques-uns, il y avait aussi de la diarrhée dès le début, chez presque tous il y a eu des épistaxis. La toux, à cette période, était en général modérée, s'accompagnait d'une expectoration peu abondante, composée de matières muqueuses et séreuses : il n'y avait encore point de gêne dans la respiration. La percussion permettait de constater la sonorité normale de la poitrine ; l'auscultation faisait percevoir à la partie postérieure des poumons des râles sonores mêlés à quelques râles sous-crépitants épars. La fièvre était en général modérée, le pouls peu fréquent, petit et dépressible. Ces symptômes, dans quelques circonstances rares, ont fait place à

[1] Castan, *loc. cit.*

un appareil plus formidable : stupeur, chaleur intense, tendance de la langue à se sécher ; cette période durait en moyenne six jours. L'éruption ne présentait rien de particulier, seulement la fièvre n'avait point alors de rémission ; la toux faisait des progrès, l'expectoration était toujours peu abondante, la respiration devenait difficile et embarrassée, les râles sous-crépitants étaient plus étendus. L'éruption ne durait que deux ou trois jours, elle disparaissait sans desquamation. Les symptômes qui s'étaient montrés du côté de la poitrine allaient toujours en croissant d'intensité. La respiration devenait de plus en plus pénible, les râles sous-crépitants envahissaient tout le poumon, la sonorité était toujours conservée. La face, à cette période, était pâle et grippée ; le pouls devenait de plus en plus fréquent et dépressible. A la fin de la maladie, la dyspnée allait toujours en croissant, la respiration était très-accélérée ; les malades étaient obligés de se tenir continuellement assis sur leur lit, les bras arc-boutés, pour donner une plus grande énergie aux muscles inspirateurs. La toux cependant était peu fréquente ; l'expectoration, toujours peu abondante, était composée de matières muqueuses puriformes ; la percussion faisait entendre une augmentation dans la sonorité ; par l'auscultation on percevait une respiration bronchique avec absence complète du murmure vésiculaire ; les râles sous-crépitants persistaient en certains points, mais étaient beaucoup moins abondants. A cette période, l'anxiété était extrême, la peau se couvrait de sueurs visqueuses, la face se cyanosait, le malade s'agitait, cherchant partout de l'air ; le délire survenait chez quelques sujets, et enfin la mort mettait un terme à ces souffrances.

A l'autopsie, on trouvait un emphysème vésiculaire siégeant surtout dans les parties supérieures du poumon ; à la base, on constatait une congestion sanguine avec léger ramollissement du tissu pulmonaire ; une partie de l'organe prise en ce point surnageait toujours. Les bronches étaient dilatées dans toute leur étendue, même dans leurs dernières ramifications ; elle contenaient toutes des matières muqueuses puriformes qui oblitéraient complètement les petites bronches, mais qui existaient en moins grande quantité dans les premières divisions. La muqueuse présentait une rougeur dont les caractères étaient variables : c'était, dans certains cas, une coloration vive et uniforme ; dans d'autres circonstances, on constatait plutôt des ecchymoses violacées, séparées par des portions de muqueuse d'un rouge plus vif. Nous avions donc là tous les signes de la bronchite capillaire, qui constitue sans contredit la plus grave de toutes les complications thoraciques.

La rougeole peut coexister avec la variole ou la scarlatine. « Il résulte de toutes les observations recueillies par M. Villemin dans sa thèse (Paris, 1847, n° 102), que si la variole se déclare la première, cette éruption suspend momentanément sa marche, tandis que la rougeole suit son cours ordinaire. Si c'est celle-ci qui apparaît la première, M. Villemin établit que les deux éruptions suivent alors leur cours sans se modifier. Enfin, la variole et la rougeole se déclarent-elles en même temps, il paraît que les deux éruptions se développent simultanément et d'une manière régulière. Si c'est la scarlatine qui complique la rougeole, parfois elles se développent aussi simultanément sans se troubler, ou bien elles se modifient réciproquement, la durée de chacune est abrégée. Enfin, dans les cas plus fréquents peut-être où elles se succèdent immédiatement, on n'observe aucune modification des deux maladies l'une par l'autre[1]. » De cette confusion des exanthèmes et de leurs symptômes généraux résulte toujours un très-grand embarras pour le diagnostic.

Diagnostic. — Il est impossible de distinguer dans la période d'invasion une rougeole d'une fièvre catarrhale, si l'on n'a pas recours à l'étiologie, à l'âge du malade, à ses rapports avec un sujet rubéoleux ; si l'on observe en temps d'épidémie, et que le malade n'ait jamais été atteint par la rougeole, on aura de fortes raisons de croire à l'existence de cette fièvre éruptive. Une fois l'eruption déclarée, le doute n'est plus possible : nous verrons, en effet, que la roséole et la scarlatine ont des caractères tout différents.

[1] Cité par Grisolle, tom. I, pag. 100 et 107.

Pronostic. — La rougeole en elle-même est une maladie peu sérieuse ; il faut seulement surveiller avec soin la convalescence, pendant laquelle, pour peu que les enfants y soient prédisposés, peut se déclarer une tuberculisation. Les complications, soit générales, soit locales, et parmi celles-ci la bronchite capillaire spécialement, aggravent beaucoup le pronostic.

Traitement. — Comme dans la variole, nous avons trois indications à poser : la première nous est fournie par la maladie elle-même, la seconde par ses complications, la troisième par la prédominance de quelques-uns de ses symptômes.

1° La rougeole, dénuée de toute complication, ne demande qu'à être surveillée, à être traitée d'après les principes de la méthode naturelle.

2° Tout ce que nous avons dit du traitement des complications de la variole peut ici trouver sa place ; il faut combattre par les mêmes moyens les états généraux inflammatoire, bilieux, ataxo-adynamique, etc., qui entravent la marche de la maladie et de l'éruption ; les localisations inflammatoires seront traitées par des médications différentes, suivant l'affection générale qui les aura produites : une pneumonie inflammatoire réclamera surtout les antiphlogistiques, une pneumonie catarrhale demandera au contraire les évacuants, les vésicatoires, etc. ; dans la bronchite capillaire, nous avons vu employer avec succès, par M. le professeur Dupré, les vomitifs, les expectorants (infusion d'ipécacuanha, kermès, etc.)

et les vésicatoires *locò dolenti*. Contre la diarrhée on fera usage des opiacés ou des astringents.

3° Le symptôme qui importune le plus le malade dans la rougeole est la toux ; on la combattra par les opiacés et l'application d'un vésicatoire au bras.

Auteurs à consulter. — Sydenham ; *Médecine pratique*. Borsieri ; *Instituts de médecine pratique*. Rayer ; *Traité des maladies de la peau*. Rilliet et Barthez ; *Traité des maladies des enfants*.

Roséole.

La roséole, *roseola*, *rubeola*, *essera vogelii* (Borsieri), est une fièvre éruptive caractérisée par des taches rosées n'ayant qu'une durée éphémère.

Étiologie. — Elle est à peu près inconnue ; tout ce qu'on peut dire, c'est que la roséole se montre, chez les enfants, au printemps, à l'époque de la dentition; qu'elle paraît être également contagieuse, mais à un bien moindre degré que la rougeole ou la scarlatine.

Symptomatologie. — Généralement, la scène s'ouvre par l'apparition de symptômes généraux : fièvre légère, malaise, inappétence, céphalalgie, très-souvent angine peu intense ; le lendemain ou le surlendemain apparaissent des taches rosées, non proéminentes, plus pâles que celles de la rougeole, et donnant lieu à des démangeaisons assez vives ; cette éruption couvre tout le corps, laissant entre les taches des intervalles de peau saine. Elle dure vingt-quatre, quarante-huit heures au plus, et disparaît insensiblement, sans desquamation.

Diagnostic. — Il est facile de distinguer la roséole de la rougeole; la bénignité de la maladie, la brièveté de la fièvre d'invasion, l'absence de larmoiement, de coryza, de toux, le peu de durée de l'éruption, suffisent pour nous éclairer. Nous verrons bientôt que la scarlatine a également des signes qui la distinguent très-bien de la roséole.

Pronostic. — La roséole est une maladie très-bénigne; elle ne présente jamais de complications qui puissent aggraver son pronostic.

Traitement. — Laisser agir la nature, telle est la seule indication que nous présente la roséole, et qu'on remplit par le séjour au lit, la diète, quelques boissons émollientes, etc.

Nature. — La roséole doit être rangée parmi les fièvres éruptives dont elle possède tous les caractères. Faut-il l'assimiler à la rougeole, comme bien des médecins l'ont voulu; ou doit-on, avec Hufeland [1], la regarder comme une variété de la scarlatine ? La roséole possède des caractères spéciaux qui ne permettent de la confondre ni avec l'une ni avec l'autre de

[1] Hufeland; *Manuel de médecine pratique*, trad. Jourdan. Paris, 1848, pag. 426.

ces maladies ; on ne peut cependant nier les rapports qui l'unissent à ces deux exanthèmes, et plus spécialement encore à la scarlatine, dont elle présente un des caractères les plus importants, l'angine.

A côté de cette roséole dont nous venons de parler, et qui constitue une véritable fièvre éruptive, il existe une autre roséole qui n'a de cette maladie que la forme, qui se présente comme épiphénomène dans le cours d'autres affections morbides ; on l'observe quelquefois à la suite de la vaccination, dans les lymphangites, dans les diathèses rhumatismale, goutteuse, etc.; on la voit marquer le début de la période secondaire de la syphilis. Il est difficile de saisir les conditions qui président au développement de cet exanthème; dans certains cas, mais non constamment, comme le voudrait M. Trousseau, on peut le considérer comme produit par des transpirations abondantes, et rentrant alors dans la classe des exanthèmes sudoraux [1]. Cette roséole n'est du reste le sujet d'aucune indication thérapeutique.

Scarlatine.

La scarlatine (mot évidemment dérivé de l'italien *scarlatto* ou *scarlattino*, écarlate), est la même maladie qui a été décrite sous les noms de *morbilli con-*

[1] Trousseau, *loc. cit.*, tom. I, pag. 267.

fluentes, febris anginosa, fièvre rouge; le *garrottillo*, angine gangréneuse des Espagnols, n'était aussi probablement qu'une scarlatine méconnue.

La scarlatine est encore une maladie nouvelle, plus récente même que la variole et la rougeole ; les premières descriptions ne remontent qu'au XVIe siècle ; on les trouve dans les écrits d'Ingrassias et de Baillou ; depuis lors, la scarlatine a bien souvent régné d'une manière épidémique. Confondue longtemps avec la rougeole, même par Morton, elle a été bien décrite par Sydenham, Rosen, et de nos jours par MM. Rayer, Trousseau, etc.

On peut définir la scarlatine : une fièvre éruptive caractérisée par un exanthème habituellement érythémateux, et par une angine pouvant affecter une gravité plus ou moins grande.

Étiologie. — Les causes sont à peu près les mêmes que pour toutes les fièvres éruptives ; la seule différence repose sur la spécificité du virus de chaque exanthème. Nous trouvons donc encore ici une prédisposition innée, cependant moins générale que pour la variole ou la rougeole : un grand nombre de sujets, en effet, sont à l'abri de la scarlatine. Cet exanthème, comme les précédents, attaque surtout les enfants, quoiqu'on puisse souvent aussi l'observer chez les adultes. Est-il, à cette période de la vie, plus commun chez les femmes, ainsi qu'on l'a prétendu ? c'est ce que nous ne saurions encore dire.

Quant aux saisons, c'est principalement au printemps et en automne que la scarlatine se montre.

La scarlatine est contagieuse et possède longtemps cette propriété ; des précautions doivent être prises au moins jusqu'à la fin de la desquamation. Stoll croyait qu'on pouvait inoculer directement la maladie par les squames ou par le sang ; l'observation ultérieure n'a pas confirmé cette manière de voir, Enfin, d'une manière générale, l'immunité est acquise à tout sujet déjà atteint de scarlatine ; d'après MM. Rilliet et Barthez, elle existerait même primitivement chez les enfants tuberculeux [1].

Symptomatologie. — 1° L'*incubation* est plus courte que dans la variole ou dans la rougeole ; trois à quatre jours paraissent suffire.

2° *Invasion.* — La scarlatine débute par un frisson assez violent, suivi d'une fièvre qui revêt la plupart des caractères de la fièvre catarrhale ; les symptômes sont ici plus accentués que dans les autres fièvres éruptives ; le mouvement fébrile est plus intense ; il y a du malaise, une anxiété extrême ; la céphalalgie est plus marquée ; très-souvent il y a des épistaxis, des nausées, des vomissements, de la diarrhée ; les accidents nerveux, délire, convulsions, sont également plus fréquents ; enfin, le symptôme principal de cette période est l'angine. Le malade

[1] Rilliet et Barthez, *loc. cit.*, tom. III, pag. 197.

ressent une douleur très-vive pendant la déglutition, symptôme sur lequel il appelle en premier lieu l'attention du médecin ; en examinant l'arrière-gorge, on voit sur les amygdales, le pharynx, la luette, une rougeur généralement très-vive. Cette période est presque toujours très-courte ; elle ne dure guère que 24, 36 ou 48 heures, quelquefois beaucoup moins; M. Trousseau prétend même qu'elle peut manquer[1].

3° *Éruption.* — Elle débute indistinctement par la face, le tronc ou les membres ; elle est d'abord caractérisée par de petites taches érythémateuses, non saillantes, qui finissent par se réunir et par donner à la peau une teinte écarlate uniforme, plus rouge dans les parties où l'épiderme a moins d'épaisseur ; quelquefois cependant, à des intervalles irréguliers, existent des points de la peau non envahis par l'éruption. M. Bouchut ajoute à ces phénomènes un caractère qu'il considère comme très-important : c'est « la disparition passagère et momentanée, pendant une minute ou deux, de l'exanthème scarlatineux par la friction de la peau [2].» Nous craignons fort que M. Bouchut n'ait exagéré la valeur d'un symptôme que nous avons rencontré bien des fois dans d'autres exanthèmes. L'éruption est le siége de picotements assez vifs ; la face se tuméfie, surtout aux paupières, où le tissu cellulaire est plus lâche ; les pieds et les

[1] Trousseau, *loc. cit.*, tom. I, pag. 5.

[2] *Gazette des hôpitaux*, 17 janvier 1862.

mains se gonflent à leur tour. Des sudamina couvrent certains points de la surface du corps, spécialement le cou et la poitrine.

L'éruption se présente dans certains cas sous un aspect tout différent : au lieu de larges plaques, ce sont de petits points très-rouges, très-fins, très-rapprochés les uns des autres, très-réguliers ; cette disposition, d'après M. Trousseau, serait même constante ; l'examen à la loupe permettrait toujours de la reconnaître si la vue ou le toucher étaient impuissants[1].

L'éruption ne se borne pas à envahir le tégument externe ; il existe encore sur la langue un véritable exanthème ; plus ou moins chargée les premiers jours, comme dans toutes les pyrexies, la langue devient, au moment de l'éruption, d'un rouge écarlate, et se dépouille plus tard de son épithélium. L'exanthème envahit toute la muqueuse buccale.

La fièvre ne diminue que lorsque l'éruption est complètement terminée, et encore souvent est-elle entretenue par quelque complication ou par la persistance de l'angine. La peau, à cause du travail particulier qui s'y produit, est toujours le siége d'une chaleur âcre et sèche. Cette période dure trois ou quatre jours.

Les faits de scarlatine sans éruption sont encore plus communs que pour la variole ou la rougeole ; il

[1] Trousseau, *loc. cit.*, tom. I, pag. 9.

est facile de les reconnaître, en temps d'épidémie, d'après la similitude de tous les symptômes.

4° *Desquamation.* — Elle se fait en général par squames très-larges ; aux doigts, par exemple, on voit l'épiderme se crevasser, devenir rugueux et se détacher sous la forme d'un doigt de gant. Dans certains cas cependant, nous l'avons vu tomber en écailles furfuracées, comme dans la rougeole ; et ce qui nous frappait le plus, c'est qu'à la même époque les rougeoles ne présentaient point de desquamation ; l'éruption pâlissait peu à peu et disparaissait ainsi. La desquamation se fait très-lentement ; quinze jours, trois semaines après le début, les malades ne sont pas encore complètement débarrassés.

Complications.— Avant d'étudier la convalescence de la scarlatine, qui prêtera à des développements plus étendus, nous devons faire connaître les complications qui surgissent pendant le cours de la maladie. Nous trouvons toujours d'abord ces états généraux : inflammatoire, bilieux, ataxo-adynamique, etc., que nous avons signalés dans les autres fièvres éruptives.

Dans le cas d'ataxo-adynamie, on voit apparaître la stupeur, le délire, la sécheresse de la langue, la petitesse du pouls ; l'éruption devient terne, livide, parsemée de pétéchies ; cette complication est plus fréquente dans la scarlatine que dans les autres pyrexies exanthémateuses ; c'est à cette forme qu'il faut rattacher l'épidémie, observée par Morton, de scarlatine maligne et pestilentielle, avec parotides, bubons et ulcérations dans la bouche. C'est encore dans les scarlatines malignes qu'on observe les hémorrhagies passives, soit internes, soit externes.

Chez les enfants, on observe souvent au début des convulsions qui sont loin de présenter à cette époque la gravité qu'elles affectent plus tard, quand elles existent concurremment avec l'anasarque, et qu'elles peuvent alors être rapportées à l'état pathologique mal connu encore et désigné sous le nom d'urémie.

Le rhumatisme est encore une des complications les plus fréquemment observées dans le cours de la scarlatine. Il est toutefois mal dessiné, n'affecte que quelques articulations, particulièrement celles des mains, et n'est pas ordinairement très-douloureux.

L'angine scarlatineuse prend souvent le caractère diphthéritique. Déjà Huxham, de Haën, Navière, en 1751, avaient constaté la gravité de l'angine scarlatineuse, dans laquelle ils avaient vu se produire des escarres gangréneuses. Depuis les travaux de Bretonneau, de M. Trousseau, ces faits ont été mieux étudiés et rapportés à leur véritable cause. La diphthérie est une affection générale, caractérisée par la production de fausses membranes jaunâtres ou grisâtres, plus souvent d'un blanc mat, très-résistantes, adhérant solidement à la muqueuse, disposées par couches stratifiées. Les plaques diphthéritiques sont composées de fibrine quelquefois entremêlée de détritus épithéliaux et de quelques globules de pus ou de sang ; elles peuvent, par suite de l'imbibition de la matière séreuse qui les pénètre, se ramollir, se putréfier, s'altérer ; elles exhalent alors une odeur fétide et prennent l'aspect sphacélique. Nous n'avons pas besoin d'insister sur la gravité de cette complication : quoique généralement elle n'envahisse pas le larynx, l'angine diphthéritique peut occasionner la mort du sujet, par les troubles généraux qu'elle suscite, par les désordres locaux qu'elle produit ; la diphthérie, en effet, a une nature foncièrement adynamique, très-souvent aussi elle amène des paralysies consécutives, qui possèdent des caractères tout à fait spéciaux et qui sont très-difficiles à guérir.

Il ne faut pas confondre avec la diphthérie les productions pultacées, qui en diffèrent par leur aspect crémeux, leur faible consistance, leur peu d'adhérence ; il suffit de les frotter légèrement pour les réduire immédiatement en une espèce de bouillie ; ces productions sont très-communes et ne présentent aucune gravité.

Citons encore, parmi les complications possibles, mais très-rares, de la scarlatine, les exanthèmes varioleux et rubéoleux. Nous avons déjà dit comment la scarlatine se comportait à l'égard de la rougeole ; quand elle coexiste avec la variole, les deux éruptions marchent simultanément. L'érysipèle, l'urticaire, peuvent encore se montrer dans le cours de la scarlatine ; les phlegmasies viscérales y sont beaucoup plus rares ; enfin, quand l'angine prend une prédominance exagérée, on observe un engorgement très-marqué des ganglions du cou, engorgement tel qu'on lui a donné le nom de bubon scarlatineux.

5° *Convalescence.* — Des accidents nerveux très-graves, d'après M. Trousseau, peuvent se montrer dans le cours de la maladie : « Un individu, dit-il, est guéri de la scarlatine, il est en convalescence ; vous n'avez plus aucune inquiétude, lorsque tout à coup des vomissements surviennent ; avec ces vomissements, du délire, une épouvantable agitation, une grande fréquence du pouls, et le malade succombe dans le coma ou dans des phénomènes convulsifs. Cependant il n'y avait pas d'anasarque, pas d'albuminurie, pas d'hématurie, rien qui pût faire prévoir de pareils désordres. Ces accidents se montrent chez les adultes comme chez les enfants[1] » Nous n'avons encore pas heureusement assisté à pareil spectacle, qui doit être par conséquent assez rare ; mais ce que nous avons vu, ce sont des sujets atteints de douleurs rhumatismales qui, ainsi que nous l'avons dit, n'ont pas de caractère net et tranché, et qu'on a, avec raison, appelé rhumatisme scarlatin; quelquefois ces rhumatismes peuvent consécutivement amener des chorées. Ce que nous avons vu encore plus fréquemment, c'est l'anasarque, c'est l'albuminurie.

Très-souvent une impression de froid est l'occasion du développement de la maladie, mais très-sou-

[1] Trousseau, *loc. cit.*, pag. 19.

vent aussi elle apparaît chez les sujets les plus prudents et les mieux soignés. L'anasarque débute habituellement par la face, envahit consécutivement es pieds, les mains et toute la surface du corps ; des]épanchements se font dans les cavités des séreuses, spécialement dans le péritoine ; l'œdème peut aussi envahir les poumons, la glotte, etc. En même temps, l'urine devient souvent sanguinolente, une véritable hématurie se produit même parfois ; l'urine, enfin, contient de l'albumine. L'anasarque peut affecter une marche aiguë ; le plus souvent elle est chronique. Presque toujours curable, dans certains cas cependant elle emporte le malade à la suite de délire, de convulsions, de coma, etc., accidents que l'on voit survenir souvent dans la dernière période de l'albuminurie, quelle que soit son origine, et que l'on a rapportés à l'excès d'urée dans le sang, à l'urémie, quoique cette explication soit encore loin d'être parfaitement établie. Quelquefois, les malades meurent par suite d'une autre complication, hydrothorax, œdème du poumon, pneumonie, etc.; à l'autopsie, on trouve quelqu'une des altérations de la maladie de Bright.

Quel est le rapport que l'on peut établir entre ces trois faits : albuminurie, hydropisie et lésion rénale? Telle est la question que nous devons maintenant examiner.

On sait ce que c'est que l'albuminurie : c'est la présence de l'albumine dans les urines, reconnue au moyen de la chaleur ou de l'acide nitrique. L'albuminurie s'observe dans un grand nombre d'états pathologiques ou physiologiques, dans la fièvre typhoïde, dans le choléra, dans la scarlatine, dans les maladies du cœur, dans la grossesse, etc. On la rencontre souvent dans certaines hydropisies accompagnées de lésions rénales ; elle constitue alors la maladie de Bright.

Bright est en effet le premier qui ait constaté le rapport qui unit ces trois faits. « Nul ne peut contester, dit M. Rayer, que si les anciens n'ont point ignoré que l'hydropisie pouvait avoir sa source dans une altération des reins ou de la sécrétion urinaire ; que si les Arabes ont encore plus nettement saisi les rapports de certaines hydropisies avec des lésions des reins et une urine ténue ; que si, depuis la Renaissance, quelques faits épars, isolés, sans lien, sont venus témoigner de ces rapports, nul ne contestera que ces faits étaient restés dans l'ombre, malgré les véhémentes déclamations de Van-Helmont, lorsque les expériences de Cotugno et de Cruiskank sur la coagulabilité de l'urine dans certaines hydropisies, expériences fécondées et introduites dans le domaine de l'art par les recherches de Wells et de Blackall, ont enfin amené la belle découverte du docteur Bright, de lésions rénales produisant l'hydropisie avec urines coagulables[1]. »

D'après M. Jaccoud, le premier travail de Bright avait pour but, « non point d'établir une entité mor-

[1] Rayer; *Traité des maladies des reins.*

bide nouvelle, ou de rapporter à une lésion organique du rein la principale part d'action dans la production des phénomènes, mais simplement d'appeler l'attention sur une hydropisie indépendante de toute lésion hépatique ou vasculaire, s'accompagnant d'urines coagulables, et reconnaissant pour causes l'abus des alcooliques, le froid ou un état cachectique [1]. »

Nous aimons mieux cette interprétation de l'œuvre de Bright. Depuis le travail du médecin anglais, bien des mémoires ont été publiés sur la matière ; M. Jaccoud en a fait une savante étude dans sa thèse inaugurale, nous lui emprunterons la plupart des détails historiques qui vont suivre.

Deux ans après Bright, Christison publia une série de cas d'après lesquels, s'éloignant de son prédécesseur, il regardait la lésion rénale comme la cause de l'hydropisie et des autres symptômes. Gregory fit à son tour connaître trente-quatre cas de guérison, et admit que l'urine pouvait devenir albumineuse sans lésion rénale ; ni l'un ni l'autre ne voulaient du reste séparer l'albuminurie transitoire et l'état chronique de Bright. Spittal fut le premier à établir cette distinction, contre laquelle protestèrent Hamilton et Bright lui-même. La scission éclata mieux dans l'école de M. Rayer. Pour M. Désir, l'albuminurie est un phénomène commun à plusieurs maladies ; tantôt elle est transitoire, tantôt elle existe d'une manière plus

[1] Jaccoud ; *Des conditions pathogéniques de l'albuminurie*. Paris, 1861, pag. 7.

constante ; c'est là seulement la maladie de Bright, dont le siége est dans les reins. En 1838, Martin Solon crée le mot albuminurie, et tend à confondre tous les cas dans lesquels se montre ce symptôme ; il établit cinq degrés dans l'altération rénale : congestion, texture granulée, exhalation d'une matière albumineuse dans l'interstice des tissus, dégénérescence complète, atrophie. En 1840, paraît l'ouvrage de M. Rayer, dont nous avons indiqué l'esprit, et dans lequel on trouve parfaitement étudiés les rapports de l'albuminurie avec les autres états pathologiques ou physiologiques : scarlatine, diphthérie, grossesse, etc. M. Rayer reconnaît six degrés à l'altération rénale. Ainsi, après M. Rayer, on admettait deux espèces d'albuminurie : l'une transitoire, fait commun à un très-grand nombre d'états morbides ; l'autre chronique, constituant seule une espèce morbide.

Cependant, dès 1837 avait commencé la période micrographique, qui devait éclairer la question d'un jour tout nouveau. En 1842, Henle découvre dans l'urine la présence de longs cylindres du diamètre des canalicules rénaux ; Heller montre que ces cylindres sont formés par l'épithélium des tubuli ; en Angleterre, Stokes, Corrigan, William, confirment ces observations, en même temps qu'ils discutent la nature de la lésion, et se demandent si elle est constituée par une inflammation, une dégénérescence graisseuse, une lésion analogue à la cirrhose du foie. Frerichs résume enfin toutes ces données, et montre l'identité de tous les cas dans lesquels se présente l'albuminurie ; les différences qu'ils présentent sont, pour lui, des différences, non de nature, mais seulement de degré. Frerichs décrit trois degrés dans l'altération rénale :

1° Stade d'hyperémie et d'exsudation commençante ;

2° Stade d'exsudation et de transformation commençante de l'exsudat ;

3° Stade de formation régressive, d'atrophie. Chaque forme de l'albuminurie correspond à un de ces trois stades de l'altération, de telle sorte, dit M. Jaccoud, qu'on peut établir les trois équations suivantes :

Albuminurie passagère, congestion rénale et chute de l'épithélium.

Maladie de Bright aiguë, exsudation et ses conséquences.

Maladie de Bright chronique, métamorphoses de l'exsudat et atrophie [1].

Ces idées sont aujourd'hui généralement adoptées en Allemagne ; elles le sont peut-être moins en France, mais elles tendent évidemment à se propager, surtout depuis l'excellent travail de M. Jaccoud. Nous admettons, avec le savant agrégé de Paris, que l'albuminurie est un fait que l'anatomie, le microscope nous montrent toujours identique à lui-même ; qu'on ne peut

[1] Jaccoud, *loc. cit.*, pag. 36.

établir de différence entre les faits d'albuminurie transitoire et chronique ; que les premiers, s'ils ne sont enrayés par les effets du traitement ou par les efforts de la nature, doivent fatalement conduire aux seconds. Nous ne faisons d'exception que pour les albuminuries tout à fait transitoires, provoquées artificiellement, comme celles qui sont dues à l'ingestion de matières albuminoïdes en grande quantité.

Examinons maintenant d'une manière plus complète les rapports qui unissent les trois faits principaux de l'albuminurie : passage de l'albumine dans les urines, hydropisie, lésion rénale. La maladie de Bright peut bien présenter d'autres symptômes secondaires : vomissements, diarrhée, fièvre, etc. ; mais les trois faits signalés plus haut constituent évidemment les caractères principaux de cette affection.

1° L'hydropisie dépend-elle de la plus ou moins grande quantité d'albumine reconnue dans les urines, comme le veut Becquerel[1] ? Dépend-elle de la lésion rénale, ainsi qu'on le croit généralement ? Il est évident pour nous que l'hydropisie n'est nullement sous la dépendance du passage plus ou moins abondant de l'albumine dans les urines ; nous avons soigné pendant longtemps un homme qui nous présentait chaque jour une quantité très-considérable d'albumine ; l'hydropisie se bornait chez lui à un léger œdème des pieds : s'il y avait eu un rapport néces-

[1] Becquerel ; *Séméiotique des urines*, etc., pag. 531.

saire entre ces deux faits, ce malade aurait dû, au contraire, avoir une anasarque des plus étendues. M. Rayer a également cité un cas dans lequel l'hydropisie guérit, l'albumine persistant dans les urines[1]. Et, du reste, dans la scarlatine, dans quel ordre se présentent ces divers phénomènes? L'anasarque débute, et dès son apparition elle est très-étendue, générale; on ne peut encore ici accuser l'appauvrissement du sang par l'albuminurie de produire l'hydropisie; ce n'est donc pas là qu'il faut chercher la cause des épanchements séreux.

Réside-t-elle dans la lésion rénale? Il est probable que notre malade, qui finit par mourir après de longues souffrances, mais dont nous ne pûmes faire l'autopsie, nous aurait présenté des altérations très-avancées, et que, par conséquent, nous aurions eu là un exemple de lésions profondes sans hydropisie; ce que nous ne pouvons que prévoir, ce que nous n'avons pu constater, Gregory l'a observé; il a vu des cas dans lesquels, en dépit de désordres très-graves du côté du rein, il n'y avait eu ni anasarque ni œdème[2]. Pour nous, l'hydropisie est le résultat des causes débilitantes qui ont amené un appauvrissement du sang, une anémie, un état cachectique (misère, maladies graves, excès alcooliques, etc.); ou bien elle est produite, dans certains cas, par l'impression du

[1] Rayer; *Traité des maladies des reins.*

[2] Cité par Barre, Thèse inaugurale, pag. 90.

froid ; la perte d'albumine n'entre pour rien dans sa production.

2° L'albuminurie dépend-elle de la lésion rénale ? Les uns, M. Lorain[1] en particulier, répondent par l'affirmative, expliquant leur opinion de la manière suivante : Dans l'albuminurie scarlatineuse, disent-ils, par suite de l'abolition des fonctions de la peau, due à l'impression de l'humidité et du froid, agissant sur un organe rendu plus sensible par le travail dont il a été le siége, il se produit une congestion du rein ; par suite, les cellules épithéliales, qu'elles soient devenues granuleuses ou non, tombent, et l'albuminurie se produit, la transsudation du sérum du sang au travers des parois désorganisées des tubuli étant ainsi rendue plus facile. Pour que cette interprétation pût être admise, il faudrait, dit M. Jaccoud[2], que les deux conditions suivantes se présentassent constamment :

1° Qu'il y eût toujours, dans l'albuminurie scarlatineuse, desquamation épithéliale chez le vivant, congestion après la mort ;

2° Que ces phénomènes ne pussent jamais exister sans entraîner l'albuminurie. Or, B. Bell, Wilks, Gillespie, Wood, ont cité des cas contraires à la première condition ; M. Rayer a également publié deux observations, empruntées à Forget, d'urines albumi-

[1] Lorain; *De l'albuminurie.* (Thèse de concours, 1860, p. 87.)
[2] Jaccoud, *loc. cit.*, pag. 54.

neuses sans lésion rénale[1]. Bennett, B. Bell ont également vu des faits dans lesquels il y a eu desquamation et non albuminurie ; du reste, l'épithélium rénal est soumis à un renouvellement continuel plus marqué encore dans la convalescence des maladies graves ; c'est là un état physiologique qui ne peut évidemment pas toujours amener de trouble pathologique. La congestion existe encore bien plus fréquemment sans albuminurie ; toutes les néphrites sont constituées, à leur premier degré, par la congestion, et ne présentent pas cependant des urines albumineuses. Nous verrons tout à l'heure quelle est la cause qui produit ce phénomène, constatons pour le moment qu'il est impossible de le rattacher à la lésion rénale.

5o L'altération nous paraît, au contraire, avec M. Jaccoud, être la conséquence de l'albuminurie ; on conçoit en effet que, sous l'influence du passage des matières albuminoïdes, élément hétérogène pour le rein, les cellules épithéliales des tubuli s'altèrent et tombent : la congestion se produit consécutivement. Par quels procédés se fait-elle? Johnson, et après lui M. Jaccoud[2] ont soutenu que l'hyperémie est le résultat de l'élimination supplémentaire dévolue au rein ; cette nouvelle fonction empêcherait la sécrétion urinaire de se faire avec toute la rapidité phy-

[1] Rayer, *loc. cit.*—*Observations de maladies du cœur avec albuminurie.*

[2] Jaccoud, *loc. cit.*, pag. 69.

siologique et ralentirait ainsi la circulation du sang, d'abord dans les capillaires du plus petit diamètre, et de proche en proche dans tous les vaisseaux de l'organe. Nous ne comprenons pas comment un supplément d'action donné au rein peut retarder l'exercice de sa fonction, il nous semble que ce serait là au contraire un motif pour cet organe d'accroître la rapidité de ses actes ; mais nous pouvons très-bien admettre que la présence des matières albuminoïdes ou le travail même de destruction des cellules constituent autant de stimulus qui appellent forcément l'hyperémie. L'explication, nous le reconnaissons, ne peut encore être qu'hypothétique, à cause des difficultés que nous éprouvons pour saisir le mécanisme des actes intimes qui se passent dans un organe aussi profondément placé que le rein ; mais le fait n'en subsiste pas moins. Pour nous donc, l'altération du tissu rénal est la conséquence de l'exercice de la fonction anormale qui est dévolue à l'organe. Nous pouvons ainsi facilement expliquer la production des premiers degrés de la lésion ; quant aux altérations plus avancées, celles de la maladie de Bright confirmée, la chose est plus difficile. « Valentin et Graves ont accusé les matériaux anormaux de l'urine d'agir directement sur le rein et d'en oblitérer les canaux. Or, tout en admettant leur opinion pour la première période, dit M. Jaccoud, nous la croyons insuffisante pour les suivantes, et nous pensons bien plutôt qu'en raison même de l'état général du malade, en raison du trouble croissant qu'une perte quotidienne d'albumine apporte dans les fonctions de réparation, il vient un moment où la nutrition du tissu rénal lui-même se trouve modifiée. Nous sommes ainsi porté à concevoir deux périodes dans la production de ces lésions : dans la première, le rein traversé par un liquide dont la composition n'est plus normale, en reçoit une atteinte directe, et subit avant tout autre organe des modifications plus ou moins graves ; dans la deuxième, la nutrition de tous les tissus est pervertie, et en même temps que les altérations du rein deviennent de plus en plus profondes, il peut s'en développer d'analogues dans différents organes. Il est tellement vrai d'ailleurs que les lésions rénales reconnaissent une cause tout à fait générale, tout à fait en dehors de l'organe, que les deux reins sont toujours atteints en même temps.... Mais, dira-t-on peut-être, pourquoi se produit-il tantôt une atrophie, tantôt un état graisseux, ou une dégénérescence fibreuse, ou quelque autre enfin de ces lésions du rein, sur lesquelles disputent encore aujourd'hui les anatomo-pathologistes ? La lésion devrait être identique, puisqu'elle succède à la même impression anormale. Il faudrait, pour soutenir une telle proposition, faire abstraction complète du malade ; il faudrait oublier que dans les faits d'ordre pathologique, nous ne voyons point la même cause donner fatalement naissance aux mêmes effets ; il faudrait oublier enfin que la même difficulté se dresse devant les partisans de la doctrine anatomique, et que l'argument retourne ainsi directement contre son auteur[1]. » Cette théorie, malgré ce qu'elle peut présenter encore d'obscur, est cependant celle qui nous a paru devoir être choisie parmi toutes celles qu'ont présentées les auteurs qui se sont occupés de l'albuminurie. Si l'on nous demandait pourquoi ces lésions de la nutrition portent plus spécialement leur action sur le rein, nous répondrions qu'il n'est pas étonnant que l'organe qui a subi la première impression morbide, qui est encore le siége d'un trouble fonctionnel, soit aussi celui sur lequel se localise l'action morbide.

Une dernière question se présente : Comment est produite l'albuminurie? Les médecins qui ne veulent pas admettre qu'elle soit produite par une lésion du rein, se rejettent sur une altération plus générale du sang ; tels sont : Bright, Graves, Anderson, Valentin, Cazeaux, M. Blot, etc. Cette altération n'est du reste pas déterminée par leurs auteurs, aussi ne pouvons-nous l'admettre ; il resterait toujours à se demander quelle est la cause qui produit cette lésion du sang. M. Jaccoud nous paraît avoir été plus heureux quand il a dit : « L'albuminurie reconnaît pour cause une déviation du type normal des mouvements nutritifs ; cette déviation consiste en une perturbation passagère ou durable dans les phénomènes d'assimilation et de

[1] Jaccoud, *loc. cit.*, pag. 114.

désassimilation des matières albuminoïdes[1]. » Plus loin, il est vrai, M. Jaccoud fait jouer à l'arrêt des fonctions cutanées un grand rôle dans la pathogénie de l'albuminurie, et il nous devient alors impossible de le suivre : « Sous l'influence du refroidissement auquel s'expose un malade convalescent de scarlatine, dit-il, les fonctions de la peau, déjà plus ou moins rétablies, se suppriment de nouveau ; les matières albuminoïdes incomplètement transformées, qui constituent le principe essentiel des produits cutanés, privées de leur voie d'excrétion normale, sont éliminées par le rein, dont l'action compensatrice de celle de la peau est suffisamment connue[2]. » Pour M. Jaccoud, les maladies chroniques ou les affections aiguës ne peuvent produire l'albuminurie qu'en tant qu'elles agissent sur la peau, qu'elles lui donnent une sécheresse qui empêche l'excrétion cutanée ; et ce n'est que lorsque celle-ci est suspendue, que la secrétion des matériaux albumineux a lieu par le rein. Dans les maladies du cœur, dans la grossesse, il serait cependant souvent difficile de prouver cet arrêt de la fonction cutanée ; et, du reste, la quantité d'albumine excrétée par le rein dépasse souvent celle que la peau est chargée normalement d'éliminer. La perte d'albumine dans les vingt-quatre heures, d'après Frerichs, a atteint jusqu'à quinze

[1] Jaccoud, *loc. cit.*, pag. 47.
[2] *Loc. cit.*, pag. 69.

grammes, et d'après le docteur Schmidt, jusqu'à vingt-quatre grammes[1]. Il suffit de connaître, d'une part l'analyse de la sueur faite par M. Favre, et de l'autre la perte en poids que fait l'homme par l'évaporation cutanée ou la sueur, qu'on peut évaluer environ à un kilogramme par jour, sur lequel les matériaux solides n'entrent que dans la proportion de 1 p. 100, pour voir que la quantité d'albumine qui est excrétée par le rein est souvent bien supérieure à celle qui est normalement exhalée par la peau.

Pour nous, nous ne pouvons attribuer à l'albuminurie d'autre cause que le trouble de la nutrition, qui empêche les matières albuminoïdes de subir les transformations nécessaires pour être fixées dans les tissus, de telle sorte qu'elles doivent nécessairement sortir par les reins. Ce qui nous prouve d'ailleurs que la nutrition est spécialement intéressée, c'est que l'albuminurie ne se rencontre que dans des maladies graves : diphthérie, fièvre typhoïde, etc., ou dans des conditions qui ont fatigué l'organisme, épuisé les forces ; dans toutes ces circonstances, les mouvements d'assimilation et de désassimilation ont été profondément troublés. La scarlatine rentre dans la première catégorie de ces faits ; aussi ne sommes-nous pas étonné d'y rencontrer l'albuminurie. L'action du froid peut bien ser-

[1] Lorain, *loc. cit.*, pag. 42.

vir de cause occasionnelle, favoriser la congestion rénale; mais le plus sauvent les urines deviennent albumineuses, indépendamment de toute condition extérieure et par la seule influence de l'affection primitive.

Nous n'insisterons pas sur les autres symptômes de l'albuminurie : vomissements, diarrhée, faiblesse générale, congestions passives ; on ne doit en effet leur accorder qu'une importance secondaire. La maladie se termine souvent d'une manière favorable[1], quelquefois cependant l'issue est fâcheuse ; dans ces cas, c'est presque toujours à la suite de troubles nerveux et gastro-intestinaux que les malades sont emportés. On a voulu trouver la raison de ces faits dans l'excès d'urée que renferme le sang, dans sa transformation en carbonate d'ammoniaque (Frerichs), dans l'accumulation des matières extractives[2] ; la chimie est encore impuissante à nous faire connaître les rapports qui relient ces deux ordres de phénomènes, et qui ne sont probablement que des rapports de coexistence.

Le diagnostic de l'albuminurie ne présente aucune difficulté.

Le pronostic est plus délicat. Certaines albuminuries ne sont que transitoires, et par conséquent ne produisent pas de grandes altérations dans la santé ;

[1] Nous faisons surtout allusion à l'albuminurie scarlatineuse.

[2] Fournier; *De l'urémie.* (Thèse de concours, 1863.)

d'autres, au contraire, maladies de Bright confirmées, conduisent à la mort : or, il est toujours difficile au début de savoir quelle sera l'issue de la maladie. A ce point de vue, il faudra surtout interroger les conditions dans lesquelles se présente l'albuminurie ; on se rappellera dans tous les cas que la perte d'albumine est le signe d'une déviation assez profonde des forces nutritives, et qu'elle peut amener les lésions les plus graves.

Nous verrons plus loin quel est le traitement de l'albuminurie. Revenons à l'histoire de la scarlatine.

Anatomie pathologique. — La scarlatine présente des lésions différentes suivant les complications qui ont existé pendant le cours de la maladie. L'angine diphthéritique laisse ses traces habituelles, l'albuminurie produira les altérations diverses de la maladie de Bright ; mais en dehors de ces désordres particuliers, la scarlatine présente souvent des lésions des plaques de Peyer, tout à fait semblables à celles que l'on observe dans la fièvre typhoïde ; MM. Rayer, Louis, Requin, en ont vu des exemples ; nous avons déjà appelé l'attention sur ces faits, à propos de la valeur pathogénique de l'altération intestinale dans la fièvre typhoïde.

Diagnostic. — Si pendant l'éruption il est toujours facile de reconnaître la scarlatine, il n'est pas toujours aussi aisé de la distinguer quand elle n'est encore qu'à la période d'invasion. On pourra la confondre, à cette époque, avec une fièvre catarrhale localisée sur l'arrière-gorge ; dans des cas plus graves, elle présentera beaucoup de rapports avec les commencements d'une fièvre typhoïde. Il sera plus difficile de confondre une scarlatine avec une rougeole ou une variole : les caractères des trois exanthèmes sont, en effet, assez différents, pour que généralement le doute ne soit pas permis ; l'existence d'une épidémie de scarlatine, des rapports antérieurs entre le malade et le sujet atteint d'exanthème scarlatineux, donneront plus de force aux prévisions, mais on ne pourra jamais avoir une entière certitude, tant la nature se montre souvent bizarre dans ses actes ! Nous nous rappellerons toujours le fait suivant, qui était bien digne de fixer notre attention. Il y a deux ans, nous fûmes appelé auprès d'un enfant qui présentait tous les symptômes de l'invasion de la rougeole ; l'arrière-gorge était tout à fait saine ; cet enfant n'avait jamais été frappé par l'exanthème robéoleux ; c'était au printemps, nous crûmes pouvoir diagnostiquer une rougeole, le malade eut une scarlatine. Quelques jours après, la mère se mit au lit, accusant une difficulté très-grande pour avaler ; le pharynx, le voile du palais, la luette étaient fortement congestionnés ; il y avait de la fièvre ; la mère n'avait jamais eu de scarlatine, nous crûmes pouvoir diagnostiquer cette fièvre éruptive. L'angine disparut deux jours après, et la malade se rétablit si promptement que nous ne pûmes admettre l'idée d'une scarlatine sans éruption ; c'était bien une angine catarrhale simple.

Pronostic. — La scarlatine est une maladie plus grave que les autres fièvres éruptives ; la fréquence des symptômes nerveux, ataxo-adynamiques, la possibilité d'une complication diphthéritique, les suites de la maladie, l'albuminurie en particulier, font de cet exanthème une affection toujours sérieuse et inquiétante. La scarlatine, a dit Sennert, est un mal grave et périlleux, souvent mortel.

Traitement. — Existe-t-il un traitement prophylactique de la scarlatine ? Hahnemann et plus tard Hufeland ont prétendu que la belladone pouvait mettre à l'abri de cette fièvre éruptive, ou au moins en atténuer la gravité. Malgré les recherches d'un grand nombre de médecins, de Wagner en particulier, qui prétend avoir observé une mortalité bien moins grande dans les épidémies où on avait employé la belladone, le fait reste encore douteux. « Suspendons notre jugement, dit Requin, et attendons les progrès ultérieurs de l'expérience générale. Mais, d'ici là, que nous en coûterait-il d'administrer cinq ou dix centigrammes d'extrait de belladone par jour, à ceux que nous désirons, sous le règne d'une épidémie ou dans le voisinage de quelque malade, mettre à l'abri de l'influence contagieuse[1] ? »

Quant au traitement curatif, il comprend toujours les trois indications que nous avons posées pour chaque fièvre éruptive, et qui se rapportent :

[1] Requin, tom. III, pag. 342.

1° A l'affection ;

2° Aux complications ;

3° Aux symptômes.

1° Si l'affection est simple, dénuée de toute complication, il n'y a qu'à laisser marcher la maladie, la nature se chargera de la mener à bonne fin.

2° Indépendamment des complications que l'on rencontre aussi bien dans la scarlatine que dans les autres fièvres éruptives (affections inflammatoire, bilieuse, catarrhale, ataxo-adynamique), et qui réclament l'emploi des mêmes moyens, il est deux états morbides qui appartiennent plus particulièrement à la scarlatine, et qui doivent nous occuper : ce sont le rhumatisme et la diphthérie. Le séjour au lit, l'emploi de quelques boissons diaphorétiques suffisent la plupart du temps pour calmer les douleurs généralement peu accentuées des jointures ; si l'état était plus grave, on aurait recours à la poudre de Dower (un gramme dans la journée).

Si les travaux contemporains n'ont pu pénétrer le secret de la nature intime de la diphthérie, ils sont arrivés du moins à nous faire connaître les principes de la méthode générale du traitement de cette maladie. Nous savons que la diphthérie est une affection foncièrement adynamique ; que, par conséquent, il faut proscrire de sa thérapeutique tous les antiphlogistiques, quelle que soit leur puissance. Les toniques, au contraire, devront être employés pendant tout le cours de la maladie : on débutera par un vomitif, de manière à faciliter l'expulsion des fausses membranes ; si ce moyen ne suffit pas, il faudra les arracher avec des pinces, et immédiatement après on cautérisera profondément la partie ; le perchlorure de fer nous paraît devoir être préféré pour cet usage. A l'intérieur on emploiera aussi le perchlorure, et concurremment on alimentera le malade, on lui donnera du vin, de manière à lui permettre de conserver toutes ses forces. Quelques gargarismes astringents, des insufflations d'alun, pourront être employés dans l'intervalle des cautérisations, qu'on devra renouveler suivant les besoins.

5° Le symptôme qui seul attire l'attention du médecin est l'angine ; des gargarismes émollients avec addition de quelques gouttes de laudanum, ou astringents, suivant les cas (miel rosat, borax, etc.), la combattront efficacement.

Traitement de l'albuminurie scarlatineuse. — La thérapeutique de l'albuminurie est encore malheureusement peu avancée ; l'empirisme, plus qu'une analyse raisonnée des éléments de la maladie, a guidé les médecins jusqu'à aujourd'hui ; essayons, à notre tour, d'établir les indications d'après la notion que nous avons de la nature de l'affection. Nous rappelant que l'albuminurie survient dans des conditions qui ont puissamment débilité l'organisme, que la nutrition est profondément troublée, et que sous cette apparence d'embonpoint, produite par l'hydropisie, existe une maigreur véritable ; nous rappelant, en second lieu, que des fluxions plus ou moins actives se portent sur les reins et y produisent des altérations profondes, nous établissons les deux indications principales suivantes : 1° Relever les forces et plus particulièrement fortifier les voies digestives ; 2° Détourner les fluxions qui se portent sur les reins ; enfin, nous n'oublions pas que l'existence de l'hydropisie est aussi, par elle-même, une source d'indications particulières.

Le régime, le fer, le quinquina, les amers de tous genres rempliront la première indication ; on variera les préparations suivant le tempérament, le goût des malades. Des cautères seront appliqués sur la région lombaire, comme point d'irritation, et de manière à empêcher les mouvements de se porter avec trop d'intensité sur les reins ; ce dernier moyen sera du reste bien souvent impuissant à prévenir les désordres organiques. Enfin, contre l'hydropisie on emploiera les diurétiques, les purgatifs légers, s'il n'y a pas de contre-indication, si le malade peut les supporter ; si l'ascite est trop développée et gêne le malade, on pratiquera une ponction.

Auteurs à consulter. — Rayer ; *Traité des maladies de la peau.* Trousseau ; *Clinique médicale.* Jaccoud ; *De l'albuminurie.* Les divers auteurs classiques.

GENRE IV. — Fièvres pseudo-exanthématiques.

Nous avons déjà dit qu'il nous était impossible de ranger toutes les maladies éruptives avec fièvre parmi les fièvres éruptives, et nous avons fait des états morbides qui ne peuvent rentrer dans cette dernière classe, un groupe à part que nous avons appelé *fièvres pseudo-exanthématiques*. Nous définissons la fièvre pseudo-exanthématique : une fièvre accompagnée d'une éruption non critique, éruption qui se termine toujours par résolution et dans un laps de temps indéterminé, mais cependant assez court. La fièvre pseudo-exanthématique se distingue surtout de la fièvre éruptive par ce fait, sur lequel nous avons déjà insisté, que l'éruption n'est nullement critique de la fièvre. En outre, elle ne présente pas la régularité de la pyrexie exanthématique ; un érysipèle, par exemple, peut mourir sur place, comme parcourir toute la surface du corps, sans qu'il soit possible de prévoir la marche qu'il affectera. Nous connaissons, au contraire, à l'avance la manière dont se présentera, dont évoluera l'exanthème rubéoleux ou varioleux.

La fièvre pseudo-exanthématique n'est pas habituellement contagieuse ; on a bien cité quelques cas d'érysipèles communiqués par une véritable contagion ; mais il y a loin de là à ce que nous voyons dans la transmission des fièvres éruptives. Enfin, les pyrexies exanthémateuses ne récidivent presque jamais; le pseudo-exanthème crée, au contraire, une espèce d'habitude ; certains sujets sont atteints presque périodiquement de la même éruption. La fièvre joue encore cependant ici le principal rôle ; elle précède souvent l'exanthème, l'accompagne toujours ; il nous était donc impossible de renvoyer ces affections dans la classe des maladies de la peau, elles devaient rentrer dans les limites de nos études actuelles.

Érysipèle.

L'érysipèle est une fièvre pseudo-exanthématique caractérisée par une éruption érythémateuse et phlycténoïde, se terminant par desquamation.

On répète bien souvent que l'érysipèle s'observe dans des circonstances très-variables : c'est ainsi qu'on l'accuse de compliquer les plaies ; on l'a vu, dit-on, régner épidémiquement sous cette forme, et à certaines époques il a été impossible de faire une opération dans les hôpitaux de Paris, sans voir la plaie se compliquer d'érysipèle ; les nouveau-nés, dit-on encore, présentent souvent des érysipèles très-graves qui coïncident avec des épidémies de fièvre puerpérale ; on le voit, enfin, envahir les membres ou autres parties du corps à la dernière période des maladies cachectiques, à la fin des fièvres graves, etc. Sont-ce là de véritables érysipèles ? Non certes : on ne retrouve en effet, dans ces éruptions, aucun des caractères de l'érysipèle pseudo-exanthématique : la fièvre d'invasion leur fait toujours défaut, et l'aspect de l'éruption elle-même diffère beaucoup de celui de l'érysipèle vrai. C'est en effet une rougeur uniforme, plus ou moins étendue, qui tient plus de l'érythème que de l'érysipèle ; un seul caractère rapproche les deux éruptions, c'est la facilité avec laquelle elles s'étendent l'une et l'autre. Nous n'avons donc pas à nous occuper de ces prétendus érysipèles, qui, pour nous, ne sont pas même des érysipèles symptomatiques, comme le voulait Borsieri, encore moins par conséquent des pseudo-exanthèmes.

M. Trousseau prétend[1] que l'érysipèle vrai, celui que nous étudions, n'est que très-rarement spontané; qu'il existe dans la presque universalité des cas, sinon une plaie, au moins une lésion superficielle, une excoriation de la peau, et que l'engorgement glandulaire, que nous verrons précéder l'éruption, est consécutif à la lésion de la peau. Qu'une légère ulcération herpétique ou scrofuleuse du visage passe souvent inaperçue, et qu'elle devienne ainsi le point

[1] Trousseau, *loc. cit.*, tom. I, pag. 296.

de départ de l'érysipèle, c'est ce que nous concédons très-volontiers à M. Trousseau ; mais nous affirmons aussi que, plus fréquemment que ne le croit M. Trousseau, nous avons observé des érysipèles indépendants de toute altération des téguments. Depuis la publication de l'excellent ouvrage du professeur de Paris, nous avons spécialement porté notre attention sur ce sujet, et dans bien des cas il nous a été impossible de reconnaître un point de départ quelconque à l'exanthème. Il existe donc, pour nous, un érysipèle réellement spontané.

Étiologie. — Les causes sont presque toujours inconnues ; souvent on observe chez les sujets une disposition particulière, une espèce d'habitude, dont il est dans un grand nombre de cas difficile de connaître les conditions, mais qu'on peut quelquefois rapporter à un trouble de la menstruation ou à une maladie du foie. Tout ce qu'on a dit de la constitution, du tempérament, du sexe des individus, ne nous paraît pas bien prouvé : nous avons aussi bien observé des érysipèles chez les lymphatiques que chez les pléthoriques, chez les hommes que chez les femmes, etc. ; le seul fait qu'on puisse admettre sur ce point, c'est la plus grande fréquence des érysipèles dans l'âge adulte. La contagion peut, dans certains cas très-rares, aider au développement de la maladie ; les médecins anglais Hume, Weatheread et Wills en ont cité plusieurs cas [1] ; la *Gazette des hô-*

[1] Anglada ; *Traité de la contagion*, tom. I, pag. 150.

pitaux du 23 avril 1864 en relatait également quelques exemples. L'érysipèle spontané est bien rarement épidémique, il n'en est pas de même des éruptions dites érysipèles chirurgicaux ; mais nous avons déjà montré que ceux-ci n'ont aucun rapport avec la fièvre pseudo-exanthématique que nous étudions.

Chez les individus prédisposés, une cause occasionnelle quelconque peut provoquer le développement de l'érysipèle ; c'est ici qu'il faut placer les excoriations de la peau, dont a parlé M. Trousseau ; l'insolation joue quelquefois le même rôle.

Symptomatologie. — La durée de l'incubation ne peut être que très-difficilement appréciée, l'érysipèle n'étant généralement pas contagieux.

Les symptômes de la période d'invasion sont ceux que nous avons décrits dans les fièvres catarrhales gastriques : frissons alternant avec des bouffées de chaleur, fréquence du pouls, malaise, céphalalgie, nausées, langue large, blanche, etc. Un seul caractère est spécial à l'érysipèle dans cette période : c'est l'engorgement des ganglions voisins du point où doit se faire l'éruption ; celle-ci débutant presque toujours par la face, ce sont les ganglions sous-maxillaires qui sont le plus souvent engorgés. Chomel avait déjà insisté sur ce fait ; M. Trousseau en a montré toute l'importance et a combattu l'opinion de M. Velpeau, qui avait prétendu que la lésion ganglionnaire était consécutive à l'exanthème ; chacun du reste peut aisément se convaincre de la vérité des assertions de M. Trousseau.

L'éruption, avons-nous dit, débute ordinairement par la face; M. Trousseau a établi qu'elle pouvait commencer par l'arrière-gorge sous forme d'angine, et se propager de là à la face par les fosses nasales. L'éruption est constituée par une rougeur variant depuis le rose tendre jusqu'au rouge écarlate ou livide ; de plus, et c'est là ce qui distingue l'érysipèle de l'érythème, la peau est tendue, luisante, tuméfiée; cette tuméfaction cesse brusquement sur les limites de l'éruption ; il est facile de la constater par le toucher ou simplement par la vue ; elle peut s'accompagner d'œdème, surtout dans les parties où le tissu cellulaire est lâche, aux paupières par exemple. Il résulte de cette disposition une déformation complète des traits du malade, qui devient méconnaissable. L'éruption est le siége d'une sensation particulière de tension, de cuisson, quelquefois simplement de prurit, et en même temps d'une chaleur âcre et mordicante. Sur divers points de l'éruption se trouvent parsemées de véritables phlyctènes, qui, suivant leur forme, leur aspect (vésicules ou bulles) ont fait donner à la maladie les noms d'érysipèle miliaire ou bulleux ; cette distinction n'a du reste aucun intérêt et mérite d'être abandonnée. Des différences plus importantes dépendent de la marche particulière de l'exanthème ; à ce point de vue, l'érysipèle est dit *fixe*, s'il reste et meurt dans les points primitivement envahis;

il est *serpigineux*, s'il gagne de proche en proche : on l'a vu ainsi parcourir progressivement toute la surface du corps ; il est enfin *ambulant*, s'il saute brusquement d'un point à un autre. La fièvre généralement ne cesse pas pendant l'éruption ; elle continue avec autant d'intensité.

La terminaison la plus habituelle de l'érysipèle a lieu par desquamation ; des plaques assez larges d'épiderme se détachent et tombent, laissant une coloration brunâtre et un léger œdème de la partie affectée ; quand l'érysipèle se renouvelle souvent, il peut même donner naissance à une véritable hypertrophie du derme.

L'érysipèle peut aussi se terminer par gangrène, quand il a existé une complication ataxo-adynamique ; on voit alors les bulles se crever, les tissus se putréfier ; cette forme est rare dans les érysipèles spontanés, elle appartient plutôt aux érysipèles symptomatiques, cachectiques.

Dans l'érysipèle phlegmoneux, on voit l'inflammation s'étendre au tissu cellulaire sous-jacent ; c'est encore une terminaison très-rare de la fièvre pseudo-exanthématique érysipélateuse ; on la rencontre surtout dans les érysipèles chirurgicaux.

Les métastases sont bien plus fréquentes : on voit alors l'éruption se supprimer brusquement, la rougeur disparaître, la tuméfaction tomber, et le travail se porter immédiatement sur un organe interne ; ce sont les érysipèles internes des anciens auteurs, qui se manifestent sous la forme de méningo-encéphalite, de pneumonie, etc.; ces métastases sont toujours très-graves, souvent mortelles. Dans son *Mémoire sur les fluxions de poitrine de nature catarrhale*, M. le professeur Dupré a cependant cité l'observation d'une métastase érysipélateuse sur le poumon, arrêtée dans sa marche par la brusque réapparition de l'éruption[1]; quelquefois, en effet, un érysipèle apparaissant dans le cours d'une inflammation interne, peut la juger, il est critique de l'affection primitive. On trouvera un autre exemple de ce genre dans le travail de M. Dupré[2].

La convalescence est franche; le malade se rétablit promptement.

Complications. — Il est inutile de rappeler encore que, comme tous les exanthèmes, l'érysipèle peut être compliqué par les états généraux que nous avons étudiés au début de ce travail; suivant la constitution médicale, le tempérament de l'individu, l'érysipèle peut revêtir les caractères inflammatoire, bilieux, etc. La complication ataxo-adynamique est plus rare. L'embarras gastrique existe à peu près normalement dans tout érysipèle. Enfin, M. Falot a observé des érysipèles avec complication de symptômes typhoïdes et d'état rémittent[3]. Indépendam-

[1] Dupré, *loc. cit.*, pag. 54.
[2] Dupré, *loc. cit.*, pag. 57.
[3] *Montpellier médical*, mai 1864.

ment de ces états généraux, l'érysipèle présente souvent une autre complication intéressante à étudier : c'est le délire. Or, il faut savoir que ce symptôme, toujours si effrayant pour les assistants, est loin d'avoir, dans tous les cas, la même signification : ainsi, il peut être sympathique de l'état de souffrance de l'estomac (ce cas est le plus rare) ; nous avons vu, en effet, qu'il existe toujours dans l'érysipèle un embarras gastrique simple ou bilieux, qui, par suite des relations qui existent entre le cerveau et l'estomac, peut, chez les individus plus particulièrement prédisposés, déterminer le délire.

Le délire peut encore être le résultat d'une sympathie qu'on pourrait appeler de voisinage entre la peau et les centres nerveux. M. Trousseau fait remarquer avec raison que, lorsque l'éruption gagne le cuir chevelu, il est bien peu d'individus qui ne présentent pas quelques phénomènes cérébraux [1] ; il est probable aussi que, dans ces cas, les méninges sont souvent le siége d'une congestion plus ou moins vive. Cette congestion peut même amener une véritable inflammation ; c'est ce que l'on voit dans les métastases dont nous parlions plus haut ; c'est ce que l'on peut observer aussi indépendamment de toute disparition brusque de l'éruption ; une méningo-encéphalite peut, en effet, se déclarer primitivement. Ces faits, malgré leur gravité, sont moins sérieux que

[1] Trousseau, *loc. cit.*, tom. I, pag. 302.

les inflammations cérébrales par suite de métastases. Dans le premier cas, en effet, l'éruption opère une dérivation utile à l'extérieur; dans le second, au contraire, tous les mouvements se précipitent avec force sur le cerveau. Le praticien aura donc à étudier ces diverses conditions, afin de savoir s'il doit, sinon respecter le délire, au moins ne l'attaquer que faiblement, ou s'il doit au contraire diriger contre lui tous les moyens dont il dispose.

Récidives. — Nous avons déjà dit que l'érysipèle récidivait souvent; dans certains cas, la cause de cette disposition est parfaitement appréciable: c'est une maladie du foie, ce sont des troubles divers de la menstruation (puberté, âge critique, etc.); d'autres fois, au contraire, il est impossible de s'expliquer ces apparitions successives d'un même exanthème. Faut-il en accuser une impressionnabilité plus grande de la peau? Rien ne nous le prouve, et nous hésitons à l'admettre. Nous devons, du reste, faire remarquer que les érysipèles qui récidivent fréquemment, n'amènent généralement pas avec eux de troubles généraux considérables, que souvent même ils sont apyrétiques. Sont-ce bien là alors de véritables érysipèles? Il est permis d'en douter.

Diagnostic. — Nous répéterons encore ce que nous avons dit en étudiant les fièvres éruptives. Dans la période d'invasion, il est très-difficile de reconnaître la maladie à laquelle on aura affaire; des atteintes antérieures d'érysipèle, en nous faisant connaître les habitudes du malade, nous mettront sur la voie d'un bon diagnostic. L'éruption une fois faite, le diagnostic ne présente plus de difficultés; l'érysipèle se distingue facilement de l'érythème, qui consiste en une simple rougeur, sans tuméfaction et sans phlyctènes.

Pronostic. — L'érysipèle, tel que nous le comprenons, est une maladie bénigne : il n'y a qu'un décès sur cinquante malades, d'après M. Trousseau; les métastases, l'extension de la maladie aux centres nerveux, sont à peu près les seuls accidents qu'il faille redouter. L'érysipèle, nous dirions mieux l'érythème symptomatique, est, au contraire, toujours l'indice d'une situation très-grave ; on ne le voit guère, en effet, apparaître qu'à la période ultime des maladies.

Traitement. — L'érysipèle nous présente les mêmes indications que les véritables fièvres éruptives; elles sont fournies par l'affection, les complications et les symptômes.

1° L'érysipèle, par sa nature, ne demande aucun traitement; le médecin ne peut rien contre lui, il faut qu'il reste simple spectateur de l'évolution de la maladie, mais prêt à agir si une complication apparaît, si une métastase se produit. Il sera bon toutefois, comme dans les fièvres éruptives, de donner à la fin de la maladie un léger purgatif.

2° Les complications inflammatoire, bilieuse, etc.,

recevront ici le traitement que nous avons déjà bien souvent indiqué. Quant au délire, s'il est sympathique, ce que l'on reconnaîtra à la conservation de l'éruption, au degré modéré de la fièvre, à l'absence des autres symptômes d'une méningo-encéphalite, il ne demande pas de médication bien énergique; si l'on a lieu au contraire de croire à l'existence d'une inflammation cérébrale, les saignées générales et locales, le calomel, etc., seront promptement employés; si l'on peut attribuer l'apparition de cette complication à une métastase, il faudra chercher à rappeler l'éruption sur le point primitivement envahi, au moyen de sinapismes et de vésicatoires ; à l'intérieur, on emploiera concurremment les diaphorétiques, les excitants diffusibles.

5° La douleur, la tension produite par l'éruption, incommodent le malade, qui demande à être soulagé. Il faut proscrire tous les topiques humides, cataplasmes, fomentations, qui favorisent les métastases ; les seuls moyens que l'on puisse employer sont les poudres inertes, les fécules, l'amidon. Nous ne parlons pas de la cautérisation avec le nitrate d'argent, faite dans le but de fixer à l'éruption des limites infranchissables, des vésicatoires, du collodion, employés d'après les mêmes idées: ces moyens n'atteignent pas leur but, et d'ailleurs on doit se rappeler que l'éruption est un besoin de la nature, et que si on l'empêche de se produire au dehors, elle se portera à l'intérieur sur des organes importants.

Nous ne dirons rien du traitement de l'érysipèle des nouveau-nés, de l'érysipèle chirurgical, ces éruptions ne rentrant pas dans les limites de notre étude.

Nature. — Quelques médecins, Blandin en particulier, avaient voulu regarder l'érysipèle comme une inflammation des vaisseaux lymphatiques de la peau; il n'en est rien : entre une lymphite et un érysipèle existent de grandes différences ; sans insister sur celles que présentent les symptômes locaux, nous pouvons rappeler ces grands caractères de la préexistence de la fièvre, de l'ambulance, de la possibilité des métastases, qui prouvent que toute la maladie ne réside pas dans l'éruption que nous avons sous les yeux, que cet exanthème lui-même n'est que la manifestation d'un besoin général de l'économie ; que l'érysipèle, par conséquent, rentre dans la grande classe des affections fébriles essentielles. Quant à l'éruption en elle-même, il est bien évident qu'elle est constituée, sinon par une inflammation, au moins par une congestion très-vive des vaisseaux les plus superficiels de la peau.

Auteurs à consulter. — *Dictionnaire de médecine.* Trousseau ; *Clinique médicale.* Després ; *De l'érysipèle.*

Urticaire.

Les exanthèmes que nous allons maintenant étudier n'appartiennent pas exclusivement à la classe des fièvres pseudo-exanthématiques ; l'urticaire, le zona, le pemphigus, l'eczéma aigu, etc., se retrouvent encore dans le grand groupe des maladies cutanées. Il ne faudrait pas conclure de là qu'une seule et même maladie puisse être rangée dans des classes différentes : les éruptions cutanées ne sont pas, en effet, des maladies faisant espèce, ce sont tout simplement des symptômes servant de manifestation à des états morbides très-différents les uns des autres, pyrexies, diathèses, etc. ; aussi a-t-on compris aujourd'hui que les classifications des maladies de la peau, telles que celles de Willan, MM. Cazenave et Gibert, fondées sur la connaissance de l'élément anatomique, étaient illusoires ; grâce aux travaux de MM. Bazin et Hardy, on a une notion plus exacte de ces maladies, on s'occupe plus de leur nature et de la cause qui les produit que de la forme anatomique, qu'on relègue au second plan. Sans doute, il est bon de savoir que l'herpès est formé par des vésicules, l'ecthyma par des pustules ; mais, cette satisfaction accordée à l'amour-propre scientifique, on se demande de quelle utilité thérapeutique est cette notion. Il est bien plus important de savoir que ce sont les diathèses scrofuleuse ou syphilitique qui ont produit l'éruption, que c'est contre ces états morbides qu'il faut avant tout diriger le traitement. Il est donc impossible de ne pas s'occuper des maladies de la peau dans différentes classes de la pathologie : à ceux qui ont cru trouver dans ce fait une objection aux classifications modernes des lésions cutanées, M. Bazin a répondu : « L'inconvénient que vous signalez est plutôt apparent que réel, et ce qui fait que nous n'apprécions pas les choses de la même manière, c'est que vous considérez l'urticaire comme une maladie, tandis que pour moi l'urticaire n'est qu'un symptôme. Ne traite-t-on pas du vomissement idiopathique dans les maladies nerveuses et du vomissement symptomatique, à propos de chacune des maladies dans lesquelles on le rencontre ? N'en est-il pas de même de l'hémorrhagie du tégument externe et de toutes les affections qui peuvent être à la fois et maladie et symptôme [1] ? »

Revenons à l'urticaire, ou mieux à la fièvre pseudo-exanthématique ortiée, appelée aussi porcelaine, scarlatine prurigineuse par Sauvages. L'urticaire a été ainsi désignée, à cause de la complète ressemblance de son éruption avec celle que détermine le contact des feuilles fraîches d'ortie.

Étiologie. — Les causes sont presque toujours inconnues ; l'urticaire ne se développe souvent en effet qu'en vertu d'une idiosyncrasie, d'une disposition spéciale du sujet, qu'on rencontre spécialement chez les dartreux et les rhumatisants : rare chez les vieillards, elle atteint plus souvent les enfants et les adultes ; l'impression du froid, une forte émotion, le travail de la dentition, peuvent la provoquer ; enfin certains aliments, les homards, les écrevisses, plus ra-

[1] Bazin ; *Leçons sur la scrofule*. Paris, 1861, pag. XXXV.

rement les fraises, les framboises, ont la singulière propriété de produire des éruptions ortiées. Généralement dans ces cas, l'exanthème est très-fugace, purement sympathique, et ne saurait être assimilé à la fièvre pseudo-exanthématique ortiée.

Symptomatologie. — L'urticaire est quelquefois précédée, presque toujours accompagnée de fièvre. Le premier symptôme qui apparaît sur la peau est habituellement le prurit ; l'éruption se fait ensuite sous forme d'élevures, de larges plaques papuleuses dures, de dimensions variables, de forme circulaire ou irrégulière, d'une couleur blanchâtre, et entourées d'une aréole rouge ou plutôt rose. Rarement l'éruption est générale, presque toujours elle commence par être localisée sur quelques parties de la surface cutanée, et ce n'est que successivement qu'elle envahit d'autres points de la peau. La promptitude avec laquelle l'éruption disparaît et reparaît, est un des caractères les plus saillants de l'urticaire ; quelques minutes suffisent quelquefois à l'évolution d'une plaque ortiée, dont la plus longue durée ne dépasse jamais plusieurs heures ; mais le malade ne jouit pas longtemps de ce moment de calme, et de nouvelles plaques apparaissent bientôt sur les mêmes points ou sur d'autres parties. L'éruption s'accompagne toujours de démangeaisons atroces auxquelles le malade ne peut résister; les frottements continuels qu'il exerce sur l'éruption provoquent consécutivement une sensation de chaleur âcre, très-incommode. C'est surtout pendant la nuit que se produisent tous ces phénomènes, d'où une insomnie complète et une fièvre continue ou intermittente, quelquefois même périodique. M. le professeur Golfin a, en effet, publié des observations de fièvre ortiée périodique guérie par le quinquina.

La durée de la maladie complète varie entre trois et huit jours.

Diagnostic. — La forme de l'éruption, la rapidité avec laquelle elle disparaît et reparaît, les démangeaisons qu'elle occasionne, suffisent à caractériser l'urticaire ; nous verrons bientôt qu'elle peut facilement se distinguer de l'érythème noueux, du pityriasis aigu, etc. Il nous paraît impossible de la confondre avec la roséole.

Pronostic. — La fièvre ortiée ne présente aucune gravité, c'est seulement une affection douloureuse et très-incommode.

Traitement.— On ne peut, on ne doit pas arrêter le développement de l'éruption ; les seules indications qu'on ait à remplir sont les suivantes : chercher à modérer la fièvre, si elle est trop vive ; détruire l'embarras gastrique qui existe si souvent ; une légère saignée chez les pléthoriques, un purgatif, quelques boissons acidules, tempérantes, tels sont les moyens qui les rempliront. Localement, pour calmer la démangeaison, on peut employer des lotions vinaigrées ou alcalines, ou mieux calmantes, décoction de mauve, de pavot, ou encore les poudres féculentes, l'amidon, etc.

Zona.

Le zona, *herpes zoster*, *ignis sacer* (Celse) est caractérisé par des groupes de vésicules réunies sur des plaques rouges, irrégulières, disposées sous la forme d'une moitié de ceinture qui part d'un point de la ligne médiane du corps pour se rendre au point opposé[1].

Étiologie. — Nous sommes encore moins bien renseignés sur les causes du zona que sur celles de l'urticaire.

Un individu présente tous les symptômes d'une fièvre catarrhale, d'un embarras gastrique; le lendemain, ou deux jours après, apparaît un zona : pourquoi ? Nul ne saurait le dire : l'esprit ne saurait, en effet, se contenter de l'admission de ces causes banales, telles que les variations de température, que l'on retrouve à propos de l'étiologie de chaque maladie; ici encore, il faut admettre une prédisposition, une idiosyncrasie complètement inconnue.

Symptomatologie. — Très-souvent, le zona est précédé de fièvre, malaise, inappétence, inquiétude,

[1] Bazin; *Leçons théoriques et cliniques sur les affections cutanées de nature arthritique et dartreuse.* Paris, 1860, pag. 121.

et plus spécialement de douleurs névralgiques dans le point où doit se faire l'éruption. Celle-ci peut se montrer sur différentes parties du corps, mais plus fréquemment elle siége à la base de la poitrine ; elle ne dépasse jamais la ligne médiane, entourant le corps comme une demi-ceinture. L'éruption débute par de petites taches rouges isolées, qui finissent par se rapprocher, et sur lesquelles apparaissent bientôt de petites vésicules qui grossissent peu à peu, se remplissent d'un liquide séreux, puis séro-purulent, quelquefois même purulent ; après leur rupture, des croûtes peu épaisses, jaunâtres, se forment et tombent après un temps indéterminé, laissant à leur place des taches rouges, lentes à disparaître. Pendant l'évolution de l'exanthème, la fièvre persiste habituellement, ainsi que les douleurs, qui sont aussi vives, aussi aiguës qu'au début de la maladie.

Le zona dure ordinairement de sept à huit jours ; chez les individus affaiblis, cachectiques, il peut amener des ulcérations, qui quelquefois même prennent l'aspect gangréneux.

Quelle est la cause de cette forme si bizarre de l'éruption, qu'on ne voit jamais dépasser la ligne médiane ? Nous n'en savons rien. On avait prétendu que le zona ne pouvait exister sans névralgie, et peut-être quelques médecins aujourd'hui voudraient-ils regarder l'éruption comme le produit d'une action réflexe. Tout en accordant une grande valeur à l'élément névralgique dans le zona, nous devons cependant faire remarquer que l'éruption ne se fait pas toujours suivant le trajet d'un nerf, ce qu'il est facile de constater, aux membres par exemple ; que la névralgie peut manquer dans certains cas, et que souvent elle survit à l'éruption ; or, si elle était cause, son effet devrait aussi persister.

Diagnostic. — La forme si caractéristique de l'éruption doit empêcher toute méprise.

Pronostic. — Comme tous les pseudo-exanthèmes que nous étudions, le zona est sans gravité.

Traitement. — Les principes ci-dessus indiqués doivent nous guider dans le traitement du zona ; il faut avoir égard aux complications inflammatoire, gastrique, qui peuvent surgir ; il faut se rappeler que le zona apparaît souvent à la suite d'un refroidissement, et employer les sudorifiques légers, de manière à favoriser l'expansion. Les vésicules doivent être saupoudrées d'amidon ; on proscrira toute application liquide qui pourrait favoriser le développement d'ulcérations douloureuses ; la cautérisation des vésicules avec le nitrate d'argent doit être également rejetée comme étant une opération douloureuse et inutile. Enfin, contre la névralgie on pourra employer les opiacés ; si ce moyen ne réussit pas, il faudra avoir recours aux injections sous-cutanées, préconisées par MM. Béhier, Courty, etc.; les préparations arsenicales, recommandées par MM. Bazin,

Cahen, etc., seront d'une grande utilité dans les cas de névralgies rebelles aux moyens précédents

Érythème noueux.

L'érythème noueux, décrit en Allemagne par Schœnlein sous le nom de *péliose rhumatismale*, à cause des rapports qu'il présente avec le rhumatisme, est une fièvre pseudo-exanthématique caractérisée par une éruption de plaques rouges, dures et douloureuses siégeant spécialement sur les membres.

Étiologie. — L'érythème noueux attaque surtout les rhumatisants ; on l'observe aussi chez les femmes mal ou non réglées ; le froid humide est sa principale cause occasionnelle.

Symptomatologie. — L'éruption est précédée généralement de fièvre, de douleurs vagues, rhumatoïdes dans les membres qui doivent être attaqués ; elle se présente sous la forme de taches d'une couleur rouge foncé, ovalaires, de quelques millimètres à 4 ou 5 centimètres d'étendue ; elles sont situées sur la face antérieure du membre ; leur grand diamètre est parallèle à l'axe du membre. Elles sont en plus ou moins grand nombre, peuvent se réunir par leurs bords, sont très-douloureuses ; par le toucher, on constate qu'elles reposent sur une induration qui donne à leur surface un aspect noueux. Au bout de quelques jours, les plaques deviennent moins dures, et elles disparaissent progressivement après une durée d'environ quinze jours ; elles laissent après elles des taches bleues ou jaunâtres, ayant un peu l'apparence d'ecchymoses. La fièvre et les douleurs peuvent accompagner l'éruption ; généralement elles cèdent dans les premiers jours.

Diagnostic. — L'érythème noueux nous paraît suffisamment caractérisé par la forme, le siége, la disposition des plaques, l'induration sous-jacente. Il serait difficile de le confondre avec une urticaire, qui se distingue par la coloration blanchâtre de la papule centrale et la promptitude avec laquelle elle disparaît ; encore moins avec un érysipèle qui ne présente pas la multiplicité des plaques de l'érythème noueux.

Pronostic. — L'érythème noueux ne doit inspirer aucune inquiétude.

Traitement. — A moins de complication, une diète modérée, quelques moyens laxatifs, des boissons rafraîchissantes, doivent suffire dans le traitement de l'érythème noueux. L'éruption ne demande aucun soin spécial.

Eczema rubrum généralisé.

Nous nous étendrons moins sur les pseudo-exanthèmes que nous allons étudier : ils se rencontrent en effet plus fréquemment à l'état chronique que sous la forme de fièvre pseudo-exanthématique ; aussi la description complète de leurs caractères extérieurs est-elle mieux placée dans les traités des maladies de la peau.

L'*eczema rubrum* généralisé est caractérisé par une éruption vésiculeuse reposant sur des plaques rouges, disséminée sur plusieurs endroits de la surface du corps, et se terminant par résolution.

Étiologie. — L'*eczema rubrum* attaque surtout les sujets dartreux : les émotions morales, l'action d'une chaleur trop vive, peuvent provoquer son apparition.

Symptomatologie. — Un mouvement fébrile et des démangeaisons sur le point qui sera le siége de l'éruption précèdent le développement de l'*eczema rubrum*. L'éruption présente les caractères suivants : ce sont d'abord des plaques rouges de dimensions variables, quelquefois confluentes et pouvant ainsi recouvrir toute une région, toute la face par exemple. Sur ces plaques apparaissent bientôt de petites vésicules, qui ne tardent pas à s'affaisser ou à se rompre et sont remplacées, soit par une desquamation furfuracée, soit par des croûtes jaunâtres qui recouvrent des surfaces enflammées et légèrement ulcérées (Bazin). La maladie dure habituellement quinze jours, pendant lesquels se font deux ou trois poussées vésiculeuses. L'*eczema rubrum*, comme l'érysipèle, récidive très-fréquemment.

Diagnostic. — L'*eczema rubrum* peut être confondu avec un érysipèle : cependant celui-ci est mieux localisé, présente un bourrelet sur les limites de l'éruption, et souvent de grosses bulles qu'on n'observe pas dans l'*eczema rubrum*.

Pronostic. — L'*eczema rubrum* est une maladie plus sérieuse que les précédentes, spécialement à cause des récidives fréquentes auxquelles est exposé le malade.

Traitement. — Ce sont toujours les principes de la méthode naturelle et analytique qui doivent nous guider dans le traitement de l'*eczema rubrum*.

Pityriasis aigu disséminé.

Le pityriasis existe très-rarement à l'état de pseudo-exanthème, bien plus souvent il est parasitaire ou symptomatique d'une affection dartreuse.

Le pityriasis pseudo-exanthématique est caractérisé par de petites taches rouges sur lesquelles l'épiderme est promptement soulevé et tombe en écailles furfuracées.

Étiologie. — Nous ne pouvons rien dire de bien précis sur les causes du pityriasis aigu ; le froid, les écarts de régime ont été accusés de le produire ; il faut en outre une disposition particulière que l'on retrouve surtout chez les rhumatisants et les dartreux.

Symptomatologie. — La marche du pityriasis est

celle des affections précédemment décrites ; quant aux symptômes caractéristiques de l'éruption, ils consistent dans des taches d'un rouge vif, pouvant se réunir de manière à former de larges plaques ; l'épiderme se soulève et tombe d'abord en lamelles, puis en écailles furfuracées ; à ce moment, la rougeur a disparu. La maladie dure quinze jours et plus, au moyen d'éruptions successives.

Diagnostic. — Le diagnostic du pityriasis aigu n'offre pas de grandes difficultés ; le point important est de distinguer entre elles les différentes espèces de pytiriasis ; nous renvoyons pour cela aux traités spéciaux, particulièrement à l'ouvrage de M. Bazin.

Pronostic. — Le pityriasis aigu se termine toujours par résolution.

Traitement. — Il repose sur les mêmes principes si souvent indiqués.

Pemphigus aigu.

Le pemphigus, très-rare également, est une fièvre pseudo-exanthématique caractérisée par une éruption de bulles de dimensions variables, reposant sur un fond rouge, et se terminant par desquamation.

Étiologie. — Les causes sont à peu près inconnues ; nous ne savons nullement pourquoi on voit apparaître un pemphigus plutôt qu'un pityriasis ou tout autre exanthème.

Symptomatologie — La marche est celle de tous les pseudo-exanthèmes : d'abord, mouvement fébrile, suivi de l'apparition sur différents points de taches rouges, sur lesquelles se montrent des bulles de la grosseur ou à peu près d'une noisette. Quelques jours après, les bulles se flétrissent et sont remplacées par des croûtes ; celles-ci tombent à leur tour, laissant des taches violacées qui ne disparaissent qu'après un certain temps.

Le *diagnostic* est très-simple ; le *pronostic* sans gravité ; le *traitement*, celui de tous les pseudo-exanthèmes.

Herpès.

L'herpès, qui pendant longtemps a servi de terme générique aux maladies de la peau, est caractérisé par une éruption de vésicules réunies en groupe sur une surface enflammée, et séparées par des intervalles de peau saine.

L'herpès, que nous avons bien souvent observé, ne nous a généralement pas paru revêtir dans sa marche les allures d'une véritable fièvre pseudo-exanthématique ; plus souvent nous l'avons vu constituer la crise d'une fièvre catarrhale ; c'est en général aux lèvres qu'il apparaît, d'où le nom qu'on lui a alors donné d'*herpes labialis*. Les vésicules sont bientôt remplacées par des croûtes minces et jaunâtres, qui tombent en laissant à leur place des taches rouges, ou de legères excoriations si le malade a écorché les croûtes.

L'herpès ne demande aucun traitement, puisqu'il est critique.

Auteurs à consulter. — Nous recommandons tout spécialement, pour l'étude des pseudo-exanthèmes, l'ouvrage de M. Bazin, intitulé : *Leçons théoriques et cliniques sur les affections cutanées de nature arthritique et dartreuse*, travail dont nous nous sommes beaucoup inspiré pour la rédaction de cet article.

GENRE V. — Fièvres synergiques.

Qu'entend-on par synergie ? « Lorsque, en conséquence de la fonction d'un organe, dit M. Lordat, un ou plusieurs autres entrent en mouvement pour exécuter une fonction dont l'affection du premier est naturellement incitatrice, ou pour constituer la forme essentielle d'une maladie, d'une fonction morbide, il faut dire que les actes secondaires sont, non pas des sympathies, mais des affections synergiques[1].» L'air est l'agent incitateur de la respiration ; à la suite de l'impression qu'il produit, le poumon se dilate, les muscles respiratoires lui viennent en aide pour exécuter sa fonction ; il y a là un but à atteindre, il y a synergie. La sympathie est un phénomène d'un ordre différent. « Un organe, dit encore M. Lordat, est dit être en sympathie avec un autre, lorsqu'une certaine impression perçue par la cause de l'individualité vitale dans un de ces organes détermine cette cause à produire dans l'autre une affection

[1] Lordat ; *Exposition de la doctrine médicale de Barthez*, p. 181.

insolite de sensation, de mouvement ou de quelque espèce que ce soit[1]. » La sympathie est un acte morbide ajouté à un autre acte morbide déjà existant, et nullement nécessaire à l'évolution de la maladie ; la synergie a un but, la sympathie n'en a pas. Le lecteur est peut-être surpris de nous voir encore employer cette expression surannée de sympathie : nous lui devons quelques explications sur ce point. Il est bien évident que nous ne songeons nullement à nier ces phénomènes particuliers qu'on a désignés sous le nom d'actions réflexes, les expériences physiologiques en ont établi la réalité sur des preuves irréfutables ; mais nous ne pensons pas, comme le veulent quelques-uns, qu'ils puissent encore tout expliquer dans l'ordre pathologique. Par rapport aux sympathies, par exemple, ils nous en donnent le *modus faciendi*, mais laissent subsister le fait dans toute son intégrité. Que des vers intestinaux déterminent la dilatation de la pupille ou même des convulsions par action réflexe ; que le fœtus dans l'utérus détermine des vomissements par action réflexe, nous l'admettons sans peine ; mais a-t-on tout expliqué quand on a découvert la manière dont se produit le phénomène ? Nous a-t-on dit pourquoi l'effet n'est pas continu, quand sa cause cependant persiste ? Pourquoi les convulsions, par exemple, ne durent pas tant que les ascarides sont dans le tube intestinal ? pourquoi

[1] Lordat, *loc. cit.*, pag. 180.

encore la femme enceinte ne vomit pas continuellement pendant la gestation ? Nous a-t-on dit pourquoi les accidents varient à chaque instant pour une seule et même lésion : pourquoi, par exemple, l'évolution dentaire détermine, tantôt des convulsions, tantôt de la diarrhée, tantôt des éruptions cutanées, etc. ? La disposition anatomique ne change pas cependant, et si la moelle réagit sur certains organes plutôt que sur d'autres, c'est qu'il y a chez l'individu une disposition particulière et inconnue qui détermine la forme des accidents : c'est là la sympathie.

Maintenant que nous savons ce que c'est que la synergie, que nous l'avons distinguée de la sympathie, demandons-nous s'il existe des fièvres synergiques et comment il faut les comprendre. La réponse à la première question est bien simple pour les médecins qui, comme Sydenham, Cayol et M. Chauffard, font de la maladie un effort toujours salutaire de la nature. « La maladie, dit en effet Sydenham, n'est autre chose qu'un effort de la nature, qui, pour conserver le malade, travaille de toutes ses forces à évacuer la matière morbifique[1]. » Pour M. Cayol, « la maladie est encore une réaction accidentelle contre une cause accidentelle de trouble[2]. » Enfin, M. Chauffard definit la maladie : « une évolution d'actes anormaux reconnaissant comme cause une impression

[1] Sydenham; *Médecine pratique*, tom. I, pag. 4.

[2] Cayol; *Clinique médicale*.

vitale morbifique qui surmonte la résistance de l'activité saine, et provoque une tendance active au rétablissement[1]. » Une telle doctrine conduit forcément à l'admission de fièvres synergiques : la fièvre doit, en effet, être placée au premier rang des actes morbides avec tendance salutaire ; toutes les pyrexies sont synergiques. Il n'entre pas dans notre plan de discuter ces théories ; on en trouvera une réfutation complète dans plusieurs écrits émanés de cette École, en particulier dans l'article critique de l'ouvrage de M. Chauffard, par M. le professeur Jaumes, inséré dans le dixième volume du *Montpellier médical*. On y verra qu'une conception semblable de la maladie est inacceptable, démentie par les faits ; que par conséquent, pour revenir à notre sujet, toutes les fièvres n'ont pas un but salutaire, ne sont pas synergiques.

Mais parmi les diverses et nombreuses circonstances dans lesquelles on observe un mouvement fébrile, en existe-t-il quelques-unes qui permettent d'attribuer à cet élément le rôle d'agent médicateur ? La question, posée en ces termes, devient plus discutable. Nous voyons souvent, par exemple, certaines fonctions, la menstruation, la sécrétion lactée, être accompagnées et même précédées par un mouvement fébrile. La fièvre est-elle nécessaire ; sans elle la fonction ne pourrait-elle s'établir ? Voilà ce que nous

[1] Chauffard ; *Principes de pathologie générale*, pag. 217.

devons examiner. Bordeu avait résolu la question d'une manière affirmative. « Les mamelles qui s'étaient mises en orgasme pour travailler le lait, dit-il, redoublent d'effort et enlèvent ainsi à la matrice une partie de la sérosité cellulaire dont l'autre forme les vidanges. Il survient un mouvement fièvreux *qui préside* à ce labeur et aux coctions nécessaires, qui ébranle tout le corps, qui ouvre la peau, qui porte en haut des torrents d'humeurs que la grossesse dérivait vers le bas [1], etc. » M. Lordat, dans sa classification des fièvres, accorde également une place particulière aux fièvres synergiques, auxquelles il donne le même sens que Bordeu [2].

Examinons à notre tour les faits, et d'abord rappelons la théorie que nous avons donnée de la fièvre. La fièvre, avons-nous dit, est un acte morbide caractérisé par une plus grande fréquence du pouls, par l'augmentation de la chaleur, et résultant d'une diminution des résistances que la contractilité des vaisseaux oppose au sang; le cœur, éprouvant moins de résistances et suivant en cela la loi qui préside au mouvement de tous les organes musculaires, augmente la vitesse de ses battements. La diminution de la résistance des capillaires est elle-même probablement produite par la diminution de l'action du grand sympathique.

[1] Bordeu; *Analyse médicinale du sang.* (*Œuvres complètes*, tom. II, pag. 953.)

[2] Lordat; *Perpétuité de la médecine.*

Dans les fièvres éruptives, qu'on a données comme le type des synergiques, on voit pendant la période d'invasion un malaise général accompagné de troubles divers suscités par la préparation de l'éruption. Naturellement, le grand sympathique prend sa part de ce malaise général ; réagissant à son tour sur les capillaires, il produit la fréquence du pouls et l'augmentation de la chaleur. Dans ce cas, nous voyons bien que la préparation de l'éruption s'accompagne de mouvement fébrile, mais nous ne voyons pas du tout que les phénomènes qui caractérisent la fièvre soient utiles au développement de l'éruption. Nous sommes donc forcé ici, malgré notre répugnance pour ce mode de raisonnement, de dire que la fièvre existe, non pour préparer l'éruption, mais parce que l'éruption se prépare.

Dans les fièvres dites synergiques, la fièvre de lait, la fièvre menstruelle, même chose se passe. Par suite de l'état de souffrance de l'utérus, des mamelles, tout l'organisme, réagissant sympathiquement, ressent un malaise, un trouble général ; le système nerveux ainsi impressionné agit sur le système circulatoire, et la fièvre se produit. Encore ici, nous sommes obligé de dire que la fièvre existe, non pour préparer la sécrétion lactée, la fonction menstruelle, mais parce que la sécrétion lactée, la fonction menstruelle se préparent. Et, du reste, si la fièvre était nécessaire, pourquoi manquerait-elle dans certains cas ? elle devrait, il nous semble, constamment précéder les fonctions qu'elle est, dit-on, destinée à établir : or, tel n'est pas le cas des fièvres synergiques ; l'accélération du pouls, l'augmentation de la chaleur, font souvent défaut ; on les observe surtout quand la fonction a quelque peine à s'établir. « En raison de la coïncidence de la sécrétion lactée avec la fièvre, dit M. Delvaille dans une excellente thèse, il convient d'admettre que ces deux phénomènes sont essentiellement liés l'un à l'autre. Je crois que dans beaucoup de cas, et lorsque aucune idiosyncrasie ne vient changer la scène physiologique, la sécrétion lactée se fait peu à peu et sans secousses, et qu'elle ne se manifeste point à l'attention de l'observateur. L'effort de la nature pour favoriser la production et la sortie du lait, qui sont la véritable crise de ce mouvement fluxionnaire, ne trouvant pas d'obstacle sur son chemin, ne produit dans l'organisme aucun désordre. D'un autre côté, il arrive que chez quelques femmes prédisposées, les primipares et les femmes vigoureuses et irritables, la fonction lactigène a quelques difficultés à s'établir et provoque des réactions fébriles, conséquence de l'inflammation de tout l'appareil mammaire. L'intensité de la fièvre correspond au degré de cette inflammation[1]. » Remplaçant l'idée d'inflammation par celle d'un obstacle quelconque apporté à la sécrétion lactée, nous dirons aussi que la fièvre ne dépend que de la présence de

[1] Camille Delvaille ; *De la fièvre de lait. Études critiques et cliniques.* Montpellier, 1862.

l'obstacle, et qu'elle est proportionnelle à l'intensité de cet obstacle.

En résumé, dans l'établissement de toute fonction, soit hygide, soit morbide, il y a une tendance salutaire de la nature, tendance qui est quelquefois entravée dans sa marche ; la fièvre se produit alors, mais ne constitue jamais elle-même l'effort ; la fièvre, comme nous le disions au début de ce travail, est symptomatique de l'effort que fait la nature pour surmonter l'obstacle. Ce n'est donc pas la fièvre, c'est-à-dire l'accélération du pouls, qui est synergique ; c'est l'effort lui-même. Nous pouvons conserver, avec ces réserves et ces explications, l'expression de fièvres synergiques, que nous aimerions peut-être mieux appeler fièvres sympathiques, et nous les définirons : « des efforts que fait la nature pour établir certaines fonctions, efforts accompagnés de fièvre. »

L'histoire particulière de chacune des fièvres synergiques nous paraît maintenant inutile à faire. Leur symptomatologie est constituée simplement par le mouvement fébrile avec ses symptômes habituels, accompagné de phénomènes particuliers du côté des organes qui doivent être le siége de la fonction. Ces différents symptômes présentent plus ou moins d'intensité, suivant la nature, le degré de l'obstacle lui-même ; on trouvera dans les Traités d'accouchements l'histoire de la fièvre de lait, et celle de la fièvre menstruelle dans les articles des Traités de pathologie interne consacrés à l'étude des troubles de la menstruation.

La fièvre synergique ne réclame pas de traitement spécial par elle-même ; c'est contre l'obstacle qu'il faut diriger tous les efforts de la thérapeutique. La diète, le repos, quelques boissons rafraîchissantes, tels sont les seuls moyens que demande la fièvre synergique.

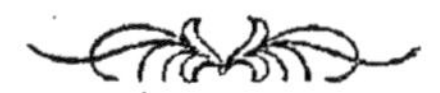

CLASSE II. — Fièvres symptomatiques.

1er GENRE. — Fièvre symptomatique ordinaire.

La fièvre, nous l'avons dit ailleurs, est toujours symptomatique, soit d'un état morbide essentiel, soit d'une lésion organique; nous avons appelé fièvres essentielles, les états morbides indépendants de toute altération anatomique, existant par eux-mêmes, et dont la fièvre constitue le fait principal ; nous appelons fièvres symptomatiques, les mouvements fébriles qui trouvent leur cause dans une lésion de l'organisme. Nous n'avons pas ici à faire l'histoire de toutes les fièvres symptomatiques : ce serait faire l'étude de toutes les altérations qui peuvent les produire ; nous poserons seulement quelques principes généraux, applicables à tous les cas particuliers.

Le premier et le plus important est le suivant : quand le mouvement fébrile persiste, et qu'il n'existe aucun signe de fièvre typhoïde, il faut examiner avec soin le malade, et toujours on trouvera dans quelque point du corps une lésion organique. Le médecin qui laisserait passer inaperçue une altération cause de la fièvre, serait impardonnable, aujourd'hui que la science du diagnostic local a fait de si immenses progrès. On ne doit pas conclure, de ce que nous disons, que les fièvres symptomatiques présentent toujours une longue durée : il en existe en effet de très-courtes, comme les lésions qui leur donnent naissance ; mais le précepte que nous avons posé n'en a pas moins une très-grande utilité ; il est fait pour tenir sans cesse en éveil l'attention du médecin.

Les fièvres symptomatiques sont de deux ordres : les fièvres symptomatiques ordinaires, et les fièvres hectiques.

Les phénomènes par lesquels se manifeste la fièvre symptomatique sont ceux que nous avons assignés à tout mouvement fébrile : augmentation de la chaleur, accélération du pouls, malaise, céphalalgie, etc.

Le pronostic d'une fièvre symptomatique est intimement lié à celui de la lésion ; on peut dire toutefois que son apparition est toujours une chose fâcheuse dans le cours d'une altération organique ; c'est là en effet l'indice que celle-ci n'est plus aussi bien tolérée.

Le traitement doit s'adresser surtout à la lésion anatomique, cause première de la fièvre.

GENRE II. — Fièvre hectique.

La fièvre hectique se distingue de la précédente par sa longue durée et par la présence de quelques symptômes particuliers. La fièvre hectique ne se rencontre que dans les lésions les plus graves, les plus profondes, et fatalement mortelles ; souvent elle est due à l'altération du sang par le pus, qu'il soit absorbé en nature, ou que, comme le veut Virchow, ses parties fluides passent seules dans le torrent circulatoire [1].

La fièvre hectique ne présente pas toujours, quoi qu'on en ait dit, une marche régulière ; ce que l'on peut admettre cependant, c'est qu'elle débute habituellement comme une fièvre symptomatique simple, et que plus tard seulement elle se manifeste sous les traits qui la caractérisent.

La fièvre est généralement rémittente ; les exacerbations ont lieu tous les soirs ; le frisson peut être remplacé par une sensation simple de froid sans trem-

[1] Virchow; *Pathologie cellulaire. Pyohémie et leucocytose.*

blement ; il est suivi d'une chaleur vive, à laquelle succèdent des sueurs toujours abondantes, qui se manifestent à la fin de la nuit. En même temps, on observe un amaigrissement extrême ; les traits se tirent, le facies devient hippocratique ; il survient de la diarrhée, de l'œdème aux jambes ; souvent du muguet tapisse la cavité buccale, et le malade meurt après un temps de souffrances qu'il est difficile de préciser d'une manière exacte.

L'apparition de la fièvre hectique constitue toujours un signe fâcheux, et présage la fin prochaine du malade.

Le diagnostic est très-facile ; il suffit de connaître la lésion organique : tubercule, cancer, etc., pour comprendre que la fièvre qui apparaît est une fièvre hectique. Il n'y a pas en effet de fièvre hectique sans lésion : Broussais avait admis au début de sa carrière une hectique essentielle ; il dut se repentir plus tard d'avoir émis une opinion qui ne peut supporter l'examen.

Le traitement de la fièvre hectique serait celui de la lésion organique qui l'entretient, si celle-ci pouvait être efficacement attaquée par une médication quelconque ; l'apparition de la fièvre est malheureusement une preuve évidente de l'impuissance complète de tous les moyens employés jusqu'alors. Aussi est-on obligé de se contenter d'un traitement symptomatique : la fièvre se présentant sous le type rémittent, on a eu l'idée de l'attaquer par le sulfate de quinine. Ainsi que nous l'avons dit ailleurs, le quinquina, en dehors de ses propriétés spécifiques, a une action antipériodique : aussi arrête-t-il pendant quelque temps les accès ; mais, leur cause persistant, les exacerbations reparaissent bien vite, et rien ne peut empêcher le dénouement fatal.

FIN.

TABLE DES MATIÈRES

Montp. — Typ. de BOEHM & FILS.